AF608763

Sexualität, Gesundheit und Gesellschaft

Sexuality, Health and Society

herausgegeben von | edited by
Prof. Dr. Andreas Pfister

Band | Volume 1

Paula Krüger | Andreas Pfister
Manuela Eder | Michael Mikolasek

Gesundheit von LGBT-Personen in der Schweiz

Unter Mitarbeit von
Stefanie C. Boulila | David Garcia Nuñez | Laurent Michaud
Irene Müller | Rafael Traber

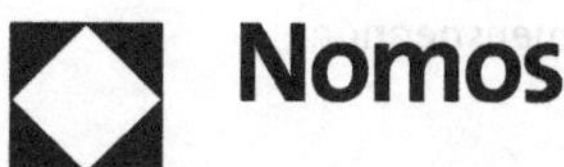

Studie im Auftrag des Schweizer Bundesamts für Gesundheit.

Die Veröffentlichung dieses Werkes wurde durch die
Open Access Publikationsförderung der Hochschule Luzern unterstützt.

Die Deutsche Nationalbibliothek verzeichnet diese Publikation in der Deutschen Nationalbibliografie; detaillierte bibliografische Daten sind im Internet über http://dnb.d-nb.de abrufbar.

1. Auflage 2023

© Die Autor:innen

Publiziert von
Nomos Verlagsgesellschaft mbH & Co. KG
Waldseestraße 3–5 | 76530 Baden-Baden
www.nomos.de

Gesamtherstellung:
Nomos Verlagsgesellschaft mbH & Co. KG
Waldseestraße 3–5 | 76530 Baden-Baden

ISBN (Print): 978-3-7560-0515-4
ISBN (ePDF): 978-3-7489-3838-5

DOI: https://doi.org/10.5771/9783748938385

Onlineversion
Nomos eLibrary

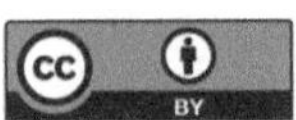

Dieses Werk ist lizenziert unter einer Creative Commons Namensnennung 4.0 International Lizenz.

Dank

Einen herzlichen Dank möchten wir allen Personen und Organisationen aussprechen, die zum Gelingen dieser Studie beigetragen haben. Besonders möchten wir uns bei den LGBT-Personen in allen Landesteilen der Schweiz bedanken, die den Online-Fragebogen ausgefüllt haben.

Die großen nationalen LGBT-Organisationen (siehe unten) haben die vorliegende Studie in allen Phasen – und insbesondere in der Phase der Rekrutierung von Studienteilnehmenden – sehr tatkräftig unterstützt. Ohne die Kommunikationsmanger*innen in den Organisationen wäre eine so breite Diffusion in die Schweizer LGBT-Community in allen Landesteilen nicht möglich gewesen.

Weiter möchten wir der vom Bundesamt für Gesundheit (BAG) zusammengestellten Begleitgruppe (u. a. bestehend aus BAG, Bundesamt für Statistik (BfS), Gesundheitsförderung Schweiz, LGBT-Vertretungen) und der Ansprechperson beim BAG selbst, Dr. Nicole Fasel, für die gute Begleitung der Studie und die angenehme Zusammenarbeit danken.

Prof. Dr. Andreas Pfister & Prof. Dr. Paula Krüger (Studienleiter*innen)

Unterstützende LGBT-Organisationen (alphabetisch)

Aids-Hilfe Schweiz
Fédération romande des associations LGBTIQ
LOS Lesbenorganisation Schweiz
Pink Cross – Dachorganisation der schwulen und bisexuellen Männer in der Schweiz
Transgender Network Switzerland

Forschungspartner (alphabetisch)

Centre hospitalier universitaire vaudois (CHUV)
Organizzazione sociopsichiatrica cantonale (Ticino)
Universitätsspital Basel

Inhaltsverzeichnis

Abbildungsverzeichnis

Tabellenverzeichnis

Tabellenverzeichnis

Abkürzungsverzeichnis

BAG	Bundesamt für Gesundheit
BMI	Body-Maß-Index
FSF	Frauen, die Sex mit Frauen haben
HIV	Human Immunodeficiency Virus
LGBT	Siehe Kapitel 1.3 (Glossar LGBT)
M	Arithmetisches Mittel
Md	Median
MSM	Männer, die Sex mit Männern haben
PrEP	Prä-Expositions-Prophylaxe
SD	Standardabweichung
STI	Sexuell übertragbare Infektionen/Krankheiten
SGB	Schweizerische Gesundheitsbefragung
OR	Odds Ratio

Management Summary

Ausgangslage

Internationale Studien verweisen darauf, dass lesbische, schwule (‹gay›) und bisexuelle Personen (LGB) verglichen mit der übrigen Bevölkerung über einen schlechteren Gesundheitszustand und einen erschwerten Zugang zur Gesundheitsversorgung verfügen. Die Datenlage und wissenschaftliche Erkenntnisse zur Situation in der Schweiz sind hierzu jedoch noch mangelhaft. Der Bundesrat wurde mit der Annahme des Postulats 19.3064 von Samira Marti beauftragt, in einem Bericht den Gesundheitszustand der LGB-Personen und ihren Zugang zur Gesundheitsversorgung zu beschreiben und mit demjenigen der übrigen Bevölkerung zu vergleichen. Das Bundesamt für Gesundheit (BAG) erteilte der Hochschule Luzern – Soziale Arbeit den Auftrag, eine fundierte Grundlage für die Erstellung des Postulatsberichts zu erarbeiten, die nicht nur auf den Gesundheitszustand und den Zugang zum Gesundheitssystem der LGB-Personen fokussiert, sondern in diesem Zusammenhang auch die Situation von trans und non-binären Personen (T) in der Schweiz erfasst und analysiert. Dies sind Personen, die sich nicht mit dem Geschlecht identifizieren, das ihnen bei Geburt zugewiesen wurde. Teil des BAG-Auftrags war es, neben der Auswertung von Datensätzen der Schweizerischen Gesundheitsbefragung (SGB) von 2012 und 2017, eine groß angelegte und breit geteilte Online-Befragung in allen Landesteilen der Schweiz durchzuführen, die sich an die in der Schweiz lebende LGBT-Bevölkerung richtet. Zudem wurde ein Literaturreview zum Forschungsstand erstellt.

Ziel

Ziel des vorliegenden Berichts ist es, mit Datensätzen der SGB (2012, 2017), und der 2021 eigens durchgeführten nationalen Online-Umfrage zur Gesundheit von LGBT-Personen und deren Zugang zur Gesundheitsversorgung (‹LGBT Health›), Bereiche zu identifizieren, in denen LGBT-Menschen im Vergleich zur übrigen Schweizer Bevölkerung ungleiche Gesundheitschancen haben.

Methodisches Vorgehen

Das Literaturreview umfasste relevante in der Schweiz durchgeführte Studien der letzten 20 Jahre, ergänzt durch ausgewählte internationale Reviews, Metaanalysen und Studien aus anderen Ländern der letzten 5 Jahre. Der Fokus wurde gemäß dem Postulat 19.3064 NR Samira Marti dabei auf die Bereiche Zugang zu medizinischen Leistungen bzw. zur Gesundheitsversorgung, körperliche und sexuelle Gesundheit, Substanzkonsum und psychische Gesundheit gelegt. Auch die Auswertung der vorhandenen Datensätze der SGB (2012, 2017) wurde mehrheitlich, wenn auch nicht ausschließlich, entlang dieser Themenbereiche vorgenommen. Das «Health Equity Promotion Model» (HEP) (Fredriksen-Goldsen et al., 2014) diente hierbei als theoretischer Rahmen. Es zeigt sehr differenziert auf, wie Gesundheit über strukturelle und individuelle Ebenen sowie über gesundheitsförderliche und -schädliche Pfade bei (LGBT-) Personen zustande kommt. Das HEP-Modell war deshalb auch von herausragender Wichtigkeit für die Konzeption der quantitativen landesweiten Online-Befragung ‹LGBT Health›, die von Mitte Mai 2021 bis Mitte Juli 2021 in Deutsch, Französisch, Italienisch und Englisch durchgeführt wurde. Hier konnten die Daten von 2 064 Personen aus allen Landesteilen in die Analysen eingeschlossen werden. Die Umfrage war an der SGB orientiert, ergänzt um weitere bekannte Einflussfaktoren auf die Gesundheit von LGBT-Personen (z. B. Internalisierte Homonegativität, Diskriminierungs- und Gewalterfahrungen) sowie um Fragen, durch die mögliche coronaspezifische Effekte identifiziert werden konnten. Die generierten Daten wurden deskriptiv- und inferenzstatistisch ausgewertet und den Auswertungen der SGB-Daten 2012 und 2017[1] gegenübergestellt; dies mit dem Ziel, Bereiche zu identifizieren, in denen LGBT-Menschen im Vergleich zur übrigen Schweizer Bevölkerung ungleiche Gesundheitschancen haben. Dabei sind in Bezug auf beide Befragungen (SGB, ‹LGBT Health›) bestimmte Einschränkungen zu berücksichtigen. Insbesondere ist zu berücksichtigen, dass zwar die SGB Rückschlüsse auf die Schweizer Gesamtbevölkerung (ab 15 Jahren) zulässt, nicht jedoch die ‹LGBT Health›, da es sich hier bei den befragten Personen um eine sogenannte Gelegenheitsstichprobe han-

---

1 Der SGB-Datensatz von 2007 wurde nicht einbezogen, da zwischen der SGB 2007 und 2017 zehn Jahre liegen, in denen es zu signifikanten Veränderungen in Bezug auf im Rahmen der Studie relevante Indikatoren gekommen ist. Zusammen mit der ‹LGBT Health› wäre bei Einbezug der SGB 2007 sogar ein Zeitraum von 14 Jahren abgedeckt worden.

delt. Hinsichtlich der SGB ist jedoch einschränkend anzumerken, dass vergleichsweise wenige LGB-Personen befragt worden sind. Diese Einschränkungen gilt es, bei der Interpretation der Ergebnisse zu berücksichtigen.

Ergebnisse

Die (Gesundheits-)Bereiche, in denen LGB(T)-Menschen im Vergleich zur übrigen Schweizer Bevölkerung ungleiche Gesundheitschancen haben, also schlechter gestellt sind, sind die folgenden:

Psychische Gesundheit: Wie die internationale Studienlage, weisen auch die Schweizer Daten darauf hin, dass die LGBT-Population im Bereich der psychischen Gesundheit gegenüber der übrigen Schweizer Bevölkerung deutlich benachteiligt ist. Es besteht ein großer und dringender Handlungsbedarf. Dies zeigt sich etwa in der deutlich höheren Prävalenz von Depressionen, Suizidgedanken und Suizidversuchen sowie den geringer ausgeprägten sozialen und psychischen Schutzfaktoren bei der Schweizer LGBT gegenüber der übrigen Schweizer Bevölkerung. Die Wahrscheinlichkeit für Suizidversuche (Lebenszeitprävalenz) ist bei LGB-Personen gegenüber der übrigen Schweizer Bevölkerung etwa 4-mal höher (Daten ‹SGB›). 11 Prozent der im Rahmen der SGB befragten LGB-Personen und 18 Prozent der 2021 befragten LGBT-Personen (Daten ‹LGBT Health›) haben in ihrem Leben bereits mindestens einen Suizidversuch unternommen, dies meist in der Lebensphase der Adoleszenz. Trans und non-binäre Personen sind besonders davon betroffen. Sie sind nicht nur stärker psychisch belastet als cis LGB-Personen. Sie begingen auch häufiger und häufiger mehr als einmal in ihrem Leben einen Suizidversuch. Betrachtet man die 1-Jahresprävalenz von Depressionen waren trans/non-binäre Personen innerhalb der LGBT-Gruppe ebenfalls häufiger betroffen als LGB cis Personen.

Diskriminierungs- und Gewalterfahrungen, Verzicht auf Gesundheitsleistungen sowie Barrieren des Zugangs zur Gesundheitsversorgung: Wie international breit ausgewiesen, zeigen auch die Befunde der ‹LGBT-Health›, dass viele Schweizer LGBT-Personen aufgrund ihrer sexuellen Orientierung und/oder Geschlechtsidentität Diskriminierungs- und Gewalterfahrungen ausgesetzt sind (67,6 % mindestens einmal in ihrem Leben). Solche Erfahrungen werden auch in der Gesundheitsversorgung gemacht (26,6 % mindestens einmal in ihrem Leben), wobei trans/non-binäre Personen am stärksten betroffen waren. Der Schutz von LGBT-Personen vor Stigmatisierung, Diskriminierung und Gewalt muss in der

Schweiz verstärkt werden, dies generell wie auch im Speziellen in der Gesundheitsversorgung. Es ist davon auszugehen, dass ein Teil der LGBT-Population medizinische Leistungen nicht in Anspruch nimmt, wie es auch die internationale Literatur zeigt. Der Anteil von LGBT-Personen, die aus mangelndem Vertrauen in die Ärzteschaft, Krankenhäuser etc. auf Gesundheitsleistungen verzichten, ist gegenüber der Schweizer Wohnbevölkerung mehr als doppelt so hoch (16,2 % vs. 6,9 %). Dass es sich hier um einen reinen Stichprobeneffekt handelt, ist angesichts der klaren internationalen Evidenz zu den Barrieren des Zugangs von LGBT-Personen zur Gesundheitsversorgung wenig wahrscheinlich. Es braucht auch in der Schweiz klare Maßnahmen, um die Zugangsbarrieren für LGBT-Personen zur Gesundheitsversorgung abzubauen.

Substanzkonsum (Tabak, Alkohol, illegale psychotrope Substanzen): Die vorliegenden Befunde zeigen, wie auch der internationale Forschungsstand insgesamt, eine (deutlich) höhere Prävalenz des (gesundheitsschädlichen) Konsums psychoaktiver Substanzen bei LGBT-Personen gegenüber der übrigen Schweizer Bevölkerung. Mit gut einem Drittel bis fast der Hälfte der LGBT-Personen liegt etwa der Anteil der Personen, die Tabak rauchen, deutlich höher als bei der übrigen Schweizer Bevölkerung. Da beispielsweise Tabak- und ein übermäßiger Alkoholkonsum große gesundheitliche Schäden verursachen, ist der (übermäßige) Substanzkonsum ein wichtiges und dringliches gesundheitliches Handlungsfeld, in dem LGBT-Personen gegenüber der übrigen Bevölkerung in der Schweiz benachteiligt sind und Maßnahmen ergriffen werden müssen. Gruppen- und Geschlechterunterschiede sind beim Ergreifen gesundheitsförderlicher und (sucht-)präventiver Maßnahmen zu berücksichtigen. Während etwa lesbische und bisexuelle Frauen im Vergleich zu heterosexuellen Frauen sowohl häufiger chronisch (stetig zu viel Alkohol) als auch episodisch risikohaft (zu viel bei einer Gelegenheit) Alkohol trinken, weisen schwule und bisexuelle Männer im Vergleich zu heterosexuellen Männern etwas häufiger ein episodisch risikohaftes Trinkverhalten auf.

Sexuelle Gesundheit: Wie international bekannt, zeigen auch die Befunde der vorliegenden Studie, dass schwule und bisexuelle Männer[2] auch in der Schweiz hinsichtlich HIV und STI gegenüber der übrigen Bevölkerung eine vulnerable Gruppe sind. Ein besonderer Fokus auf diese Gruppe wie auch auf diejenige der trans/non-binären Personen im Bereich der sexuellen Gesundheit ist angesichts der Daten- und Studien-

2 Hier sind dabei auch Männer eingeschlossen, die mit Männern Sex haben (MSM), sich aber weder als schwul/gay noch als bisexuell definieren.

lage sehr wichtig und muss in der Schweiz (weiterhin) gezielt erfolgen. Lesbische und bisexuelle Frauen[3] dürfen dabei aber nicht vergessen gehen. Sie müssen bezüglich HIV/STI, gynäkologischer Vorsorgeuntersuchungen und reproduktiver Gesundheit genügend sensibilisiert werden. Zudem müssen Ärzt*innen, Gynäkolog*innen, Pflegefachpersonen, Hebammen etc. darauf vorbereitet sein, lesbische und bisexuelle Frauen unvoreingenommen zu ihrer sexuellen Gesundheit (inkl. reproduktiver Gesundheit) zu beraten, zu begleiten und zu behandeln. Dass dies nicht immer gelingt, zeigen die wenigen verfügbaren Studien u. a. in der Westschweiz.

Körperliche Gesundheit: Bei der körperlichen Gesundheit werden insbesondere gesundheitliche Ungleichheiten innerhalb der LGBT-Population ersichtlich. Trans/non-binäre Personen (‹LGBT Health›) beurteilten ihren eigenen Gesundheitszustand deutlich schlechter als LGB cis Personen und wiesen entsprechend deutlich häufiger starke Beschwerden in den letzten vier Wochen vor der Befragung auf. Darüber hinaus waren trans/non-binäre Personen häufiger von Einschränkungen im Alltag durch Gesundheitsprobleme betroffen und litten häufiger an chronischen oder langandauernden Krankheiten. Neben der Stärkung psychischer Gesundheit braucht es – insbesondere bei trans/non-binären Personen – in der Schweiz Maßnahmen zur Verbesserung der körperlichen Gesundheit.

Empfehlungen

Neben gezielten Maßnahmen, die zu den oben identifizierten (Gesundheits-)Bereichen erfolgen sollten, werden folgende Empfehlungen abgegeben:

1. Es braucht ein nationales Programm zur sozialen und gesundheitlichen Gleichstellung von sexuellen und geschlechtlichen Minoritäten.
2. In einem «Health in All Policies»-Ansatz (WHO, 2014) sollten Politik und Verwaltung über politische Entscheidungen und Politikstrategien das Lebensumfeld von LGBT-Personen verbessern und entsprechende Maßnahmen beschließen.
3. In Gesundheitsförderung, Prävention und der (Krankheits-)Behandlung sollten in allen Sektoren (Gesundheit, Soziales etc.) sowohl *LGBT-sensitive/-inklusive* als auch *LGBT-spezifische Zugänge* nicht die Ausnahme, sondern die Regel sein. Es braucht beides, eine universelle Öffnung der

---

3 Hier sind dabei auch Frauen eingeschlossen, die mit Frauen Sex haben (FSF), sich aber weder als lesbisch noch als bisexuell definieren.

Regelstrukturen (LGBT-sensible und -inklusive Räume) und spezifische Maßnahmen für LGBT-Personen (spezifische Räume und spezifische Zugänge).

4. Verlässliche nationale Melde- und Unterstützungssysteme (generell und im Gesundheitswesen) für die Meldung von Gewalt aufgrund der Geschlechtsidentität und/oder der sexuellen Orientierung müssen aufgebaut werden. Diskriminierungen, Gewalt und Delikte gegen LGBT-Menschen müssen konsequent geahndet und ein geeignetes Hilfenetz für LGBT-Gruppen zur Verfügung gestellt bzw. die vorhandenen Strukturen entsprechend LGBT-inklusiv ausgestaltet werden.
5. Das nationale Gesundheitsmonitoring (Schweizerische Gesundheitsbefragung SGB) und nationale Monitoringsysteme in anderen Bereichen sind LGBT-inklusiv zu gestalten.

Bei der Planung und Umsetzung der Empfehlungen sind die relevanten Stakeholder in der Schweiz einzubeziehen und bestehende, meist nicht finanzierte Strukturen und Angebote zu berücksichtigen und zu stärken, die von LGBT-Organisationen und engagierten Privatpersonen über die letzten Jahrzehnte in den Landesteilen aufgebaut wurden.

1. Einleitung

1.1 *Ausgangslage*

Mit der Annahme des Postulats 19.3064 der Nationalrätin Samira Marti («Vergleichender Bericht über die Gesundheit von LGB») durch den Nationalrat am 26.09.2019 wurde der Bundesrat beauftragt, «...einen Bericht über die Gesundheit von LGB (Lesben, Schwule, Bisexuelle) zu erstellen» (Postulat 19.3064). Dies vor dem Hintergrund, so die Argumentation im Postulat, dass internationale Studien darauf hinweisen, dass lesbische, schwule und bisexuelle Personen verglichen mit der heterosexuellen Bevölkerung über einen schlechteren Gesundheitszustand und einen erschwerten Zugang zur Gesundheitsversorgung verfügten und die Datenlage sowie die Erkenntnisse in der Schweiz hierzu mangelhaft seien. Der Bericht sollte basierend auf bestehenden Studien und Datensätzen im Vergleich zur übrigen Schweizer Bevölkerung Bereiche identifizieren, in denen spezifische Maßnahmen nötig sind. Dabei sollten insbesondere die folgenden Bereiche Beachtung finden (siehe Postulat 19.3064):

- Zugang zu Medizin;
- Selbsteinschätzung der Gesundheit, chronische Erkrankungen, Bluthochdruck, Diabetes, Body-Maß-Index, körperliche Aktivität;
- sexuelle Gesundheit;
- Substanzkonsum;
- mentale Gesundheit.

Das Bundesamt für Gesundheit (BAG) empfahl, die Analysen und den Bericht nicht auf LGB-Personen zu beschränken, sondern auch die Situation von trans/non-binären Personen in der Schweiz zu eruieren. Vorabklärungen des BAG und des Bundesamts für Statistik (BfS) ergaben, dass bestehende LGB-Stichproben aus den Wellen 2007, 2012 und 2017 der Schweizerischen Gesundheitsbefragung (SGB) zu klein sind, um eine ausführliche Analyse basierend ausschließlich auf den vorhandenen Daten durchführen zu können. Zudem wird in der SGB bis dato keine Frage zur Geschlechtsidentität gestellt. Es ist also keine identifizierbare Stichprobe von trans/non-binären Personen in der SGB vorhanden.

Basierend auf diesen Abklärungen erteilte das BAG der Hochschule Luzern – Soziale Arbeit den Auftrag, eine groß angelegte und breit geteilte Online-Befragung in allen Landesteilen der Schweiz durchzuführen, die sich an die in der Schweiz lebende LGBT-Bevölkerung richtet. Im Auftrag enthalten war auch ein Literaturreview zum Forschungsstand der letzten 20 (Schweiz) bzw. 5 Jahre (international) zu den genannten Themenbereichen des Postulats.

1.2 Ziele

Das Ziel des vorliegenden Berichts ist es, mit Datensätzen der SGB (2012, 2017) und der eigens durchgeführten nationalen Online-Umfrage zur Gesundheit von LGBT-Personen und deren Zugang zur Gesundheitsversorgung (‹LGBT Health›), Bereiche zu identifizieren, in denen LGBT-Menschen im Vergleich zur übrigen Schweizer Bevölkerung ungleiche Gesundheitschancen haben. Basierend auf den statistischen Analysen und dem durchgeführten Literaturreview haben die Studienautor*innen Empfehlungen für die Schweiz formuliert. Der vorliegende Bericht diente als fundierte Grundlage zur Erstellung des Bundesratsberichts als Antwort auf das genannte Postulat (Postulatsbericht).

1.3 Glossar LGBT

Das englische Akronym ‹**LGBTIQ+**› vereint u. a. **l**esbische, schwule (‹**g**ay›), **b**isexuelle, **t**rans, **i**ntergeschlechtliche und **q**ueere Personen unter einem Begriffsdach. Damit sind jedoch unterschiedliche Dimensionen einer Person gemeint, die **sexuelle Orientierung** (**LGB**), die **Geschlechtsidentität** (**T**) oder die **Geschlechtsmerkmale** (**I**).

Sexuelle Orientierung

Lesbische oder schwule Menschen fühlen sich zu Menschen desselben Geschlechts hingezogen (z. B. eine Frau zu einer Frau). Es gibt weitere (Selbst-)Bezeichnungen, wie z. B. homosexuell, queer, gleichgeschlechtlich liebend etc.

Bisexuelle und pansexuelle Menschen fühlen sich zu Männern und Frauen – also zu zwei oder mehr Geschlechtern – hingezogen.

Heterosexuelle Menschen fühlen sich zu Menschen des anderen Geschlechts hingezogen (z. B. eine Frau zu einem Mann).

Die Begriffe **MSM** (Männer, die Sex mit Männern haben) und **FSF** (Frauen, die Sex mit Frauen haben) fokussieren auf das homosexuelle Verhalten. Dies ermöglicht es etwa in der HIV-/STI-Prävention, Männer anzusprechen, die sich nicht als schwul oder bisexuell identifizieren, jedoch regelmäßig mit Männern Sex haben.

Geschlechtsidentität

Trans Menschen sind Menschen (z. B. **trans Mann, trans Frau**), deren Geschlechtsidentität nicht dem Geschlecht entspricht, das ihnen bei Geburt zugeordnet wurde. Auch **non-binäre, genderqueere Personen** etc., Menschen also, die sich nicht in der zweigeschlechtlichen Systematik Mann-Frau verorten, werden darunter gefasst. Es gibt weitere (Selbst-)Bezeichnungen, wie trans, transident, transgender, Mensch mit Transitionsbiografie, transgeschlechtlich etc.

Cis Menschen sind Menschen (z. B. **cis Frau, cis Mann**) deren Geschlechtsidentität die gleiche ist, die ihnen bei Geburt zugeschrieben wurde.

Geschlechtsmerkmale

Intergeschlechtliche Menschen sind Menschen, «...deren Körper biologische Merkmale aufweisen, die den binären Kategorien, die allgemein zur Unterscheidung von ‹weiblichen› und ‹männlichen› Körpern verwendet werden, nicht oder nur teilweise entsprechen» (Definition gemäß https://de.inter-action-suisse.ch/definitions).

1.4 Aufbau des Berichts

Im nachfolgenden Kapitel 2 werden die Forschungsergebnisse der letzten 20 (Schweiz) bzw. 5 Jahre (international) zu den Themen des Postulats von NR Samira Marti zusammengefasst. Im Kapitel 3 wird das «Health Equity Promotion Model» (Fredriksen-Goldsen et al., 2014) erläutert, ein Modell zur gesundheitlichen Chancengleichheit, dass der theoretischen Einbettung der Befunde dient und nach dem der Bericht gegliedert ist. Das Modell zeigt, wie die Gesundheit von LGBT-Personen zu Stande kommt und verdeutlicht die unterschiedlichen Einflussebenen (z. B. strukturelle Einflüsse, Gesundheitsverhalten etc.) auf die Gesundheit von Menschen. Im gleichen Kapitel wird das methodische Vorgehen dargelegt sowie die Datenbasis und die Analyseverfahren erläutert. Im Kapitel 4 berichten wir die empirischen Ergebnisse entlang der Bausteine des Health Equity Promotion Modells. So wird deutlich, auf welcher Einflussebene hinsichtlich Gesundheit von (LGBT-) Personen wir uns jeweils befinden und die Bereiche, in denen LGBT-Menschen im Vergleich zur übrigen Schweizer Bevölkerung ungleiche Gesundheitschancen haben (oder auch nicht), können klar verortet werden. Die Ergebnisdarstellung bildet die Grundlage, um im abschließenden Kapitel 5 in einem Fazit Empfehlungen zu formulieren. Diese nehmen wiederum auf das Health Equity Promotion Modell Bezug, um der Politik Hinweise zu geben, auf welchen Ebenen angesetzt werden muss, um die gesundheitliche Chancengerechtigkeit von LGBT-Personen in der Schweiz zu verbessern.

Für eilige Leser*innen finden sich – besonders in den Kapiteln 2 und 4 – Kurzzusammenfassungen in Form von Zwischenfazits.

2. Forschungsstand: Ergebnisse des Literaturreviews

Dem Auftrag vom Bundesamt für Gesundheit entsprechend, orientiert sich das vorliegende Literaturreview zur Gesundheit von lesbischen, schwulen, bisexuellen und trans Personen (kurz ‹LGBT-Personen›) an den im Postulat 19.3064 NR Samira Marti genannten Ober- und Unterthemen:

«1. Zugang zu Medizin: Hausarzt, Gynäkologie/Kompetenzzentrum für sexuelle Gesundheit, Notfallmedizin, Endokrinologie, psychologische und psychiatrische Therapie;
2. [Körperliche Gesundheit:] Selbsteinschätzung der Gesundheit, chronische Erkrankungen, Bluthochdruck, Diabetes, Body-Maß-Index, körperliche Aktivität;
3. Sexuelle Gesundheit: Anzahl der Partnerinnen und Partner, Risikominderungsstrategien[4], Gebärmutterhalsabstrich und Mammografie;
4. Substanzkonsum: Tabak, Alkohol, weitere Drogen;
5. Mentale Gesundheit: psychische Gesundheit, Depression, Suizidalität, Einnahme von Psychopharmaka.» (Postulat 19.3064 NR Samira Marti)

Das Literaturreview umfasst relevante in der Schweiz durchgeführte Studien der letzten 20 Jahre, ergänzt durch ausgewählte internationale Reviews, Metaanalysen und Studien aus anderen Ländern der letzten 5 Jahre.[5] Das Review (inkl. Berichtlegung) wurde vom **15. Oktober 2020 bis 30. November 2020** durchgeführt. Es wurde mit dem BAG und der Begleitgruppe des BAG, zusammengesetzt u. a. aus Vertreter*innen Schweizer LGBT-Organisationen, validiert und aufgrund der Feedbacks ergänzt (v. a. graue schweizerische Literatur/Umfragen zu lesbischen und bisexuellen Frauen)[6]. Im Folgenden werden zentrale Befunde des Reviews zusammengefasst.

---

4 Unter dem Begriff ‹Risikominderungsstrategien› im Postulat Marti werden das Schutz- und Risikoverhalten im Kontext von HIV und anderen sexuell übertragbaren Infektionen (STI) sowie Risikoreduktionsstrategien verstanden.

5 Suchsystematik vgl. Anhang in Krüger et al. (2022)

6 Das vorliegende narrative Review ist umfassend angelegt. Angesichts der begrenzten Zeit (7 Wochen) und der vielen (Review-) Themen musste die Berichtlegung aber kondensiert erfolgen; viele Details können daher im nachfolgenden Text nicht berichtet werden.

Dabei wird in jedem Themenblock im Grundsatz folgender Berichtsstruktur gefolgt:

- Benennung des Oberthemas und der Unterthemen gemäß Postulat 19.3064 NR Samira Marti
- Zu jedem Unterthema wird dann die Literatur zusammengefasst:
  - Schweizer Studien zu lesbischen, schwulen und bisexuellen Menschen – LGB (Schweiz)
  - Schweizer Studien zu trans Menschen – T (Schweiz)
  - Spotlight auf internationale Studienergebnisse zu LGBT-Personen – LGB + T (international)
- Fazit

2.1 Zugang zu Medizin

Im Bereich ‹Zugang zu Medizin› steht der Zugang zu folgenden Dienstleistungen im Fokus: Hausarzt bzw. -ärztin, Gynäkologie, Kompetenzzentren für sexuelle Gesundheit, Notfallmedizin, Endokrinologie, psychologische und psychiatrische Therapie.

2.1.1 Zugang zu Medizin: LGBT (Schweiz)

Zum Thema Zugang zu Medizin von LGBT-Personen wurden bis anhin nur wenige Schweizer Studien publiziert. In einer Studie aus dem Jahr 2007 wurde die Nutzung der Gesundheitsversorgung von homosexuellen Männern aus Genf und heterosexuellen Männern aus der gesamten Schweiz verglichen (Wang, Häusermann, Vounatsou, Aggleton & Weiss, 2007). Laut der Befunde nehmen schwule Männer signifikant häufiger Gesundheitsdienste in Anspruch als heterosexuelle Männer, sind jedoch weniger zufrieden mit den Leistungserbringer*innen (Wang et al., 2007). Eine qualitative Studie mit lesbischen Frauen in der Westschweiz zeigte, dass gynäkologische (Vorsorge-)Untersuchungen von diesen nicht notwendigerweise als nützlich eingestuft werden, da solche Untersuchungen stark mit heterosexueller sexueller Aktivität in Verbindung gebracht würden. Die lesbischen Frauen äußerten zudem, dass Gynäkolog*innen nicht gut über weibliche Homosexualität und im Speziellen über Risiken der Übertragung sexueller Infektionen zwischen Frauen Bescheid wüssten (Berrut, 2016). Dass der Zugang zur medizinischen Versorgung für Frauen, die Sex mit Frauen haben (FSF), nicht ungehindert gegeben ist, zeigen auch Resultate einer aktuellen quantitativen Westschweizer Umfrage. FSF suchten hiernach u. a. gynäkologische Untersuchungen nicht auf, weil sie den Eindruck hatten, aufgrund ihrer sexuellen Orientierung oder Geschlechtsidentität verurteilt zu werden. Weiter berichteten die Befragten von sexuellen Gewalterfahrungen im medizinischen Kontext (Béziane, Anex, Le Pogam & Künzle, 2020). Vergleichbare Studien spezifisch zu bisexuellen oder trans Personen in der Schweiz wurden im Rahmen der durchgeführten Literaturrecherche nicht gefunden.

Zum Thema Zugang zu Psychotherapie für LGBT-Personen gibt es im Schweizer Kontext ebenfalls nur wenige Publikationen. Hinsichtlich der Erfahrungen und Zufriedenheit von LGBT-Personen in der psychologischen Beratung oder Betreuung konnten im Rahmen der Recherchen keine Schweizer Studien identifiziert werden. Es findet sich in der Literatur jedoch der Hinweis, dass LGBT-Personen aufgrund ihrer gesellschaftlichen Lage besondere Bedürfnisse in der Psychotherapie aufweisen, was wiederum LGBT-spezifisches Wissen seitens der begleitenden Fachperson voraussetzt (Baeriswyl, 2016). Rauchfleisch (2016a) hält zudem fest, dass für eine psychologische Beratung und Behandlung eine Unvoreingenommenheit gegenüber sexueller Orientierung und Identität seitens der Therapeut*innen eine Voraussetzung sei. Bei der Suche nach unvoreingenommenen qualifizierten Fachpersonen könnten LGBT-Organisationen hilfreich sein, wie beispielsweise das Transgender Network Switzerland (TGNS), die Lesbenorganisation Schweiz (LOS) oder Pink Cross (Rauchfleisch, 2016a). Rauchfleisch stellte 2017 zudem Missstände in der psychotherapeutischen Betreuung von trans Personen fest und plädierte dafür, die Transidentität zu entpathologisieren und als Variante menschlicher Identitätsentwicklung anzuerkennen. Mit dem neuen ICD-11 ist dies seit 2022 der Fall, ‹Geschlechtsinkongruenz› fällt jetzt unter «conditions related to sexual health», die bisherige Kategorie ‹Transsexualismus› (F64) entfällt. Dies wird dem Umstand gerecht, dass trans Personen nicht unter einer Persönlichkeits- oder Verhaltensstörung leiden, die empfundene Diskrepanz zwischen der angeborenen Anatomie und dem wahrgenommenen Geschlecht jedoch oftmals zu einem hohen Leidensdruck führt, weshalb der Wunsch nach geschlechtsangleichenden Maßnahmen auftreten kann (Garcia Núñez, 2014). So wurde zum Beispiel in den beiden Universitätsspitälern Lausanne und Genf in den vergangenen Jahren ein Anstieg an Personen wahrgenommen, die den Wunsch nach einer operativen Geschlechtsanpassung ausdrücken (Pamfile et al., 2020). Zu derartigen geschlechtsangleichenden Operationen liegen ebenfalls Schweizer Studien vor, auf die an dieser Stelle lediglich verwiesen werden kann (Bauquis, 2011, 2014; Mijuskovic, Schaefer & Garcia Núñez, 2020).

Ein weiterer relevanter Befund zur Situation in der Schweiz ist, dass LGBT-spezifische und gesundheitsrelevante Themen in der Schweiz nur sporadisch in der medizinischen Ausbildung aufgegriffen werden (Bize et al., 2011). Den Autoren zufolge könnten Ungleichheiten in der Gesundheitsversorgung angegangen werden, indem Fachpersonen in ihrer Ausbildung für LGBT-Themen sensibilisiert werden, so dass sie adäquat auf die Bedürfnisse der Klient*innen eingehen können (Bize et al., 2011). Dies unterstreichen auch die Befunde einer qualitativen Studie aus der Romandie, wonach Gynäkolog*innen die sexuelle Orientierung ihrer Patient*innen in Konsultationen nur selten Beachtung schenken würden. Es sei daher wichtig, das Thema weibliche Homosexualität in gynäkologische Weiterbildungen zu integrieren (Berrut, 2016). Entsprechend dieser Forderungen wurde an der Universität Lausanne eine Studie mit Medizinstudent*innen durchgeführt (Wahlen, Bize, Wang, Merglen & Ambresin, 2020). Die Studie zeigt zwar, dass bereits ein gewisses Wissen hinsichtlich LGBT-Gesundheitsthemen bei den Medizinstudent*innen vorhanden ist, dieses Wissen jedoch durch eine spezifische Vorlesung zu entsprechenden Themen noch verbessert werden kann.

2.1.2 Zugang zu Medizin: LGB (international)

Auch internationale Studien weisen darauf hin, dass LGB-Personen einen erschwerten Zugang zur medizinischen Versorgung haben, u. a. aufgrund von homophobem und diskriminierendem Verhalten in der Gesundheitsversorgung oder aufgrund des Unwissens seitens der Fachpersonen bezüglich LGB-spezifischen Themen (Albuquerque et al., 2016; Balik et al., 2020; Caceres, Travers, Primiano, Luscombe & Dorsen, 2020; Hafeez, Zeshan, Tahir, Jahan & Naveed, 2017; Meads, Hunt, Martin & Varney, 2019; Silva & Cavalcanti Costa, 2020). Zudem weisen internationale Studien – wie auch die Schweizer Studie von Wahlen et al. (2020) – darauf hin, dass spezifische Ausbildungen im Gesundheitswesen zu LGBT-Themen sowohl das Wissen über LGBT-spezifische Themen als auch die Einstellung gegenüber LGBT-Personen positiv beeinflussen können (Jurcek et al., 2020; Morris et al., 2019; Sekoni, Gale, Manga-Atangana, Bhadhuri & Jolly, 2017; Utamsingh, Kenya, Lebron & Carrasquillo, 2017). In weiteren Studien wurde jedoch festgestellt, dass trotz solcher Ausbildungen LGBT-Personen weiterhin diskriminierendes Verhalten und Vorurteile in der

Gesundheitsversorgung wahrnehmen (Hunt et al., 2019). Dies gilt auch für den Zugang zu HIV- und AIDS-Interventionen für homosexuelle und bisexuelle Männer. Auch in diesem Kontext stellen Stigma und Diskriminierung Barrieren dar (Wao, Aluoch, Odondi, Tenge & Iznaga, 2016). Entsprechend weisen Studien nach wie vor auf bestehende Lücken in der medizinischen Ausbildung bezüglich LGBT-spezifischen Themen hin (McCann & Brown, 2018). In der Versorgung zur psychischen Gesundheit weisen Studien zwar auf der einen Seite ebenfalls auf verschiedene negativ erlebte Verhaltensweisen der Fachpersonen gegenüber LGB-Personen hin (z. B. Diskriminierung, fehlende Akzeptanz der sexuellen Orientierung seitens Therapeut*innen oder mangelndes Wissen über LGBT-relevante Themen), die eine Barriere für den Zugang darstellen können (McNamara & Wilson, 2020). Auf der anderen Seite zeigt sich jedoch, dass in der Psychotherapie beispielsweise erkannt wurde, dass zum Beispiel LGBT-Jugendliche häufiger unter psychischen Problemen wie Depressionen leiden. Eine Erkenntnis, die zu evidenzbasierten Anpassungen der Behandlung depressiver Symptome für diese Zielgruppe geführt hat. Erste Ergebnisse zu diesen Behandlungen sind erfolgsversprechend (Sheinfil, Foley, Ramos, Antshel & Woolf-King, 2019). Studien zum Zugang zur Gynäkologie, Kompetenzzentren für sexuelle Gesundheit, Notfallmedizin oder zur Endokrinologie konnten im Rahmen der Recherchen nicht gefunden werden.

2.1.3 Zugang zu Medizin: T (international)

Wie bei LGB-Personen, weisen mehrere internationale Studien auf vorhandene Barrieren beim Zugang zur medizinischen Versorgung von trans Personen hin, wobei ein Großteil der Studien in den USA durchgeführt wurde (Heng, Heal, Banks & Preston, 2018). Folgende Aspekte, welche sich einschränkend auf den Zugang von trans Personen zur medizinischen Versorgung auswirken, werden in der Literatur erwähnt: Diskriminierung im Gesundheitswesen, Fachpersonal, das mangelndes Wissen bezüglich transspezifischer Gesundheitsthemen aufweist, vergangene negative Erfahrungen in der medizinischen Versorgung, aber auch eine mangelnde Abdeckung von notwendigen Leistungen durch die Krankenkasse bis hin zur Verweigerung von Behandlungen (Cicero, Reisner, Silva, Merwin & Humphreys, 2019; Heng et al., 2018; Kcomt, 2019; Lerner & Robles, 2017; Ziegler, Valaitis, Carter, Risdon & Yost, 2020). Auch der Zugang zur psychologischen und psychiatrischen Versorgung ist für trans Personen erschwert

(Snow, Cerel, Loeffler & Flaherty, 2019). Hier stellen unter anderem folgende Aspekte Barrieren für den Zugang dar: Befürchtungen hinsichtlich einer Pathologisierung, inadäquate Behandlung (z. B. aufgrund von Unwissen bezüglich trans-spezifischer Themen) sowie Kostengründe (Snow et al., 2019). Weiterhin weisen Studien darauf hin, dass trans Personen bei der HIV-Versorgung und -Prävention benachteiligt sind (Vaitses Fontanari et al., 2019). Studien bezüglich des Zugangs von trans Personen zur Gynäkologie, Kompetenzzentren für sexuelle Gesundheit, Notfallmedizin oder zur Endokrinologie konnten nicht identifiziert werden.

2.1.4 Zwischenfazit: Forschungsstand zum Zugang zur Gesundheitsversorgung

In der Schweiz wurden nur wenige Studien zum Zugang zur Gesundheitsversorgung von LGBT-Personen durchgeführt. Die Ergebnisse einer älteren Studie aus dem Jahr 2007 weisen darauf hin, dass homosexuelle Männer häufiger Gesundheitsdienste in Anspruch nehmen als heterosexuelle Männer, wobei erstere jedoch unzufriedener mit der Gesundheitsversorgung seien. Barrieren im Zugang zur medizinischen Versorgung und insbesondere zur Gynäkologie in der Schweiz zeigen sich auch für FSF. Aktuellere Schweizer Studien sowie Studien zu weiteren LGBT-Personengruppen fehlen jedoch. Internationale Studien weisen darauf hin, dass LGBT-Personen mit mehreren Barrieren hinsichtlich des Zugangs zur medizinischen und psychologischen Versorgung konfrontiert sind (z. B. Diskriminierung, Unwissen des Fachpersonals bezüglich LGBT-spezifischer Gesundheitsthemen). Sowohl neuere internationale als auch Schweizer Studien zeigen, dass ein Bedarf an Wissensvermittlung zu LGBT-spezifischen Themen im Gesundheitswesen besteht, um möglichen Barrieren entgegenzuwirken. Bemerkenswert ist, dass im Rahmen der Recherchen keine Studien spezifisch zum Zugang von LGBT-Personen zu Kompetenzzentren für sexuelle Gesundheit, zur Notfallmedizin, Hausarztmedizin oder zur Endokrinologie identifiziert werden konnten.

2.2 *Körperliche Gesundheit*

Mit Blick auf das Postulat 19.3064 werden im Folgenden Befunde zu den folgenden Themen zusammengefasst: Selbsteinschätzung der Gesundheit, chronische Erkrankungen, Bluthochdruck, Diabetes, Body-Maß-Index, körperliche Aktivität.

2.2.1 Körperliche Gesundheit: LGB (Schweiz)

Zum Thema körperliche Gesundheit von LGB-Personen gibt es kaum Schweizer Studien. In einer älteren Studie wurde die Gesundheit von homosexuellen und heterosexuellen Männern verglichen (Wang et al., 2007). In beiden Gruppen war die Selbsteinschätzung der Gesundheit sehr hoch, wobei über 90 Prozent der Befragten angaben, dass ihr Gesundheitszustand gut oder sehr gut sei. Bei chronischen Erkrankungen gab es zwischen den zwei Gruppen keine Unterschiede, mit Ausnahme von Bronchitis, wobei schwule Männer hierfür beinahe fünfmal häufiger in Behandlung waren. Ebenfalls erhielten schwule Männer in der Studie zwei- bis viermal häufiger die Rückmeldung vom Arzt bzw. der Ärztin, dass die Cholesterolwerte, der Blutdruck oder die Blutzuckerwerte zu hoch seien. Schwule Männer gaben zudem signifikant häufiger an, unter Symptomen wie Müdigkeit, Kopf- oder Rückenschmerzen zu leiden sowie unter einer größeren Anzahl an Symptomen insgesamt. Die schwulen Männer hatten jedoch einen signifikant geringeren Body-Maß-Index als die heterosexuellen Männer (Wang et al., 2007). Ein Vergleich bezüglich körperlicher Aktivität wurde in der Studie nicht berichtet. In einer aktuelleren Westschweizer Umfrage mit Daten von FSF gaben 88 Prozent an, einen guten oder sehr guten Gesundheitszustand aufzuweisen, lediglich zwei Prozent schätzten ihn als schlecht ein (Béziane et al., 2020). Vergleichbare Studien für weitere LGB-Personengruppen waren in der Schweiz nicht vorhanden, neue Studien fehlten ebenfalls.

2.2.2 Körperliche Gesundheit: T (Schweiz)

Hingegen wurden in der Schweiz einige gesundheitsbezogene Studien bei trans Personen durchgeführt, welche sich auf spezifische medizinische Probleme bei trans Personen bezogen. So wurde etwa in einer älteren Studie der Einfluss von Hormontherapien bei trans Personen auf die Knochendichte untersucht (Ruetsche, Kneubuehl, Birkhaeuser & Lippuner, 2005). Weitere Schweizer Studien haben mögliche medizinische Folgen einer geschlechtsanpassenden Operation analysiert. Demnach kann eine solche Operation das Risiko für Blasenentleerungsstörungen (Kuhn, Hiltebrand & Birkhäuser, 2007) und Krebs erhöhen (Grosse et al., 2017). Letzteres sei auf häufiger auftretende Läsionen nach geschlechtsangleichenden Operationen zurückzuführen, weshalb ein häufigeres Screening bei dieser Population notwendig sei (Grosse et al., 2017). In einer weiteren Studie wurden mögliche Probleme im Beckenboden beschrieben, die nach einer geschlechtsangleichenden Operation bei trans Personen auftreten können (Kuhn, Santi & Birkhäuser, 2011).

2.2.3 Chronische Erkrankungen: LGBT (international)

Hinsichtlich chronischer Erkrankungen bei LGBT-Personen gibt es einige internationale Studien zu kardiovaskulären Erkrankungen. Laut einer Übersichtsarbeit sind die bisherigen Befunde jedoch widersprüchlich: teilweise wurde ein erhöhtes Risiko für kardiovaskuläre Erkrankungen bei LGBT-Personen gefunden, teilweise aber auch nicht (Rosendale & Albert, 2020). Um die Situation hinsichtlich kardiovaskulärer Erkrankungen bei LGBT-Personen besser verstehen und einordnen zu können, werden daher weitere umfassende Studien benötigt (Caceres et al., 2017; Rosendale & Albert, 2020). In einer weiteren Übersichtsarbeit wurden internationale Ergebnisse zu chronischen Erkrankungen bei lesbischen und bisexuellen Frauen zusammengefasst (Meads, Martin, Grierson & Varney, 2018). Hiernach litten lesbische und bisexuelle Frauen im Vergleich zu heterosexuellen Frauen häufiger an Asthma; bezüglich koronarer Herzerkrankungen, Bluthochdruck oder Diabetes konnten hingegen keine Unterschiede gefunden werden. Die Autor*innen weisen jedoch darauf hin, dass bei der gegenwärtigen Datenlage die vorhandenen Unterschiede in der Gesundheit nur schwer erklärt werden können, hierfür bedürfte es größerer epidemiologischer Studien auf Populationsebene, in denen auch die sexuelle Orientierung der Personen erhoben werden müsste (Meads et al., 2018). Laut einer weiteren Übersichtsarbeit litten lesbische und bisexuelle Frauen häufiger unter Asthma, Adipositas und Arthritis als heterosexuelle Frauen. Keine Unterschiede wurden hinsichtlich Krebs, Diabetes, Bluthochdruck und der Cholesterolwerte der Frauen berichtet (Simoni, Smith, Oost, Lehavot & Fredriksen-Goldsen, 2017). Die Autor*innen heben jedoch hervor, dass nur wenige Studien zu dieser Thematik vorhanden seien und die vorliegenden Studien methodische Mängel aufwiesen, wie zum Beispiel eine geringe Anzahl befragter lesbischer und bisexueller Frauen im Vergleich zu heterosexuellen Frauen (Simoni et al., 2017).

2.2.4 Body-Maß-Index (BMI) und körperliche Aktivität: LGB (international)

International weisen Studien darauf hin, dass lesbische oder bisexuelle Frauen häufiger einen höheren BMI aufwiesen bzw. häufiger adipös seien als heterosexuelle Frauen (Eliason et al., 2015). Zum BMI von homosexuellen und bisexuellen Männern scheint es bisher hingegen weniger Studien zu geben, zumindest konnten hierzu im Rahmen der Recherchen keine Übersichtarbeiten gefunden werden. Allerdings gibt es eine systematische Übersichtsarbeit zu ihrer körperlichen Aktivität, deren Ergebnisse zumindest tendenziell darauf hinweisen, dass homo- und bisexuelle Männer höhere körperliche Aktivitäten, homo- und bisexuelle Frauen hingegen geringere körperliche Aktivitäten aufwiesen als ihre jeweilige heterosexuelle Vergleichsgruppe (Herrick & Duncan, 2018).

2.2.5 Körperliche Gesundheit: T (international)

Die Gesundheit von trans Personen erhält erst seit Kurzem größere Beachtung in der Forschung. Die bisher am häufigsten untersuchten Gesundheitsthemen bei trans Personen sind HIV, psychische Gesundheit und Diskriminierung (Sweileh, 2018). Des Weiteren befasst sich eine Vielzahl an internationalen Studien mit den Auswirkungen einer Hormontherapie bei trans Personen (Delgado-Ruiz, Swanson & Romanos, 2019; Dinesh, Franz & Kuethe, 2020; Fan, Gordner & Luty, 2020; McFarlane, Zajac & Cheung, 2018; Singh-Ospina et al., 2017; Streed et al., 2017; Tanini et al., 2019). Zur körperlichen Aktivität von trans Personen wurden bisher hingegen nur wenige Studien durchgeführt. Zwei dieser Studien weisen darauf hin, dass trans Personen im Vergleich zu cis Personen weniger häufig körperlich aktiv sind (Jones, Haycraft, Bouman & Arcelus, 2018; Muchicko, Lepp & Barkley, 2014). Studien zu chronischen Erkrankungen und dem BMI von trans Personen konnten im Rahmen der Recherchen nicht gefunden werden.

2.2.6 Zwischenfazit: Forschungsstand zur körperlichen Gesundheit von LGBT-Personen

In der Schweiz gibt es keine aktuellen Studien zur körperlichen Gesundheit von LGBT-Personen. In einer älteren Studie aus dem Jahr 2007 wurde die körperliche Gesundheit von homo- und heterosexuellen Männern verglichen. Hiernach schätzte zwar die überwiegende Mehrheit der Studienteilnehmer beider Gruppen ihren Gesundheitszustand als gut oder sehr gut ein, homosexuelle Männer schnitten jedoch in vielen Bereichen (z. B. Cholesterol- und Blutzuckerwerte, Häufigkeit von Symptomen wie Müdigkeit oder Kopfschmerzen) im Vergleich zu heterosexuellen Männern schlechter ab. Allerdings wiesen die untersuchten homosexuellen Männer einen geringeren BMI auf. Auch die überwiegende Mehrheit, der in einer aktuelleren Westschweizer Studie befragten FSF, schätzten ihren Gesundheitszustand als (sehr) gut ein, lediglich zwei Prozent schätzten ihn als schlecht ein. Für weitere LGB-Personengruppen und deren körperlicher Gesundheit fehlen jedoch Schweizer Studien. Besser sieht die Studienlage bezüglich der körperlichen Gesundheit von trans Personen aus. Die vorliegenden Studien beziehen sich allerdings in der Regel auf für diese Bevölkerungsgruppe spezifische medizinische Aspekte, wie etwa die Folgen von Hormontherapien oder von einer geschlechtsangleichenden Operation.

Der Mangel an Studien zur körperlichen Gesundheit von LGBT-Personen zeigt sich auch international, und die bisher durchgeführten Studien weisen oftmals methodische Mängel auf, weshalb die vorhandenen Ergebnisse mit Vorsicht zu interpretieren sind. Die vorliegenden Befunde deuten darauf hin, dass lesbische und bisexuelle Frauen tendenziell einen höheren BMI aufweisen und körperlich weniger aktiv sind als heterosexuelle Frauen. Bei homo- und bisexuellen Männern ist dies hingegen anders: diese berichten tendenziell von mehr körperlicher Aktivität als heterosexuelle Männer. Zum BMI liegen für diese Gruppen keine Befunde vor. Das Gleiche gilt für den BMI und die körperliche Aktivität von trans Personen.

2.3 Sexuelle Gesundheit

Folgende Themen stehen im Themenbereich ‹Sexuelle Gesundheit› im Fokus: Anzahl der Partnerinnen und Partner, Risikominderungsstrategien, Gebärmutterhalsabstrich und Mammografie. Aufgrund der Vielzahl an Studien werden im Folgenden zunächst Schweizer Studien zu diesem Themenbereich aufgelistet, bevor ausgewählte Befunde aus Schweizer und internationalen Studien zusammengefasst werden.

2.3.1 Sexuelle Gesundheit allgemein: Überblick Studienlage Schweiz

Die Literaturrecherche zu Studien in der Schweiz zeigte folgendes Bild: Der größte Teil der Studien untersuchte **MSM, Männer, die Sex mit Männern haben** (32 Publikationen). Die Mehrheit dieser MSM-Studien stellt das Schutz- bzw. Risikoverhalten (Kondomgebrauch, Prä-Expositionsprophylaxe [PrEP] etc.) sowie Risikoreduktionsstrategien (Sexual positioning, Serosorting, Dipping/Withdrawal before ejaculation) im Kontext von HIV und anderen sexuell übertragbaren Krankheiten (STI) in den Vordergrund (Balthasar, Jeannin & Dubois-Arber, 2007, 2009; Dubois-Arber, Jeannin, Lociciro & Balthasar, 2012; Gredig, Uggowitzer, Hassler, Weber & Nideröst, 2016; Lociciro & Bize, 2015; Lociciro, Jeannin & Dubois-Arber, 2010, 2012; Moreau-Gruet, Jeannin, Dubois-Arber & Spencer, 2001; Nöstlinger et al., 2011; Wirth, Inauen & Steinke, 2020). Weiter wurden

- Trends in HIV-Diagnosen untersucht (Chapin-Bardales et al., 2018),
- mathematische Modellierungen/Szenarien zu HIV/STI-Infektionsraten erstellt (Schmidt & Altpeter, 2019; van Sighem et al., 2012) sowie
- das Testverhalten in den ‹gay-friendly› Checkpoints (Gumy et al., 2012),
- das sexuelle Verhalten und STI/HIV-Schutzverhalten von HIV-positiven MSM (Roth et al., 2020; Salazar-Vizcaya et al., 2020) und
- Risiken von HIV-Übertragungen über kondomlosen Sex in serodifferenten Männerpaaren (Rodger et al., 2019) untersucht.

Darüber hinaus liegen Studien zu Hepatitis-C-Infektionen in der jeweiligen gesamten MSM-Population (Clerc, Darling, Calmy, Dubois-Arber & Cavassini, 2016; Kouyos et al., 2014; Schmidt et al., 2014; van der Helm et al., 2011) sowie spezifisch bei HIV-positiven MSM vor (Braun, Hampel, Kouyos et al., 2019; Braun, Hampel, Martin et al., 2019; Künzler-Heule et al., 2019; Rauch et al., 2005; Salazar-Vizcaya et al., 2016; Zahnd et al., 2016). Ferner wurden qualitative Studien zu Freiern und Sexarbeitern im Schweizer mann-männlichen Sexgewerbe durchgeführt (Parpan-Blaser, Pfister, Nideröst & Gredig, 2009; Pfister, 2009; Pfister, Parpan-Blaser, Nideröst & Gredig, 2008), in denen neben dem HIV-Schutzverhalten auch die Verlaufs- und Karrierewege von Männern, die Sex gegen Geld oder Güter anbieten, untersucht wurden (insbesondere Pfister, 2009). Arbeiten zu MSM, die nicht (ausschließlich) auf HIV/STIs fokussieren, beleuchten das Sexualverhalten generell (Waldis, Borter & Rammsayer, 2020), schätzen die Population von MSM für die Schweiz (Schmidt & Altpeter, 2019), oder geben einen breiten Einblick in die sexuelle Gesundheit von MSM, nicht nur bezogen auf das Sexualverhalten (European MSM Internet Survey [EMIS-2017]) (Weber, Gredig, Lehner & Nideröst, 2019).

Zu **FSF, Frauen, die Sex mit Frauen haben**, konnten zwei Studien in der Romandie ausfindig gemacht werden, die deren sexuelle und reproduktive Gesundheit beleuchten (Berrut, Descuves, Romanens-Pythoud & Jeannot, 2020; Béziane et al., 2020). Zu **trans Menschen** liegt bisher nur eine Studie zu ‹Partnerschaft und Sexualität von Frau-zu-Mann transsexuellen Männern› vor (Kraemer et al., 2010). Weiter findet sich eine Studie zur Prävalenz und den Dimensionen von sexueller Orientierung bei Schweizer Jugendlichen (Narring, Stronski Huwiler & Michaud, 2003) sowie eine europäische Studie – mit Einbezug von Schweizer Daten – zur Haltung gegenüber Adoptionen in gleichgeschlechtlichen Partnerschaften (Takács, Szalma & Bartus, 2016).

Im Folgenden werden ausgewählte Befunde zu den oben genannten Themen zusammengefasst.

2.3.2 Anzahl der Partnerinnen und Partner: LGB (Schweiz)

FSF – inkl. lesbische und bisexuelle Frauen

Auf Grundlage einer Querschnittsstudie mit 324 FSF aus der Romandie von 2012 schätzen Berrut et al. (2020), dass ungefähr vier Prozent der Frauen in der Schweiz im Verlaufe ihres Lebens mindestens eine weibliche Sexualpartnerin hatten. Dies entspricht ca. 120 000 Frauen im Alter von 16 bis 70 Jahren (Berrut et al., 2020). In der Studie selbst gaben 38 Prozent der befragten FSF an, dass sie sich ausschließlich von Frauen angezogen fühlen, 47 Prozent mehrheitlich von Frauen, 11 Prozent gleichermaßen von Frauen und Männern, 1 Prozent mehrheitlich von Männern und die restlichen 3 Prozent fühlten sich von trans Menschen angezogen. 16 Prozent der befragten FSF hatten ein oder mehrere Kind/er. Der Wunsch, Eltern zu werden, war bei der jüngeren Generation ausgeprägter als bei der älteren. 29 Prozent sagten, dass sie Gewalt in einer lesbischen Beziehung erlebt haben. Zwar wurden in der Studie lesbische, bisexuelle und andere FSF sowie trans Frauen befragt, auf dem veröffentlichten Poster wurde jedoch nicht auf allfällige Gruppenunterschiede eingegangen. Eine weitere Befragung von Schweizer FSF im Jahr 2019 zeigt, dass 10 Prozent der FSF in den letzten 12 Monaten keine*n Sexualpartner*innen hatten, 83 Prozent hingegen 1 bis 5 Sexualpartner*innen (Béziane et al., 2020). Auch in dieser Studie wurden lesbische, bisexuelle, andere FSF und trans Frauen befragt, ohne dass allfällige Gruppenunterschiede untersucht wurden.

MSM – inkl. schwule und bisexuelle Männer

Abgestützt auf die Schweizer Gesundheitsbefragung SGB (2007, 2012) kommen Schmidt and Altpeter (2019) zum Schluss, dass in der Schweiz etwa drei Prozent der Männer mindestens einmal in ihrem Leben ‹Geschlechtsverkehr›[7] mit einem Mann hatten (2,8-3,2 %). Da der SGB jedoch eine enge Definition von Sex bzw. Geschlechtsverkehr zugrunde liegt, sind die Zahlen mit Vorsicht zu interpretieren. In ihrem eigenen Modell schätzen die Autoren die MSM-Population im Alter von 15-64 Jahren in der Schweiz auf 80 000 Personen. Sie zeigen außerdem auf, dass die MSM vorwiegend in den fünf größten Schweizer Städten leben: Zürich, Genf, Lausanne, Bern und Basel.

Im EMIS-2017 konnte eine Stichprobe von 3 066 Schweizer MSM befragt werden, die vorwiegend über Internet-Kanäle (z. B. Planet Romeo), in denen Sex- und Datingkontakte zwischen MSM angebahnt werden, für die Studie gewonnen wurden (Weber et al., 2019). 99 Prozent waren cis Männer, die übrigen Befragten waren trans Männer (0,8 %). Doch auch hier wurde in den Auswertungen – aufgrund der geringen Zahl von befragten trans Männern – nicht zwischen cis und trans Männern differenziert. Entgegen der vollständig fehlenden Datenlage bei FSF, gibt die EMIS-2017 detailliert Einblick in das Sexualverhalten von Schweizer MSM. Hinsichtlich der sexuellen Anziehung wird hierbei zum Beispiel klar, dass sich knapp 82 Prozent der MSM ausschließlich von Männern angezogen fühlten. 17 Prozent gaben an, dass sie sich zu Männern sowie zu mindestens einem weiteren Geschlecht sexuell hingezogen fühlen. Zusammenfassend folgern die Autor*innen, dass die befragten MSM sexuell aktiv und mit ihrem Sexleben mehrheitlich zufrieden seien; hierbei zeigten sich nur unwesentliche Unterschiede zwischen HIV-positiven und HIV-negativen MSM. Über die Hälfte der befragten MSM lebte in einer festen Beziehung (meist mit einem Mann). Auch langjährige Beziehungen finden sich darunter. Feste Beziehungen sind jedoch nicht mit sexueller Exklusivität gleichzusetzen. Mehr als drei Viertel aller Befragten hat in den letzten 12 Monaten Sex mit nicht-festen Partnern gehabt (mehrheitlich Männern, aber auch Frauen). Auch in einer anderen Studie mit Schweizer Daten wurde festgestellt, dass unter Männern mit ‹homosexueller Orientierung› signifikant mehr sexuelle Gelegenheitskontakte und Wunsch nach

7 Im Rahmen der SGB wird Geschlechtsverkehr auf Nachfrage als Geschlechtsverkehr mit Eindringen definiert.

solchen Kontakten festgestellt werden konnten als bei den befragten heterosexuellen Männern (Waldis et al., 2020).

2.3.3 Anzahl der Partnerinnen und Partner: T (Schweiz)

Die einzige vorliegende Untersuchung zu Sexualität und Partnerschaft von trans Personen in der Schweiz beforschte fünf Paare (trans Mann und cis Frau) und kam zum Schluss, dass (sexuell) befriedigende Beziehungen, Stabilität und Normalität in den Partnerschaften möglich sind. Das männliche Geschlecht des trans Manns werde gegenseitig bestätigt und anerkannt; für die cis Frauen spielten ‹weibliche› psychologische Attribute des trans Manns eine Rolle; diese seien für sie ein Gewinn, um sich auf die Beziehung einzulassen und sich zu öffnen (was in der Beziehung zu anderen Männern schwieriger gewesen sei) (Kraemer et al., 2010).

2.3.4 Anzahl der Partnerinnen und Partner: LGB + T (international)

Der genannte EMIS-2017-Bericht, dem Daten zu **MSM** in 50 europäischen Ländern zugrunde liegen, zeigt hinsichtlich sexueller Attraktion auf europäischer Ebene die gleichen Zahlen wie für die Schweiz: 82 Prozent der Befragten fühlten sich ausschließlich von Männern angezogen und 17 Prozent von Männern und mindestens einem weiteren Geschlecht (Weatherburn et al., 2019). 22 Prozent der MSM waren sexuell unzufrieden; in der Schweiz waren es hingegen mit 18 Prozent etwas weniger (Weatherburn et al., 2019). Nimmt man die EU- und EFTA-Staaten, so sind nur MSM in Belgien, den Niederlanden, Spanien und Island sexuell zufriedener als die Schweizer MSM. Ähnlich wie in der Schweiz hatten gemäß europäischem EMIS-Bericht über drei Viertel der Befragten (77 %) in den letzten 12 Monaten Sex mit einem nicht-festen Partner gehabt (Weatherburn et al., 2019).

Sobecki-Rausch, Brown und Gaupp (2017) kommen in ihrem systematischen Review der Literatur zu sexuellen Funktionsstörungen und sexuellen Problemen bei **lesbischen Frauen** zum Schluss, dass sehr wenig Literatur vorliegt und vermehrt geforscht werden muss. Entgegen der Literatur zu MSM, die deren Sexualleben und -verhalten breit ausleuchtet (mit Fokus HIV/STI, aber auch anderer Aspekte sexueller Gesundheit), scheinen somit auch international fast keine Studien zu **FSF** vorzuliegen.

Zu **trans Menschen** wurde in den USA 2015 die weltweit bisher größte Befragung durchgeführt (James et al., 2016). Die Stichprobe betrug 27 715 Personen; davon waren 29 Prozent trans Männer, 33 Prozent trans Frauen, 35 Prozent nicht-binäre Menschen und 3 Prozent Crossdresser (James et al., 2016). 57 Prozent wurde bei Geburt das weibliche Geschlecht zugewiesen, 43 Prozent das männliche (ebd.). Bezüglich der sexuellen Orientierung wählten die Befragten Bezeichnungen aus vorgegebenen Kategorien aus: «Queer» (21 %), «pansexual» (18 %), «gay, lesbian or same-gender-loving» (16 %), «straight» (15 %), «bisexual» (14 %) and «asexual» (10 %) (James et al., 2016). Zur Zufriedenheit mit der Sexualität, sexuellen Problemen oder der Anzahl Sexualpartner*innen von trans Personen gibt jedoch auch diese Studie keine Hinweise. Ein systematisches Review zu sexueller Gesundheit und Reproduktion von trans Personen (Baram, Myers, Yee & Librach, 2019) zeigt auf, dass bei trans Jugendlichen und jungen Erwachsenen ein Kinderwunsch vorhanden sein kann, der bei der Transition oftmals zu wenig beachtet werde. Dem Erhalt der Fruchtbarkeit und Zeugungsfähigkeit («fertility preservation») müsse in Transitionsprozessen mehr Beachtung geschenkt werden. Besse, Lampe und Mann (2020) berichten in ihrem narrativen Literaturreview über weitere Barrieren in der reproduktiven Gesundheit für trans Männer (Schwangerschaft, Geburt, Zugang zum Gesundheitswesen).

2.3.5 Schutz- und Risikoverhalten im Kontext von HIV und anderen sexuell übertragbaren Infektionen (STI) sowie Risikoreduktionsstrategien: LGB (Schweiz)

FSF – inkl. lesbische und bisexuelle Frauen

Hinsichtlich des Schutz- und Risikoverhaltens von FSF zeigt die genannte Westschweizer Studie (Berrut et al., 2020), dass sich 71 Prozent der befragten 324 FSF bei sexuellen Kontakten mit Frauen nicht schützen und auch keine Risikoreduktionsstrategien zur Verminderung von HIV- und anderen STI-Risiken anwenden. In ihrem bisherigen Leben hatten sich 64 Prozent der Befragten auf HIV, 39 Prozent auf andere STI testen lassen; in den letzten 12 Monaten vor der Befragung (2011/2012) waren es 14 bzw. 16 Prozent gewesen. Die Studie zeigt für die Romandie große Forschungslücken hinsichtlich des Schutz- und Risikoverhaltens von FSF auf, und die Autor*innen folgern, dass bei den Befragten (und vermutlich auch im Gesundheitssystem) die Risiken bezüglich STI zu wenig wahrgenommen werden. Allerdings waren 88 Prozent der im Rahmen einer anderen Westschweizer Studie befragten FSF der Auffassung, dass es (große) Risiken der STI-Übertragung beim Sex zwischen Frauen gebe (Béziane et al., 2020). Immerhin jede fünfte der befragten FSF gab an, der letzte Besuch bei einer Gesundheitsfachperson sei dadurch motiviert gewesen, einen HIV- oder STI-Test zu machen. 70 Prozent der Befragten hatten schon mindestens einmal einen STI-Test machen lassen (Lebenszeitprävalenz); dies vor allem im Rahmen einer Routinekontrolle oder aufgrund eines sexuellen Risikokontakts (Béziane et al., 2020). Handelt es sich bei diesen Unterschieden zwischen den beiden Westschweizer Studien nicht um einen reinen Stichprobeneffekt, deuten sie auf eine Zunahme der Risikowahrnehmung unter Westschweizer FSF hin.

MSM – inkl. schwule und bisexuelle Männer

Schmidt und Altpeter (2019) haben die HIV- und STI- Prävalenzen von MSM in der Schweiz modellhaft eingeschätzt und geografisch verortet. Die höchsten HIV-Prävalenzschätzungen von etwa 7 bis 13 Prozent kommen hiernach vorwiegend in den größeren städtischen Zentren vor (u. a. Zürich, Genf). In der EMIS-2017-Studie gaben 11 Prozent der Befragten an, mit HIV zu leben (Weber et al., 2019). 95 Prozent davon machten eine antiretrovirale Therapie (ART) und bei 94 Prozent war die Virenlast supprimiert, d. h., sie können HIV nicht mehr übertragen. Die Studienautor*innen kommen vor dem Hintergrund ihrer Befunde zu dem Schluss, dass die Schweiz – verglichen mit anderen Ländern – eine gute Position in der medizinischen Versorgung von Menschen mit HIV einnehme. So hatten etwa 98 Prozent der HIV-infizierten MSM ihre letzte ärztliche Verlaufskontrolle innert der letzten 6 Monate gehabt.

Weber et al. (2019) konstatieren gestützt auf andere Schweizer Studien (Lociciro et al., 2012; Lociciro & Bize, 2015), dass der konsequente Kondomgebrauch bei MSM abnehme, dies nicht erst seit der Möglichkeit einer Prä-Expositionsprophylaxe (PrEP). Die Daten von 2017/18 zeigen, dass 52 Prozent der MSM ohne HIV-Diagnose in den letzten 12 Monaten das Kondom mit nicht-festen Partnern verwendet hatten. Bei MSM mit HIV-Diagnose waren es 13 Prozent, 94 Prozent davon mit supprimierter Virenlast, was die geringe Kondomnutzung allenfalls erklärt. In den letzten zwei Jahrzehnten hätten sich MSM – durch persönliche Interpretation (wissenschaftlichen) Wissens – persönliche Strategien zur Risikoreduktion zurechtgelegt, «mit denen sie sich vor HIV zu schützen versuchten, ohne auf ein Kondom setzen zu müssen. Dazu gehören Strategien wie ‹strategic positioning›, ‹dipping/withdrawal›, ‹sero-sorting›, ‹negotiated safety› oder auch ‹treatment sorting›» (Weber et al., 2019). Diese Strategien müssen in der Weiterentwicklung von HIV/STI-Präventionskampagnen beachtet werden, MSM müssen für die damit verbundenen Risiken weiterhin sensibilisiert werden. Zur Bereitschaft, PrEP als präventive Strategie bezüglich HIV einzusetzen und zur tatsächlichen Nutzung derselben gibt es unterschiedliche Befunde (Weber et al., 2019), die eine verlässliche Aussage hierzu erschweren. Entgegen der in den letzten Jahren aufkeimenden Diskussion zu Sex unter Drogen (sog. Chemsex, vor allem unter Crystal Meth Mephedron, GHB/GBL und Ketamin) und dem damit verbundenen sexuellen Risikoverhalten, zeigen die EMIS-Befunde, dass nur ein kleiner Teil der Befragten über Erfahrungen mit Chemsex verfügt (und wenn, dann vor allem unter Nutzung von Crystal Meth). Weiter verbreitet ist hingegen die Nutzung von Poppers vor oder während des Sexes (Weber et al., 2019). Gemäß Studienautor*innen muss kritisch diskutiert werden, ob der weitgehend stetige Anstieg von anderen STI (ohne HIV) in den letzten 20 Jahren auf die Einführung von PrEP zurückzuführen ist. Er könnte jedoch auch andere Gründe haben, wie beispielsweise eine vermehrte STI-Testung (ebd., S. 100).

Zu trans Menschen liegen unseres Wissens nach zu HIV/STI-Schutz- und Risikoverhalten in der Schweiz keine Studien vor.

2.3.6 Schutz- und Risikoverhalten im Kontext von HIV und anderen sexuell übertragbaren Infektionen (STI) sowie Risikoreduktionsstrategien: LGB + T (international)

Ein Review von anderen Systematic Reviews (Blondeel et al., 2016) bestätigt die weltweite hohe Belastung («burden») der **MSM**-Population durch HIV und STI. In dieser Studie wird auch die große Vulnerabilität von **trans Frauen** (Mann-zu-Frau) gegenüber HIV deutlich mit Prävalenzraten von etwa 15 bis 19 Prozent. Die hohe HIV-Belastung in der trans Population wird auch durch andere Studien bzw. Reviews bestätigt (Becasen, Denard, Mullins, Higa & Sipe, 2019; MacCarthy et al., 2017); die Rate der trans Menschen, die mit HIV leben, war 2015 in den USA gegenüber der übrigen Bevölkerung fast fünf Mal höher, wobei trans Frauen besonders betroffen waren (James et al., 2016). Internationale Reviews zu **FSF** zeigen einen Zusammenhang zwischen vergangenen sexuellen Kontakten von Frauen zu Frauen und dem Risiko für eine bakterielle Vaginose. Es gab jedoch keine Evidenzen für eine größere Betroffenheit von FSF durch STI verglichen mit der generellen Population von erwachsenen Frauen (Blondeel et al., 2016). Bezüglich HIV liegen keine Zahlen vor.

Bezüglich HIV-Schutz- und Risikoverhalten zeigt sich auch in der genannten europäischen EMIS-Studie, dass die konsistente Kondomverwendung beim Analverkehr – z. B. beim Sex mit einem Gelegenheitspartner in den vergangenen 12 Monaten – bei **MSM** nicht die Norm ist (41 %) (Weatherburn et al., 2019). International zeigt sich ein Trend zu einem abnehmenden Schutzverhalten (weniger Kondomnutzung bei Analverkehr) bei MSM (Hess, Crepaz, Rose, Purcell & Paz-Bailey, 2017). Sowohl der EMIS-Bericht als auch weitere Studien zeigen zudem, dass Risikoreduktionsstrategien bei MSM weiterhin verbreitet sind (Dangerfield, Smith, Williams, Unger & Bluthenthal, 2017; Weatherburn et al., 2019); zudem wird die Bedeutung von PrEP als präventive Strategie in der internationalen Literatur breit diskutiert (Huang et al., 2018; Matacotta, Rosales-Perez & Carrillo, 2020; Maxwell, Gafos & Shahmanesh, 2019; Peng et al., 2018). Die Schweiz liegt hier im Mittelfeld in der Nutzung (3-6 % der MSM ohne HIV-Diagnose) (Weatherburn et al., 2019). Bezüglich Chemsex zeigt sich auch in der EMIS-2017 Studie, dass dies kein Massenphänomen ist. Durchschnittlich 5 Prozent aller befragten MSM gaben an, in den letzten vier Wochen stimulierende Drogen genommen zu haben, um den Sex intensiver zu machen. Mit 6-8 Prozent lagen die Schweizer MSM jedoch leicht über dem europäischen Durchschnitt von 5 Prozent (Weatherburn et al., 2019, S. 70).

Zum Schutz- und Risikoverhalten bezüglich HIV und anderen STI (inkl. Risikoreduktionsstrategien) liegen zu **trans Menschen** nicht viele Erkenntnisse vor. Selbst die genannte umfassende trans Studie aus den USA (James et al., 2016) enthält diesbezüglich keine Angaben. Becasen et al. (2019) zeigen z. B. auf, dass 31 Prozent der Befragten im Sexgewerbe tätig waren (trans Frauen stärker als trans Männer).

2.3.7 Gebärmutterhalsabstrich und Mammografie: LB (Schweiz)

FSF – inkl. lesbische und bisexuelle Frauen

Nur 69 Prozent der 324 befragten Frauen gaben in der genannten Westschweizer Studie an, im Verlaufe der letzten drei Jahre eine gynäkologische Kontrolle gehabt zu haben (Berrut et al., 2020). Dies erklären die Studienautor*innen mit mangelnder Motivation (Verhütung, Schwangerschaft) sowie homophober oder heterozentrierter Medizin. D. h., das medizinische Personal macht keine oder weniger Abstriche bei FSF und geht fälschlicherweise davon aus, dass bei FSF keine Risiken bezüglich Humanen Papillomaviren (HPV) oder anderen STI bestehen.

Zu trans Menschen liegen unseres Wissens nach keine Studien zu diesen Themen vor.

2.3.8 Gebärmutterhalsabstrich und Mammografie: LB + T (international)

Ein systematisches Review und explorative Metaanalyse fand, dass bisexuelle Frauen im Vergleich zu heterosexuellen Frauen häufiger unter chronischem Beckenschmerz («chronic pelvic pain») und Gebärmutterhalskrebs («cervical cancer») litten. Lesbische Frauen hingegen seien seltener von Gebärmutterkrebs («uterine cancer») betroffen als heterosexuelle Frauen (Robinson, Galloway, Bewley & Meads, 2017).

2.3.9 Zwischenfazit: Forschungsstand zur sexuellen Gesundheit von LGBT-Personen

Zur Anzahl der **Partnerinnen und Partner** sowie zum **HIV/STI-Schutz- und Risikoverhalten (inkl. Risikoreduktionsstrategien)** liegen national wie international am meisten Studien zu MSM vor. Dies kann durch die hohe gesundheitliche Belastung durch HIV/STI dieser Gruppe erklärt werden. Entgegen der international berichteten hohen Betroffenheit von trans Menschen (insbesondere trans Frauen) durch HIV im Vergleich zur übrigen Bevölkerung, liegt hierzu in der Schweiz bisher keine Studie vor. Auch international wird man wenig fündig, wenn man das Schutz- und Risikoverhalten von trans Menschen (inkl. Risikoreduktionsstrategien) besser verstehen möchte. FSF, lesbische und bisexuelle Frauen sind national wie international insgesamt wenig beforscht. Dies könnte mitunter damit zusammenhängen, dass gegenüber der übrigen Bevölkerung keine höhere Gesundheitslast («burden») hinsichtlich HIV und STI international festgestellt werden kann. Dennoch ist zu kritisieren, dass FSF im Diskurs um sexuelle Gesundheit, HIV und andere STI gewissermaßen unsichtbar bleiben. Was sich generell im Diskurs um FSF, lesbische und bisexuelle Frauen und sexueller Gesundheit zeigte – die Untervertretung der Literatur gegenüber MSM – zeigt sich auch bei den Themen **Gebärmutterhalsabstrich und Mammografie.** FSF werden wenig wissenschaftlich untersucht. Hinweise bestehen, dass trotz höherer Belastung in wenigen Bereichen – z. B. bezüglich Gebärmutterhalskrebs – die Gynäkologie und die Gesundheitsversorgung zu wenig auf lesbische, bisexuelle Frauen und andere FSF eingeht. Hier braucht es mehr Forschung, ebenso wie zur Mammografie, zu der international wie national keine Studie zu FSF gefunden werden konnte.

2.4 *Substanzkonsum*

In diesem Kapitel wird der Fokus auf den Konsum von Tabak, Alkohol und ‹weiteren Drogen› gelegt.

2.4.1 Substanzkonsum: LGB (Schweiz)

Im Rahmen des European MSM Survey 2017 (EMIS-2017) wurde der Tabak- und Alkoholkonsum sowie der Konsum weiterer Substanzen von schwulen und bisexuellen Männern in der Schweiz erhoben. Im Länderbericht für die Schweiz wurden hinsichtlich des Konsums von Alkohol, Tabak, Cannabis und weiterer Substanzen (z. B. Poppers, Beruhigungsmittel, MDMA [3,4 Methylendioxymetamphetamin]) Befunde für die Schweiz berichtet (Weber et al., 2019). Die zusammengetragenen Daten aller 50 beteiligten europäischen Länder sind im Gesamtbericht aufgeführt (Weatherburn et al., 2019). Ein Vergleich mit dem Konsumverhalten heterosexueller Männer wurde in dieser Studie jedoch nicht vorgenommen, weshalb die Ergebnisse hier nicht berichtet werden. Eine ältere Studie weist allerdings darauf hin, dass schwule Männer in der Schweiz im Vergleich zu heterosexuellen Männern signifikant häufiger rauchen und illegale Drogen konsumieren (Wang et al., 2007). In einer weiteren Publikation zur EMIS-Studie aus dem Jahr 2010 wurden Analysen zum Substanzkonsum von schwulen und bisexuellen Männern in Kombination mit Sex (sog. Chemsex) berichtet, wobei der Konsum in 44 europäischen Städten verglichen wurde (Schmidt et al., 2016). Für die Schweiz wurden in dieser Befragung Daten von Personen erhoben, die in Zürich wohnhaft sind. Im Vergleich zu den übrigen europäischen Städten lag Zürich an sechster Stelle bezüglich der Häufigkeit von praktiziertem Chemsex in den letzten vier Wochen (Schmidt et al., 2016). Verschiedene Schweizer Studien zu Rauchstopp-Interventionen für schwule Männer deuten darauf hin, dass spezifische Interventionen die Partizipation der Zielgruppe an solchen Interventionen erhöhen können (Dickson-Spillmann, Sullivan, Zahno & Schaub, 2014; Schwappach, 2008, 2009). Auch FSF in der Romandie weisen im Vergleich zur übrigen weiblichen Population der Schweiz höhere Werte bezüglich des gelegentlichen und regelmäßigen Konsums von psychoaktiven Substanzen auf (Alkohol, Tabak, Cannabis, Kokain, Heroin, psychotrope Medikamente) (Béziane et al., 2020).

2.4.2 Substanzkonsum: T (Schweiz)

Der Substanzkonsum von trans Personen wurde außerhalb der USA kaum erforscht (Ott & Garcia Nuñez, 2018). Somit erstaunt es nicht weiter, dass in unserer Literaturrecherche keine Schweizer Studien zum Substanzkonsum von trans Personen gefunden wurden.

2.4.3 Substanzkonsum: LGB (international)

Eine ältere Übersichtsarbeit fasste die Ergebnisse von Studien zusammen, welche den Substanzkonsum von jugendlichen LGB-Personen mit heterosexuellen Personen verglichen (Marshal et al., 2008). Die Ergebnisse weisen darauf hin, dass LGB-Jugendliche häufiger rauchen sowie häufiger Alkohol und illegale Substanzen, wie Cannabis und Kokain konsumieren (Marshal et al., 2008). Laut einem weiteren systematischen Literaturreview rauchen LGB-Personen doppelt so häufig wie die übrige Bevölkerung (Berger & Mooney-Somers, 2017). Des Weiteren sind einige internationale Studien zur Überprüfung von Interventionen durchgeführt worden, die auf eine Reduktion des Alkoholkonsums und Konsums weiterer Substanzen bei schwulen und bisexuellen Männern abzielten (Carrico, Zepf, Meanley, Batchelder & Stall, 2016; Wray et al., 2016). Wie oben ausgeführt, weisen verschiedene internationale Studien zu Chemsex von schwulen Männern darauf hin, dass Chemsex zwar von einer Minderzahl schwuler Männer praktiziert wird, Chemsex jedoch mit sexuellem Risikoverhalten, wie ungeschütztem Analverkehr, und somit mit einem erhöhten Risiko hinsichtlich sexuell übertragbarer Infektionen verbunden ist (Maxwell, Shahmanesh & Gafos, 2019; Tomkins, George & Kliner, 2019). Vergleichbare Studien zu Chemsex bei lesbischen und bisexuellen Frauen liegen offenbar noch nicht vor.

2.4.4 Substanzkonsum: T (international)

Mehrere internationale Studien zeigen, dass trans Personen einen hohen Substanzkonsum aufweisen (Connolly & Gilchrist, 2020; Gilbert, Pass,

Keuroghlian, Greenfield & Reisner, 2018). Nur wenige Studien verglichen jedoch den Konsum mit cis Personen. Die vorhandenen Studien weisen allerdings auf einen höheren Konsum von Alkohol und illegalen Drogen (z. B. Amphetamin, Kokain) von trans Personen im Vergleich zu cis Personen hin; darüber hinaus weisen trans Personen ein höheres Risiko auf, eine Abhängigkeit von Alkohol oder Cannabis zu entwickeln, wie der ‹Global Drug Survey› zeigt (Connolly & Gilchrist, 2020). In dieselbe Richtung weisen die Ergebnisse der bisher weltweit größten Studie zu trans Personen (James et al., 2016). Auch hier zeigte sich, dass trans Personen häufiger Marihuana, rezeptpflichtige Medikamente ohne Verordnung und illegale Drogen konsumierten als die übrige US Bevölkerung. Beim Tabakkonsum konnte hingegen kein Unterschied festgestellt werden (James et al., 2016). In mehreren Studien wurden auch mögliche Zusammenhänge von transphobischer Diskriminierung oder Gewalt und dem Konsum von illegalen Drogen, Alkohol oder Medikamenten berichtet (Connolly & Gilchrist, 2020). Dabei ist jedoch zu beachten, dass es sich hierbei um Korrelationen handelt. Aufgrund mangelnder Längsschnittstudien können keine Aussagen zu Ursache-Wirkungs-Beziehungen gemacht werden. Connolly und Gilchrist (2020) nennen zudem weitere methodologische Einschränkungen bei den bisher durchgeführten Studien, wie etwa die Überrepräsentation von trans Frauen aus städtischen Regionen sowie ein Mangel an Studien außerhalb der USA.

2.4.5 Zwischenfazit: Forschungsstand zum Substanzkonsum

Der Substanzkonsum von homosexuellen und bisexuellen Männern wurde für die Schweiz innerhalb der EMIS-Studie untersucht. Ein Vergleich zu heterosexuellen Männern wurde in dieser Studie jedoch nicht durchgeführt. Eine ältere Studie aus dem Jahr 2007 zeigt allerdings, dass schwule Männer in der Schweiz signifikant häufiger rauchen und illegale Drogen konsumieren als heterosexuelle Männer. Das Gleiche gilt für FSF in der Romandie, auch diese konsumieren häufiger psychoaktive Substanzen und psychotrope Medikamente als heterosexuelle Frauen. Umfassende Studien zum Substanzkonsum von lesbischen und bisexuellen Frauen in der Schweiz fehlen jedoch bisher. Ebenfalls fehlen in der Schweiz Studien zum Substanzkonsum von trans Personen. Internationale Studien weisen jedoch darauf hin, dass LGBT-Personen im Vergleich zur übrigen Bevölkerung häufiger Substanzen, wie Tabak, Alkohol und illegale Substanzen konsumieren.

2.5 Psychische Gesundheit

In diesem Bereich wird zunächst auf Forschungsbeiträge zur psychischen Gesundheit von LGBT-Person allgemein eingegangen. Anschließend werden Befunde zur Suizidalität und Depressionen bzw. zu depressiven Symptomen bei LGBT-Personen zusammengefasst.

2.5.1 Psychische Gesundheit: Überblick Schweiz

Die Studienlage zur psychischen Gesundheit von LGBT-Personen in der Schweiz ist besser als zu den bisherigen Themenbereichen. Insgesamt konnten 18 Studien im Rahmen der Recherchen identifiziert werden. Die meisten dieser Beiträge beziehen sich auf die psychische Gesundheit von trans Personen, drei Studien auf die psychische Gesundheit von homosexuellen Personen.

Untersuchungen zu Auswirkungen von Stigmatisierung und Diskriminierung von LGBT-Personen auf ihre psychische Gesundheit beziehen sich häufig auf das sog. Minderheitenstress-Modell (*Minority Stress Model*) (Meyer, 2003). Dies gilt auch für den Schweizer Kontext (Garcia Nuñez & Schneeberger, 2018). Aufgrund seiner Relevanz in diesem Zusammenhang wird dieses Modell im Folgenden kurz vorgestellt: Das Minderheitenstress-Modell baut auf der Annahme auf, dass LGBT[8]-Personen aufgrund ihrer sexuellen Orientierung bzw. ihrer Geschlechtsidentität eine soziale Minderheit darstellen und mit besonderen Bedrohungen konfrontiert sind (Garcia Nuñez & Schneeberger, 2018). Dabei werden verschiedene Stressoren für die LGBT-Personen unterschieden, die sich negativ auf ihre psychische Gesundheit auswirken können. Hierzu zählen generelle Stressoren, distale Minoritätsstressoren (z. B. Diskriminierung, Gewalt) sowie proximale Minoritätsstressoren (Erwartung, abgelehnt zu werden; internalisierte Homophobie; sich verstecken) (Meyer, 2003).

2.5.2 Psychische Gesundheit: LGB (Schweiz)

Im Rahmen der Recherchen konnten nur drei Schweizer Studien zum Thema ‹psychische Gesundheit› bei homosexuellen Personen identifiziert

8 Begründet wurde das Modell in Bezug auf LGB-Personen; es wird jedoch schon länger auch in Bezug auf trans Personen angewendet.

werden, die alle einen unterschiedlichen Forschungsschwerpunkt haben. Wicki, Marmet, Studer, Epaulard und Gmel (2020) untersuchten die psychische Gesundheit bei Schweizer Männern mit unterschiedlicher sexueller Orientierung. Dabei stellten Wicki et al. (2020) fest, dass homosexuelle Männer ein höheres Risiko für psychische Gesundheitsprobleme haben als heterosexuelle Männer. Die 5 294 männlichen Studienteilnehmer wurden dabei nicht nur den Kategorien homo-, bi- und heterosexuell zugeordnet, die Studie ließ außerdem eine nicht eindeutige Zuteilung der sexuellen Orientierung wie «eher homosexuell» oder «eher heterosexuell» zu. Diese Aufteilung hat sich als wichtig herausgestellt, um zu vermeiden, dass gruppeninterne Unterschiede vernachlässigt werden. Im Ergebnis identifizierten sich rund 89 Prozent der Teilnehmer als heterosexuell, 7 Prozent als «meistens heterosexuell», 1 Prozent als bisexuell, knapp 1 Prozent als «meistens homosexuell» und 2 Prozent als homosexuell. Die teilnehmenden Männer wurden zu potenziellen psychischen Belastungen (wie Stress, depressive Symptome, allgemeine schlechte psychische Verfassung und allgemeine Lebenszufriedenheit) sowie zu Substanzkonsum und Verhaltenssüchten befragt. Dabei zeigte sich für fast alle dieser Indikatoren für einen schlechten psychischen Gesundheitszustand ein signifikanter Zusammenhang mit der sexuellen Orientierung der befragten Männer; die einzigen Ausnahmen waren Spielsucht und exzessives Trainieren. Die höchste Belastung durch psychische Probleme zeigten die Männer, die sich als meist heterosexuell, bisexuell oder meist homosexuell identifizierten, wohingegen heterosexuelle Männer die niedrigste psychische Belastung aufzeigten. Auch Wicki et al. (2020) nennen Minoritätenstress und Biphobie als Gründe, die diese Unterschiede erklären können. Trotzdem betonen die Forscher, dass zusätzliche ergebnisspezifische Erklärungen notwendig sind, um die Zusammenhänge zwischen sexueller Orientierung und den Indikatoren für eine schlechte psychische Gesundheit zu verstehen. Eine Befragung einer Gelegenheitsstichprobe in der Romandie (n = 409) von vorwiegend FSF weist in dieselbe Richtung. Hier gaben 13 Prozent der befragten Personen an, sich immer oder meistens mutlos und traurig zu fühlen (Béziane et al., 2020). Eine weitere Schweizer Studie zum Thema psychische Gesundheit bei homosexuellen Menschen stammt von Schneeberger, Rauchfleisch und Battegay (2002). Sie untersuchte die psychosomatischen Auswirkungen der Diskriminierung am Arbeitsplatz von homosexuellen Männern und Frauen in der Schweiz (Schneeberger et al., 2002). Dabei wurden jedoch keine Vergleiche zwischen homosexuellen und heterosexuellen Menschen gemacht, sondern innerhalb der jeweiligen Gruppen Vergleiche gezogen (Schneeberger et al., 2002). Hierzu wurden homosexuelle Frauen und Männer in zwei Gruppen eingeteilt: «Hochdiskriminierte» und «Nicht-Diskriminierte» (Schneeberger et al., 2002). Diese Unterteilung basierte auf einem selbsterstellten Diskriminierungsscore, der neben dem subjektiven Empfinden von Diskriminierung auch objektive Variablen enthielt, wie beispielsweise Ausschluss von sozialen Anlässen, Kündigungen oder andere berufliche Benachteiligungen (Schneeberger et al., 2002). Von allen befragten Personen hatte rund ein Drittel bereits subjektive Diskriminierungen am Arbeitsplatz erlebt. Bei den «Hochdiskriminierten» war erwartungsgemäß die Motivation bei der Arbeit, die Kontakte zu Kollegen und Kolleginnen sowie die Freude am erlernten Beruf geringer als bei den «Nichtdiskriminierten» (Schneeberger et al., 2002). Letztlich zeigt die Studie, dass die Diskriminierung von homosexuellen Personen einen signifikant negativen Einfluss auf deren psychische (und somatische) Gesundheit hat. Die «hochdiskriminierten» Personen aus der Studie berichteten häufiger von Schlafstörungen, Ängsten und Bedrücktheit als «nichtdiskriminierte» homosexuelle Personen (Schneeberger et al., 2002). Obwohl Zustände von Bedrücktheit noch keine Depression bedeuten, kann diese durch weitere negative situative und soziale Umstände begünstigt werden (Schneeberger et al., 2002).

Die internationale Metastudie von Misoch (2017) befasst sich mit den speziellen Sorgen und Bedürfnissen von homosexuellen Personen im Rentenalter, da diesbezüglich eine große Forschungslücke bestehe. Die Bevölkerung wird immer älter und somit steigt auch die Anzahl homosexueller Personen über 65 Jahren, so dass im Jahr 2050 rund 90 000 bis 300 000 homosexuelle Personen in der Schweiz über 65 Jahre alt sein werden (Misoch, 2017). Diese Bevölkerungsgruppe hat besondere Bedürfnisse im Alter, da sie im Vergleich zu heterosexuellen Personen unterschiedliche Lebensumstände haben. Während bei den homosexuellen Personen ab 55 Jahren 41 Prozent alleinstehend sind, sind es bei den heterosexuellen Personen ‹nur› 28 Prozent (Misoch, 2017). Misoch (2017) spricht bei älteren homosexuellen Menschen von einer «starken Singularisierungstendenz». Durch das Alleinleben im Alter entstehe ein hohes Risiko für soziale Isolation und Vereinsamung. Es zeigte sich zudem, dass das soziale Netzwerk bei älteren homosexuellen Menschen vor allem aus Freund*innen und Bekannten besteht und nicht – wie bei älteren heterosexuellen Personen – aus Familienmitgliedern und Verwandten. Somit ist das soziale Umfeld von homosexuellen Rentner*innen altershomogen, was wiederum diverse Nachteile im Unterstützungsnetzwerk für die altersbedingte Hilfe- und Unterstützungsbedürfnisse mit sich bringt. Homosexuelle Frauen sind etwas besser in das Verwandtschaftsnetz eingebunden als homosexuelle

Männer, so dass diese im Vergleich zu den Männern etwas häufiger auf familiäre Unterstützung im Alter zählen können. Unabhängig vom Geschlecht fühlten sich ältere homosexuelle Menschen oftmals doppelt diskriminiert, so dass neben der bereits erfahrenen Diskriminierung bezüglich ihrer sexuellen Orientierung nun die Diskriminierung aufgrund ihres Alters hinzukommt. Es gebe einige ältere homosexuelle Menschen, welche sich beispielsweise vor einer Diskriminierung fürchteten, wenn sie einmal pflegebedürftig werden (Misoch, 2017).

2.5.3 Psychische Gesundheit: T (Schweiz)

Die meisten Schweizer Studien zur psychischen Gesundheit von LGBT-Personen widmen sich trans Personen (13 Beiträge). Dabei erkennt man zwei Schwerpunkte: (1) **«Gender Identity Disorder» bzw. «Geschlechtsinkongruenz»** (Giannetti, 2004; Hepp, Kraemer, Schnyder, Miller & Delsignore, 2005; Medico, Pullen Sansfaçon, Zufferey et al., 2020; Hepp & Milos, 2002; Medico & Zufferey, 2018; Garcia Núñez, Sandon, Burgermeister, Schönbucher & Jenewein, 2015a; Nussbaum, 2019; Pauli, 2017; 2019; Schmuckli & Gross, 2016; Soldati, Hischier & Aubry, 2016) und (2) **«Diskriminierung von Transgender»** (Ott, Regli & Znoj, 2017; Rauchfleisch, 2007; 2016b).

Beim ersten Thema widmen sich die meisten Schweizer Studien den Kindern und Jugendlichen, die unter einer sogenannten Geschlechtsinkongruenz oder Geschlechtsdysphorie leiden bzw. die eine Geschlechtsidentitätsstörung (GDI) haben.[9] Die Mehrheit der im Rahmen der Recherchen identifizierten Literaturbeiträge zu diesem Thema, bezieht sich auf den Umgang mit trans Kindern in der Medizin und Psychotherapie. Bei den meisten Kindern bildet sich die Geschlechtsidentität im Vorschulalter heraus, während es bei einigen Kindern und Jugendlichen im Laufe ihrer Pubertät zu «Schwankungen in ihrer Identifikation mit den Geschlechterpolen» kommt (Pauli, 2019). Besonders trans Jungen sowie Kinder und Jugendliche mit non-binären Geschlechtsidentitäten gehören zu einer besonderen Risikogruppe, in der bei 68 Prozent ernsthafte Suizidgedanken vorhanden sind. Wenn solche Kinder und Jugendliche in einer Umgebung aufwachsen, in der eine klar männliche oder weibliche

9 Geschlechtsinkongruenz ist mit dem ICD-11 seit 2022 nicht mehr unter Krankheiten als Störungsbild gelistet, sondern unter Bedingungen im Zusammenhang mit der sexuellen Gesundheit.

Geschlechtsidentifikation als Norm gefordert wird, kann dies einen hohen Leistungs- und Anpassungsdruck zur Folge haben, der bei den betroffenen Kindern und Jugendlichen zu einer «sekundären Psychopathologie», wie zum Beispiel depressiven Symptomen und Suizidalität, führen kann (Pauli, 2019). Bereits in einem früheren Beitrag untersuchte Pauli (2017) die Entwicklung von genderdysphorischen Kindern und Jugendlichen und leitete Handlungsempfehlungen für den Umgang mit trans Kindern in der Psychotherapie sowie für das soziale Umfeld der betroffenen Kinder und Jugendlichen ab. Auch Nussbaum (2019) erarbeitete konkrete Vorschläge für die Psychotherapie von trans Kindern, z. B. für die korrekte Anrede der Kinder, für die Erstellung einer korrekten Diagnose und die therapeutische Begleitung und Unterstützung von trans Kindern. In einer philosophisch-psychoanalytischen Arbeit befassen sich Schmuckli und Gross (2016) mit der Beziehung zwischen cis Therapeut*in und trans Menschen. Dabei halten sie fest, dass der Umgang mit trans Personen auch für Therapeut*innen verschiedene Schwierigkeiten, Irritationen, Befremdung und Unsicherheiten mit sich bringt. Dies wurde auch von Soldati et al. (2016) festgestellt und als Ausgangslage genommen, um ein qualifiziertes Betreuungsnetzwerk für Menschen mit Geschlechtsdysphorie in der Westschweiz zu schaffen. Denn nach wie vor sei diese «Störung» auch im medizinischen Kontext zu wenig erforscht und bekannt, was zu einer diskriminierenden Grundhaltung der Betreuer*innen führen könne und in Folge zu einer ungenügenden oder benachteiligenden Betreuung der Patient*innen mit Genderdysphorie (Soldati et al., 2016). Medico und Zufferey (2018) befassten sich ebenfalls mit dem Betreuungsnetzwerk für Kinder und Jugendliche mit Genderdysphorie in der Westschweiz. Auch sie betonen die Dringlichkeit von qualifizierten Betreuungsangeboten für trans Kinder und Jugendliche in der Schweiz und nannten dabei drei Ebenen der Interventionen: *medizinisch* (Zugang zur hormonellen Steuerung der Pubertät), *psychosozial* (z. B. familienzentrierte Interventionen) und *gesellschaftspolitisch* (z. B. Prävention von Mobbing in der Schule) (Medico & Zufferey, 2018). All diese Interventionen sind wichtig, da aufgrund des aktuellen Forschungsstands davon ausgegangen werden muss, dass die psychosomatischen Zustände und Erkrankungen bei trans Menschen und insbesondere bei trans Kindern und Jugendlichen durch direkte und indirekte Diskriminierung und den damit verbundenen negativen Erfahrungen entstehen (Medico & Zufferey, 2018). Dabei gehen die Autor*innen davon aus, dass trans Kinder und Jugendliche sich nicht von anderen Jugendlichen unterscheiden würden, wenn sie in ihrem bevorzugten Geschlecht von ihrem sozialen Umfeld, den Betreuer*innen sowie von der Gesellschaft akzeptiert würden (Medico & Zufferey, 2018).

Dass es jedoch auch große Unterschiede zwischen Kindern und Jugendlichen mit einer Geschlechtsdysphorie gibt, zeigt eine qualitative Studie von Medico, Pullen Sansfaçon, Zufferey et al. (2020) aus der Westschweiz, in der unterschiedliche Entwicklungspfade von trans Kindern erforscht wurden. Die Ergebnisse zeigen, dass einige trans Kinder sich selbst bereits sehr früh in ihrer Geschlechtlichkeit bejahten, andere Kinder jedoch im Stillen litten, da sie sich nicht positionieren konnten. Wiederum andere hatten bis zu Beginn ihrer Pubertät kein problematisches Verhältnis zu ihrem Geschlecht. Auf Grundlage eines qualitativen Vergleichs kamen die Autor*innen zu dem Schluss, dass bei allen eingeschlossenen trans Kindern vor allem die Pubertät als schwierig wahrgenommen wird. In dieser Zeit könnten erste soziale und körperliche Dysphorien entstehen und von den betroffenen Kindern und Jugendlichen wahrgenommen werden. Die Autor*innen betonen dabei, dass es wichtig sei, den Prozess der Geschlechtsaffirmation bei Kindern und Jugendlichen besser zu erforschen. Der ‹Coming Out›-Prozess sei nur die Spitze des Eisbergs von einer sehr langandauernden und tiefgründigen Entwicklung (Medico, Pullen Sansfaçon, Zufferey et al., 2020).[10]

Weitere Forschungsbeiträge zur psychischen Gesundheit bei trans Personen in der Schweiz widmen sich den psychiatrischen Begleiterkrankungen bei Geschlechtsdysphorie. Hepp und Milos (2002) haben in einer qualitativen Studie den Zusammenhang von Geschlechtsdysphorie und Essstörungen untersucht. In einer späteren Studie haben Hepp et al. (2005) neben Essstörungen noch weitere psychische Begleiterkrankungen von Genderdysphorie untersucht. Darunter zählten Depressionen, Angst- und Persönlichkeitsstörungen, Substanzmissbrauch sowie somatische Erkrankungen, wie beispielsweise chronische Schmerzen oder körperdysmorphe Störungen. In ihre Studie haben sie Personen mit Geschlechtsdysphorie eingeschlossen, die in der psychiatrischen Abteilung vom Universitätsspital Zürich betreut wurden. Dabei waren die teilnehmenden trans Personen in unterschiedlichen Stadien ihrer Therapie (vor einer geschlechtsangleichenden Operation [ohne ärztlich begleitete Hormonbehandlung], vor einer solchen Operation mit Hormonbehandlung, nach einer geschlechtsangleichenden Operation). Die Ergebnisse dieser Studie zeigen, dass die

10 Auch Giannetti (2004) widmete ihre Diplomarbeit der Erforschung der Identitätsentwicklung bei trans Menschen und berücksichtigte dabei gesellschaftliche, historische und institutionelle Rahmenbedingungen.

Mehrheit der Teilnehmenden keine zusätzliche Diagnose neben der Geschlechtsdysphorie erhielt. Diese Befunde unterstützen die Annahme, dass die Geschlechtsidentitätsstörung (GID) eine eigenständige und in sich geschlossene Diagnose bildet und nicht zwingend mit schweren psychiatrischen Komorbiditäten zusammenhängt (Hepp et al., 2005). Die Ergebnisse dieser Studie verweisen jedoch auch darauf, dass Patient*innen, bei denen eine schwere Form der GID diagnostiziert wird, im Vergleich zur übrigen Bevölkerung eine etwas höhere Wahrscheinlichkeit für die Entwicklung einer Persönlichkeitsstörung haben (Hepp et al., 2005).

Folgen von Diskriminierung auf die psychische Gesundheit von trans Personen

Wenn es um die Erforschung der Auswirkungen von Stigmatisierung und Diskriminierung auf die psychische Gesundheit von trans Menschen geht, so stützen sich die meisten gefundenen Schweizer Studien auf das bereits erwähnte Minoritätenstress-Modell. So auch Garcia Núñez et al. (2015), die im Rahmen einer qualitativen Studie erforscht haben, wie internalisierte Stigmata mit der psychischen Gesundheit von trans Personen zusammenhängen. Dabei wurde das Stigmabewusstsein sowie internalisierende Verhaltensweisen und Haltungen der trans Personen berücksichtigt. Garcia Núñez et al. (2015) sowie Ott et al. (2017) haben in ihren Studien gezeigt, dass sich das Minoritätenstress-Modell auch auf trans Personen übertragen lässt. In der Studie von Ott et al. (2017) zeigte sich, dass die Nichtakzeptanz der Geschlechtsidentität durch andere Menschen mit psychischer Belastung (Depression, Angst) und wenig Zufriedenheit der trans Personen einhergeht. Zudem zeigte sich ein Zusammenhang zwischen internalisierter Transphobie und psychischer Belastung. Die internalisierte Transphobie erwies sich dabei als vermittelnder Faktor zwischen der Nicht-Akzeptanz der Geschlechtsidentität und einer psychischen Belastung von trans Personen (Ott et al., 2017). Im Gegensatz zu den Erwartungen der Autoren stellte die soziale Unterstützung von anderen für die trans Personen *keinen* wichtigen Resilienzfaktor dar. Ott et al. (2017) weisen jedoch darauf hin, dass es bereits einige empirische Ergebnisse gebe, welche die soziale Unterstützung als wichtigen Resilienzfaktor bei trans Personen identifizieren konnten. Auf eine mögliche Erklärung für diese unterschiedlichen Befunde wird weiter unten eingegangen.

Rauchfleisch (2016b) hat sich mit Grenzen beschäftigt, die trans Personen in ihrem Leben und ihrem Alltag erfahren. Transidente Menschen erfahren hiernach nicht nur im Alltag Ausgrenzungen und Stigmatisierungen, sondern sie erleben außerdem häufig eine begrenzte Möglichkeit, eigenständig zu entscheiden und zu handeln. So ist beispielsweise bereits der Prozess einer chirurgischen oder hormonellen Geschlechtsangleichung juristisch und medizinisch so geregelt, dass die betroffenen trans Personen zunächst Gutachten benötigen und in den meisten Fällen auch eine psychotherapeutische Vorbereitung beanspruchen müssen. Ein weiterer Kritikpunkt, den Rauchfleisch (2016b) hinsichtlich des gegenwärtigen Umgangs mit trans Personen äußert, ist die Pathologisierung von trans Menschen. Laut ICD-10 war ‹Transsexualität› (F 64.0) eine psychische Erkrankung, was für die Betroffenen oft ein «schmerzhaftes Etikett» sei. Der neue Begriff ‹Genderdysphorie› (DSM-5 302.85) verweist darauf, dass die Identität pathologisch ist und transidente Menschen aufgrund der Diskrepanz zwischen ihrem biologischen Geschlecht und ihrer Geschlechtsidentität leiden (Rauchfleisch, 2016b).

2.5.4 Psychische Gesundheit: LGB + T (international)

Die systematischen Reviews von Mongelli et al. (2019), Gilbey et al. (2020) sowie Valentine und Shipherd (2018) unterstützen die Schweizer Forschungsergebnisse in der Hinsicht, dass sexuelle Minderheiten nach wie vor häufiger von psychischen Belastungen und psychischen Erkrankungen betroffen sind als heterosexuelle Menschen, was auf das Ausmaß der verschiedenen Stressoren, z. B. das Erleben von diskriminierendem Verhalten, zurückzuführen ist. Gilbey et al. (2020) haben in ihrem systematischen Review zehn Studien analysiert, die sich mit dem Zusammenhang der Homo- bzw. Bisexualität von Jugendlichen im Alter zwischen 10-25 Jahren und verschiedenen psychischen Problemen befasst haben, darunter depressive Symptome, Suizidalität und Essstörungen. Die Suizidalität und die Häufigkeit von depressiven Symptomen war dabei bei homosexuellen Jugendlichen in der späten Adoleszenz sowohl in absoluten als auch in relativen Zahlen höher als bei heterosexuellen Jugendlichen (Gilbey et al., 2020). Auch das Review von Mongelli et al. (2019) beschäftigte sich mit «Minderheitenstress bei sexuellen Minderheiten und psychischer Gesundheit». Sie konnten hierfür 62 Literaturbeiträge mit dem Schwerpunkt auf Depression, Suizidalität oder Substanzkonsum bei LGBT-Personen einschließen (Mongelli et al., 2019). Dabei haben alle analysierten Studien das ‹Gender-Minority-Stress-Model› verwendet, um das erhöhte Risiko für psychische Belastungen bei LGBT-Personen zu erklären. Ein weiteres systematisches Literaturreview widmete sich der psychischen Gesundheit bei trans und geschlechtsunkonformen Personen (TGNC) (Valentine & Shipherd, 2018). Dafür wurden 77 amerikanische Studien analysiert und darauf geschaut, welche Elemente sie vom Minoritätenstress-Modell zur Erklärung des erhöhten Risikos für psychische Belastung und psychische Erkrankungen bei TGNC-Personen verwendet haben. Die Autor*innen kamen zum Schluss, dass TGNC-Personen einer Vielzahl von sozialen Stressoren (z. B. Stigmatisierung und Diskriminierung) ausgesetzt sind. Diese führten bei den betroffenen Personen häufig zu psychischen Gesundheitsproblemen (Valentine & Shipherd, 2018). Anders als bei den genannten Schweizer Studien konnten Valentine and Shipherd (2018) soziale Unterstützung und Verbundenheit mit der Gemeinschaft als wichtige Resilienzfaktoren identifizieren.

2.5.5 Suizidalität: Überblick Schweiz

Zum Thema Suizidalität bei LGBT-Personen konnten im Rahmen der Literaturrecherchen sieben Schweizer Studien identifiziert werden, wobei sich nur eine dieser Studien mit der Suizidalität bei trans Personen resp. trans Jugendlichen in der Romandie befasste. Im Einzelnen:

Suizidalität: LGB (Schweiz)

Die Studie von Widmer, Regli, Frei und Znoj (2014) untersucht den Zusammenhang zwischen sozialer Unterstützung und Suizidalität bei homo- und bisexuellen Personen in der Schweiz. Dabei zeigte sich, dass auch wenn homo- und bisexuelle Personen hohe Werte bei sozialer Unterstützung und niedrige Werte bei sozialer Belastung haben, sie trotzdem hohe Jahres- und Lebenszeitprävalenzen in Bezug auf Suizidgedanken, -pläne und -versuche aufzeigen. In ihrer Studie konnten sie außerdem feststellen, dass alle berücksichtigten Indikatoren für soziale Unterstützung mit der Suizidalität in den letzten zwölf Monaten korrelierten. Dieser Effekt zeigte sich auch unter Berücksichtigung einer allfälligen «depressiven Stimmung» und des Alters der Studienteilnehmer*innen. Zudem stellten die Autoren in ihrer Studie fest, dass durch eine große soziale Belastung im Umfeld der homo- und bisexuellen Personen diese in den letzten zwölf Monaten 14-mal häufiger Suizidgedanken, -pläne und -versuche hatten als LGB-Personen mit einer geringen sozialen Belastung in ihrem Umfeld (Widmer et al., 2014).

Wang et al. (2014) untersuchten Schweizer Männer mit unterschiedlichen sexuellen Orientierungen, um herauszufinden, wie die sexuelle Orientierung unter Berücksichtigung von bestimmten Persönlichkeitsmerkmalen, das Risiko von psychiatrischen Störungen und Suizidalität beeinflusst. Dabei stellte sich heraus, dass bei Neurotizismus/Ängstlichkeit die homo- und bisexuellen Männer die höchsten Werte aufwiesen, bei «Geselligkeit» und «Sensationssuche» hingegen die niedrigsten Werte. Rund 10 Prozent der befragten homo- und bisexuellen Männer erfüllten in den letzten zwei Wochen die diagnostischen Kriterien für eine schwere Depression, fast 11 Prozent für ADHS in den letzten 12 Monaten und knapp 14 Prozent für eine «lebenslange antisoziale Persönlichkeitsstörung». Weitere 6 Prozent erfüllten die Diagnosekriterien für Suizidversuche in den letzten 12 Monaten (Wang et al., 2014).

Wang, Häusermann, Wydler, Mohler-Kuo und Weiss (2012) kommen anhand des ‹Geneva Gay Men's Health Survey›, dem ‹Swiss Multiscenter Adolescent Survey on Health› (SMASH) und der Schweizerischen Rekrutenbefragung zum Schluss, dass die Lebenszeitprävalenz eines Suizidversuchs bei schwulen und bisexuellen männlichen Jugendlichen und jungen Männern bis zu 5-mal höher liegt als bei heterosexuellen männlichen Jugendlichen bzw. jungen Männern. Diese Zahl ist damit durchaus vergleichbar mit anderen internationalen Studien, wie die Autor*innen konstatieren. In einer weiteren Arbeit konnte anhand Schweizer Datensätze gezeigt werden, dass bei homo- und bisexuellen Männern im Vergleich zur heterosexuellen Vergleichsgruppe eine erhöhte psychiatrische Morbidität (etwa Depression) bereits in der späten Adoleszenz und dem jungen Erwachsenenalter besteht, verbunden mit einem erhöhten Suizidrisiko (Wang et al., 2014). Wang, Plöderl, Häusermann und Weiss (2015) untersuchten mit einem Mixed-Methods-Zugriff an einem Westschweizer Sample von schwulen Männern[11] die Gründe für Suizidversuche, wie sie von den befragten Männern selbst wahrgenommen wurden, und deren Einfluss auf die Schwere der suizidalen Handlung bzw. auf weitere Suizidversuche. Zurzeit ist diese Studie die einzige, die Aussagen über die Gründe von Suiziden von einem Teil der LGBT-Menschen (schwule Männer) in der Schweiz macht. Soziale bzw. interpersonale Probleme, Probleme im Bereich Liebe und Partnerschaft sowie Schwierigkeit(en), die eigene Homosexualität zu akzeptieren, gehören nach Wang et al. (2015) zu den drei prominentesten Kategorien, die von den Befragten genannt wurden. Dabei ist der erstere Problembereich mit einer geringeren Intention zu sterben assoziiert, während die letzteren beiden mit der stärksten Intention zu sterben einhergehen und als Gründe bei mehreren Suizidversuchen angegeben wurden.

---

11 Das Durchschnittsalter der Befragten lag bei 37 Jahren.

Eine Befragung von 409 FSF in der Romandie zeigte, dass zwei Prozent der Befragten berichteten, die meiste Zeit an Suizid zu denken. 54 Prozent hatten in ihrem Leben bereits Suizidgedanken gehabt (ohne Suizidversuch). Drei Prozent der Befragten hatten in den letzten zwei Jahren einen Suizidversuch unternommen. Weniger als ein Drittel der Befragten, die Suizidgedanken hatten oder einen Suizidversuch unternommen hatten, haben eine Fachperson konsultiert, um darüber zu sprechen (Béziane et al., 2020).

Suizidalität: T (Schweiz)

Unsere Literaturrecherche ergab nur eine Studie, die sich mit der Suizidalität bei trans Personen in der Schweiz beschäftigte. In dieser qualitativen Studie untersuchten Medico, Pullen Sansfaçon, Galantino und Zufferey (2020) trans Jugendliche und deren Eltern in der Westschweiz, um mehr über die Hintergründe von Suizidalität bei trans Jugendlichen und über den Einfluss einer geschlechtergerechten Medizinversorgung auf die Prävention von Suizidalität zu erfahren. Dabei haben die Autor*innen das unangepasste Gesundheitssystem als wichtigen Faktor für Suiziderfahrungen bei trans Jugendlichen identifiziert. Die Hälfte der befragten Jugendlichen war mindestens einmal wegen «selbstzerstörerischen Verhaltens», Essstörungen, Suizidgedanken oder -versuchen in einem Krankenhaus gewesen (Medico et al., 2020). Sowohl die Eltern als auch die Jugendlichen selbst berichteten diesbezüglich von negativen Erfahrungen im Krankenhaus, wie zum Beispiel Verweigerung über transgender Themen in der psychotherapeutischen Betreuung zu sprechen, mangelndes Wissen und Verständnis für die trans Thematik, Leugnung von Trans-Identität oder die Überzeugung beim Pflegepersonal, dass die «Transsexualität» eine Folge von psychischen Schwierigkeiten oder Erkrankungen darstelle. Durch diese negativen Erfahrungen im Gesundheitssystem hätten sich die Selbstmordgedanken der trans Jugendlichen verstärkt (Medico et al., 2020). Die Studie zeigt somit die große Bedeutung von qualifiziertem und geschultem Medizinpersonal im Umgang mit trans Kindern und Jugendlichen.

2.5.6 Suizidalität: LGB + T (international)[12]

Die Befunde internationaler Studien weisen in dieselbe Richtung wie die genannten Schweizer Studien. Auch sie zeigen übereinstimmend, dass sexuelle Minoritäten[13] häufiger von Suizidgedanken und Suizidversuchen betroffen sind als die heterosexuelle und Cisgender-Bevölkerung (Haas et al., 2011; Perez-Brumer, Day, Russell & Hatzenbuehler, 2017; Pompili et al., 2014; Salway et al., 2019; Yıldız, 2018). Nicht erstaunlich – wenn man sich die Prävalenzen in der Gesamtbevölkerung vor Augen hält – sind Personen im Jugendalter besonders stark davon betroffen (Yıldız, 2018). Zu den Einflussfaktoren hinsichtlich Suizidalität herrscht, trotz des vielschichtigen Forschungsdiskurses, eine gewisse Einigkeit. Yildiz (2018) macht in ihrem Überblick unter anderem Faktoren auf gesellschaftlicher, kultureller und individueller Ebene aus. Dabei sind allgemeine Risikofaktoren (unabhängig von der sexuellen Orientierung oder Gender-Identität) von LGBT-spezifischen Risikofaktoren zu unterscheiden (Hegna & Wichstrøm, 2007; Liu & Mustanski, 2012; Mustanski & Liu, 2013). Beispielsweise ist ein frühes Coming-out ein LGBT-spezifischer Risikofaktor (Hegna & Wichstrøm, 2007; Skerrett, Kolves & Leo, 2016), ein niedriges Selbstwertgefühl (Hegna & Wichstrøm, 2007) dagegen ein allgemeiner Risikofaktor.[14] Zentral ist, dass die sexuelle Orientierung an sich keinen direkten Einfluss auf suizidales Verhalten hat (Bouris, Everett, Heath, Elsaesser & Neilands, 2016; Bryan & Mayock, 2017; Savin-Williams & Ream, 2003).

---

12 Dieser Textabschnitt wurde der Ausgangslage in Pfister und Mikolasek (2019) entnommen.

13 Darunter werden meist LGB (lesbian, gay, bisexual) und Transmenschen (T) oder Menschen mit anderer Geschlechtsidentität (GI, gender identity) als per Geburt zugeschrieben verstanden. Manchmal werden auch noch mit ‹Q› ‹queer› oder ‹questioning› Jugendliche einbezogen. Weitere Definitionen von ‹SMY› (sexual minority youth) verweisen auch auf Pansexuelle, Asexuelle, polyamurös Liebende und weitere Spielarten der Sexualität (Yıldız, 2018).

14 Kritisch betrachtet, könnte ein niedriges Selbstwertgefühl, verursacht durch Prozesse internalisierter Homophobie, jedoch auch als LGBT-spezifischer Faktor betrachtet werden. Eine klare Abgrenzung von LGBT-spezifischen und nicht-spezifischen Faktoren scheint somit nicht in jedem Fall möglich.

Das erhöhte Risiko für suizidales Verhalten kommt vermittelt über andere Faktoren zu Stande:

- Homophobie, Biphobie oder Transphobie (McDermott, Hughes & Rawlings, 2017),
- Schikanierungen bzw. Bullying in der Schule (Ahuja et al., 2015; Bouris et al., 2016; Peter, Taylor & Campbell, 2016; Plöderl, 2016; Whitaker, Shapiro & Shields, 2016; Wozolek, Wootton & Demlow, 2017),
- Geschlechtsrollennonkonformität (Plöderl, Yazdi, Kralovec & Fartacek, 2007),
- geringe Selbstakzeptanz (internalisierte Homophobie) und fehlende Akzeptanz durch die Familie aufgrund der sexuellen Orientierung (O'Brien, Putney, Hebert, Falk & Aguinaldo, 2016; Skerrett et al., 2016; Skerrett, Kõlves & Leo, 2017),
- Unzufriedenheit mit der eigenen Erscheinung (Skerrett et al., 2016),
- psychische Störungen (Cardom, Rostosky & Danner, 2013; Skerrett et al., 2016),
- Substanzmissbrauch (Mereish, O'Cleirigh & Bradford, 2014; Skerrett et al., 2016),
- Schwierigkeit, über Gefühle, die eigene sexuelle Orientierung usw. zu sprechen (McDermott et al., 2017) sowie
- andere Lebenskrisen (McDermott et al., 2017).

Als protektive Faktoren werden in der Literatur vor allem ein unterstützendes Schulklima und akzeptierende und unterstützende Familien genannt (Bryan & Mayock, 2017; Eisenberg & Resnick, 2006; Marshall, 2016; Mustanski & Liu, 2013). An diesen protektiven Faktoren knüpfen auch präventive Bemühungen an (Marshall, 2016; O'Brien et al., 2016).

2.5.7 Depression: Überblick Schweiz

Einige der vorgestellten Studien, die sich mit den Auswirkungen von Diskriminierung und Stigmatisierung von LGBT-Personen auf deren psychische Gesundheit befasst haben, kamen zum Schluss, dass mögliche Folgen der Diskriminierung Depressionen oder zumindest depressive Symptome sind. Auch in einigen der vorher erwähnten Schweizer Studien, die sich mit der Suizidalität bei LGBT-Personen beschäftigt haben, wurden depressive Symptome oder Depressionen untersucht. Dagegen konnten keine Schweizer Studie identifiziert werden, die sich ausschließlich mit Depressionen bei homo- und bisexuellen Personen beschäftigt haben und nur eine Schweizer Studie zu Depressionen bei trans Personen. Im Rahmen dieser Studie haben Jäggi et al. (2018), ähnlich wie Ott et al. (2017), untersucht, ob sich das Minoritätenstress-Modell auf trans Personen anwenden lässt, um den Zusammenhang zwischen Diskriminierung und Depression bei dieser Personengruppe zu erklären. Im Sample waren dabei nicht nur trans Frauen und trans Männer, sondern auch Personen mit einer nicht-binären Geschlechtsidentität vertreten (Jäggi et al., 2018). Die Ergebnisse dieser Studie stützen frühere Forschungsbeiträge (Garcia Núñez et al., 2015; Ott et al., 2017;), insofern Jäggi et al. (2018) einen Zusammenhang zwischen internalisierter Transphobie und depressiven Symptomen nachweisen konnten. Zur Internalisierung der Transphobie kommt es dabei durch eine konstante Konfrontation mit diskriminierenden bzw. stigmatisierenden Botschaften aus der Umwelt (Jäggi et al., 2018). Bemerkenswert ist, dass – wie Ott er al. (2017) – die Autor*innen keinen signifikanten Effekt der Resilienzfaktoren Stolz und Gemeinschaftsverbundenheit auf den Umgang mit Diskriminierung bei den betroffenen trans Personen feststellen konnten. Am Beispiel der Gemeinschaftsverbundenheit konnten sie jedoch zeigen, warum es so schwierig ist, signifikante Resilienzfaktoren zu erkennen. So verhielten sich bestimmte Faktoren, wie eben die Gemeinschaftsverbundenheit, ambivalent, so dass sie einigen trans Personen durchaus einen Schutz vor den Auswirkungen von Diskriminierung bieten könnten, bei anderen trans Personen könnten die Folgen von Diskriminierung durch die Gemeinschaftsverbundenheit hingegen noch verstärkt werden (Jäggi et al., 2018). Die Autor*innen beider Studien empfehlen deshalb, weitere Forschung bezüglich der Resilienzfaktoren bei trans Personen im Minoritätenstress-Modell anzustreben (Jäggi et al., 2018; Ott et al., 2017).

2.5.8 Depression: LGB + T (international)

Im Rahmen der bereits mehrfach genannten europäische EMIS-2017-Studie, in der MSM aus 50 Ländern untersucht wurden, wurden die Teilnehmer auch zum Thema ‹psychische Gesundheit› befragt (Weber et al., 2019). Von den befragten 3 021 MSM aus der Schweiz hatten in den letzten zwei Wochen knapp 60 Prozent keine oder fast keine der abgefragten Anzeichen für eine Angst- und/oder depressive Störung gezeigt, rund 30 Prozent erlebten in diesem Zeitraum milde Anzeichen. Bei etwas weniger als sieben Prozent der MSM in der Schweiz waren in den letzten zwei Wochen moderate und bei weiteren knapp fünf Prozent starke Anzeichen vorhanden (Weber et al., 2019). Der Anteil der MSM, die Anzeichen einer schweren Angst- und/oder depressiven Störung hatten, lag bei den Schweizer MSM mit fünf Prozent etwas tiefer als der europäische Durchschnitt von acht Prozent (Weatherburn et al., 2019). Betrachtet man den Durchschnitt von allen 50 Ländern konnte man nur bei 48 Prozent der MSM keine oder fast keine Anzeichen einer Angststörung oder einer Depression erkennen (vgl. Schweiz MSM: 59,3 %; Epprecht et al., 2018; Weatherburn et al., 2019; Weber et al., 2019). Bei 33 Prozent der Gesamtstichprobe des EMIS-Survey konnten milde Anzeichen einer Depression und/oder Angststörung festgestellt werden (vgl. Schweiz: 29,2 %; Weber et al., 2019). Wie in den Schweizer Studien wurden auch in den systematischen internationalen Reviews Depressionen bei LGBT-Personen häufig mit dem ‹Gender Minority Stress Model› analysiert (Gilbey et al., 2020; Mongelli et al., 2019; Valentine & Shipherd, 2018).

2.5.9 Einnahme von Psychopharmaka

Im Rahmen der Literaturrecherche konnte keine Schweizer oder internationale Studien gefunden werden, die sich mit dem Thema ‹Einnahme von Psychopharmaka› bei LGBT-Personen beschäftigt.

2.5.10 Zwischenfazit: Forschungsstand zur psychischen Gesundheit von LGBT-Personen

Die internationale Studienlage weist aus, dass aufgrund diverser Belastungsfaktoren die LGBT-Population im Bereich der psychischen Gesundheit gegenüber der übrigen Bevölkerung (heterosexuell, cisgender) deutlich benachteiligt ist. Dies zeigt sich etwa in der höheren Prävalenz von Depressionen, Suizidgedanken und Suizidversuchen in der LGBT-Population. Dabei stützen sich sowohl nationale als auch internationale Forschungsbeiträge häufig auf das ‹Gender Minority Stress Model›, wenn es darum geht, das erhöhte Risiko für psychische Belastung und psychische Erkrankungen bei LGBT-Personen zu erklären. Es wurde häufig darauf verwiesen, dass nach wie vor zu wenige empirische Ergebnisse bezüglich möglicher Resilienzfaktoren vorliegen. Diese internalen und externalen Faktoren, welche LGBT-Personen im Umgang mit Diskriminierung und Stigmatisierung unterstützen sollen, scheinen aber sehr wichtig, um psychische Erkrankungen und einer hohen psychischen Belastung vorzubeugen. Weitere Forschungsbeiträge zu dieser Thematik würden die Evaluation und Weiterentwicklung von Interventions- und Präventionsmaßnahmen zur psychischen Gesundheit von LGBT-Personen ermöglichen. Die Literaturanalyse zeigt zudem eine nationale und internationale Forschungslücke bezüglich der Einnahme von Psychopharmaka bei LGBT-Personen auf.

Insgesamt ist hinsichtlich der psychischen Gesundheit von LGBT-Personen wichtig zu beachten, dass weder die sexuelle Orientierung noch die Geschlechtsidentität einer Person an sich für das erhöhte Risiko von Suizidalität und Depression bei LGBT-Personen verantwortlich sind. Vielmehr sind es äußere Faktoren, wie Schikanierungen, Bullying in der Schule oder am Arbeitsplatz, keine Akzeptanz der sexuellen Orientierung oder Geschlechtsidentität durch Familienmitglieder und Freund*innen, oder internale Faktoren, wie internalisierte Homo-, Bi- oder Transphobie, psychische Erkrankungen oder ein sehr geringes Selbstwertgefühl, die das Risiko für Depressionen und Suizidalität bei LGBT-Personen erhöhen.

3. Theoretische Einbettung und methodisches Vorgehen

3.1 *Theoretische Einbettung*

Als theoretischer Rahmen der Analysen dient das ‹Health Equity Promotion Model› (Fredriksen-Goldsen et al., 2014). Der Vorteil dieses Modells liegt darin, dass es weniger defizitorientiert ist und erlaubt, zu untersuchen, wie es trotz widriger Umstände LGBT-Personen gelingt, einen guten Gesundheitszustand aufzuweisen. Bisher heben die in der Forschung mehrheitlich zugrunde gelegten Modelle, wie z. B. das genannte Minoritätenstress-Modell (Meyer, 2003), die Probleme und Belastungen von LGBT-Personen hervor (Fredriksen-Goldsen et al., 2014). Mit dem Health Equity Promotion Model (Fredriksen-Goldsen et al., 2014) (HEP-Modell) legen wir hier hingegen ein intersektionales und lebenslaufbezogenes Verständnis der gesundheitlichen Ungleichheit von LGBT-Personen zugrunde, bei dem auch strukturelle und umweltbezogene Faktoren berücksichtigt werden (z. B. gesellschaftliche Normen). Hierdurch werden nicht nur Unterschiede zwischen, sondern auch innerhalb verschiedener Gruppen berücksichtigt. Das Modell umfasst drei Bereiche, denen verschiedene relevante Faktoren bzw. gesundheitliche ‹Outcomes› zugeordnet werden können: (1) ‹Mehr-Ebenen-Kontext›, (2) gesundheitsförderliche und -schädliche Pfade und (3) (subjektiver) Gesundheitszustand (vgl. Abb. 1). Der ‹Mehr-Ebenen-Kontext› umfasst sowohl individuelle als auch strukturelle und umweltbezogene Faktoren, die einen Einfluss auf die Gesundheit von LGBT-Personen haben können. Hierzu gehören u. a. gesellschaftliche Normen und Stigmatisierung von LGBT-Personen und auf individueller Ebene insbesondere Diskriminierungs- und Gewalterfahrungen. Mit Blick auf den zweiten Bereich unterscheiden Fredriksen-Goldsen et al. (2014) vier gesundheitsförderliche bzw. -schädliche Pfade – auf Verhaltensebene (z. B. Wahrnehmen von Vorsorgeuntersuchungen, Rauchen, Drogenkonsum), auf sozialer/gemeinschaftlicher Ebene (z. B. soziale Unterstützung), auf psychologischer Ebene (z. B. internalisierte Homonegativität) sowie auf biologischer Ebene (z. B. erhöhter Cortisolspiegel). Diese ‹Pfade› wirken sich – im Zusammenspiel mit den strukturellen, kontextuellen und individuellen Merkmalen sowie der jeweiligen sozialen Position des Individuums (Gender, sozioökonomischer Status, Herkunft, sexuelle Orientierung, Alter etc.) – auf die körperliche und psychische Gesundheit der

Person aus (vgl. Abb. 1). Zusätzlich berücksichtigt das Modell, dass der Gesundheitszustand einer Person vor dem Hintergrund ihres Lebensverlaufs verstanden werden muss (‹life course›; vgl. Abb. 1). Soziale und historische Marker werden einbezogen. Etwa macht es einen Unterschied, ob eine LGB-Person ihr Coming-out in einer Zeit hatte, als Homosexualität noch als psychiatrische Krankheit galt (z. B. in den 1980er-Jahren) oder in einem gesellschaftlichen Umfeld, in dem die Ehe für alle vom Schweizer Stimmvolk angenommen wurde (2021).

Die folgende Abbildung 1 fasst das Modell zusammen. Dabei sind für die verschiedenen Bereiche Indikatoren aufgeführt, die im Rahmen der vorliegenden Studie berücksichtigt wurden[15].

---

15 Im HEP-Modell können Diskriminierungs- und Gewalterfahrungen auf der ‹individuellen Ebene› abgebildet werden (da durch das Individuum erfahren/erlitten). Eine enge Verbindung besteht zur ‹strukturellen Ebene› im ‹Mehr-Ebenen-Kontext›, indem z. B. soziale Normen den Boden für Diskriminierungs- und Gewalterfahrungen bilden. Die ‹strukturelle Ebene›, die sozialen Normen und generelle gesellschaftliche Ausschluss- und Inklusionsmechanismen in der Schweizer Gesellschaft, konnten im Rahmen der vorliegenden Studie nicht erforscht werden und müssten künftig – in größer angelegten Studien – noch besser inkludiert werden.

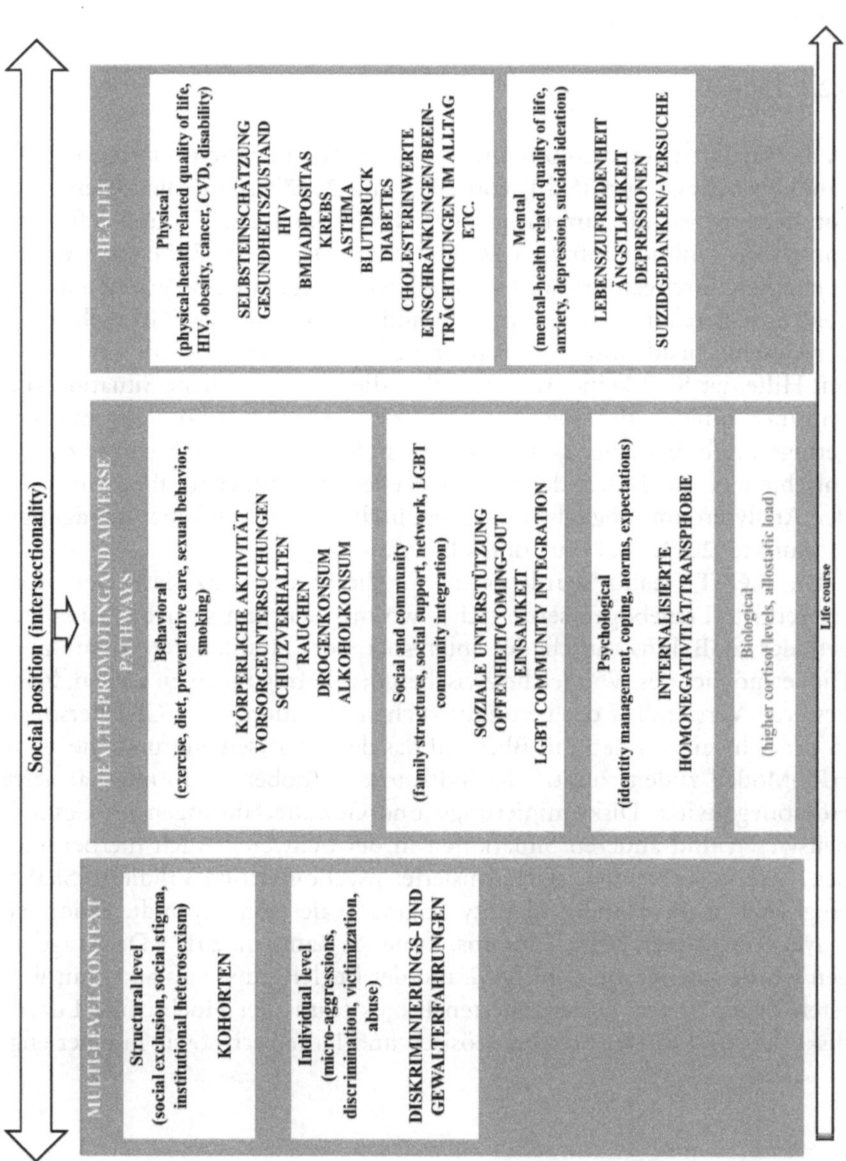

Abbildung 1: Health Equity Promotion Model, ergänzt um im Rahmen der Studie erhobene Indikatoren (nach Fredriksen-Goldsen et al., 2014)

3.2 Methodisches Vorgehen

3.2.1 Datenbasis

In die Analysen eingeschlossen wurden die Daten der Schweizerischen Gesundheitsbefragungen (SGB) von 2012 und 2017[16] sowie die Daten einer von der Hochschule Luzern im Frühjahr/Sommer 2021[17] durchgeführten anonymen Online-Umfrage (‹LGBT Health›, n = 2 064). Letztere wurde zum einen durchgeführt, weil die Zahl der befragten LGB-Personen in den beiden SGB relativ gering war, zum anderen weil in der SGB nicht nach der Geschlechtsidentität der Teilnehmer*innen gefragt wurde und daher mit Hilfe der SGB keine Aussagen über die gesundheitliche Situation von trans/non-binären Personen in der Schweiz möglich sind. Aufgrund der geringen Zahl befragter LGB-Personen im Rahmen der SGB wurde zudem entschieden, die Daten der beiden Wellen zusammenzuführen und bei den Analysen um mögliche Einflüsse durch die verschiedenen Befragungszeitpunkte (2012, 2017) zu kontrollieren.

Die ‹LGBT Health› wurde eigens für die Studie konzipiert. Der dabei verwendete Fragebogen setzte sich – wo möglich und sinnvoll – aus Fragen der SGB hinsichtlich der interessierenden Indikatoren zusammen. Dies ermöglicht es, Vergleiche zwischen den Befragungen zu ziehen. Zum besseren Verständnis der gesundheitlichen Situation von LGBT-Personen in der Schweiz wurden mit Blick auf das den Analysen zugrunde liegende HEP-Modell zudem zusätzliche Indikatoren erhoben (z. B. internalisierte Homonegativität, Diskriminierungs- und Gewalterfahrungen im Gesundheitswesen und anderen Situationen in der Schweiz). Auch hierbei wurden, sofern vorhanden, standardisierte, psychometrisch validierte Skalen eingesetzt (z. B. ‹Gender Identity Stigma Scale› von Schmidt, Schondelmayer & Schröder, 2015; Timmins, Rimes & Rahman, 2017). Der Fragebogen wurde sowohl mit dem BAG und der Begleitgruppe als auch mit weiteren Expert*innen des erweiterten Projektteams der Hochschule Luzern diskutiert und in Deutsch, Französisch und Italienisch sowie in einer eng-

16 Der SGB-Datensatz von 2007 wurde nicht einbezogen, da zwischen der SGB 2007 und 2017 zehn Jahre liegen, in denen es zu signifikanten Veränderungen in Bezug auf im Rahmen der Studie relevante Indikatoren gekommen ist. Zusammen mit der ‹LGBT Health› wäre bei Einbezug der SGB 2007 sogar ein Zeitraum von 14 Jahren abgedeckt worden.

17 Die Umfrage fand vom 17. Mai bis zum 12. Juli 2021 statt.

lischsprachigen Version zur Verfügung gestellt.[18] Die Befragung wurde in klassischen und sozialen Medien durch die Hochschule Luzern, das BAG sowie Schweizer LGBT-Organisationen (u. a. TGNS, LOS, Les Klamydia's, Pink Cross) beworben. Darüber hinaus wurden gezielt Institutionen aus dem Gesundheitsbereich angefragt, ob sie auf die Befragung auf ihrer Homepage und/oder durch das Auflegen eines Flyers aufmerksam machen (z. B. Kompetenzzentren für sexuelle Gesundheit, Checkpoints, Universitätsspitäler). Am Ende der Umfrage wurden die Befragten gebeten, anzugeben, wie sie auf die Umfrage aufmerksam geworden sind. Hiernach hatten die meisten über Social-Media-Kanäle (z. B. Facebook, Instagram, Twitter) von der Umfrage erfahren (43,4 %). Knapp ein Drittel war durch eine E-Mail einer LGBT-Organisation auf die Umfrage aufmerksam geworden (30,5 %). Von den 195 Personen, die im Freitextfeld angegeben hatten, wie sie auf die Umfrage aufmerksam geworden sind, haben 54 explizit eine Person oder Institution aus dem Gesundheitswesen angegeben.

Mit Blick auf beide Befragungen sind bei der Interpretation der Befunde bestimmte **Einschränkungen** zu berücksichtigen: Die Stichprobe der SGB wird aus der ständigen Wohnbevölkerung der Schweiz (ab 15 Jahren) gezogen, die in einem Privathaushalt wohnt. Die berechneten Werte werden gewichtet (basierend auf Wohnregion, Geschlecht, Alter, Staatsangehörigkeit, Zivilstand und Haushaltsgröße) und sind somit repräsentativ für diese Bevölkerungsgruppe. Damit lässt die SGB Rückschlüsse auf die Schweizer Bevölkerung (in Privathaushalten) zu und kann zur Prüfung von Hypothesen zu Ungleichheiten zwischen LGB-Personen und der übrigen Bevölkerung sowie zum Einfluss gesundheitsförderlicher und -schädlicher Lebensumstände und Verhaltensweisen auf den subjektiven Gesundheitszustand genutzt werden. Dies ist mit Hilfe der Daten der ‹LGBT Health› nicht möglich, da es sich um eine Gelegenheitsstichprobe handelt, die vermutlich nicht repräsentativ für die LGBT-Bevölkerung der Schweiz ist. Die hier präsentierten Analysen der ‹LGBT Health› zu Unterschieden im Gesundheitszustand und gesundheitsförderlichen und -schädlichen Verhaltensweisen sowie zu Zusammenhängen zwischen diesen sind also nicht als Überprüfung statistischer Hypothesen zu verstehen, sondern als

18 Wo möglich, wurden bereits vorliegende, validierte Übersetzungen übernommen (siehe Krüger et al., 2022, Anhang 2). Wo dies nicht möglich war, wurden die ursprünglichen Fragen vom Projektteam übersetzt und durch professionelle Übersetzerinnen lektoriert. Die im Projekt involvierten Expert*innen aus den verschiedenen Landesteilen hatten zudem die Möglichkeit, Anmerkungen zur Übersetzung zu machen, was auch genutzt wurde.

Hinweis darauf, welche Hypothesen in Folgestudien mit Hilfe einer repräsentativen Stichprobe überprüft werden sollten (Döring & Bortz, 2016).

Bei der Interpretation der Daten beider Befragungen ist zu bedenken, dass es sich um Selbstauskünfte der befragten Personen handelt, die bestimmten Verzerrungen unterliegen (z. B. Erinnerungsschwierigkeiten, Scham, soziale Erwünschtheit) und keiner Diagnose durch eine medizinische Fachperson entsprechen. In der SGB wurden keine Personen befragt, die sich länger in betreuten Einrichtungen wie Alters- und Pflegeheimen, Strafvollzugsanstalten o. Ä. aufhielten. Diese wurden wohl auch nicht mit der ‹LGBT Health› erreicht. Der ermittelte Gesundheitszustand der Schweizer Bevölkerung (SGB) sowie der befragten LGBT-Personen (‹LGBT Health›) dürfte sich daher positiver darstellen als er in Wirklichkeit ist.[19] Dies auch, weil erkrankte Personen unter Umständen nicht in der Lage oder nicht bereit waren, an den Befragungen teilzunehmen. Dies trifft insbesondere auf Personen mit psychischen Erkrankungen wie Depressionen zu (vgl. auch Schuler, Tuch & Peter, 2020). Des Weiteren dürften Menschen in sozial prekären Lebensverhältnissen unterrepräsentiert sein (z. B. ohne festen Wohnsitz oder gültigen Aufenthaltstitel). Migrant*innen, die über nur unzureichende Kenntnisse in einer der drei Landessprachen (DE, FR, IT) verfügten, waren ebenfalls von der SGB ausgeschlossen. Bei der ‹LGBT Health› wurde zwar zusätzlich eine englischsprachige Version des Fragebogens zur Verfügung gestellt, dennoch werden auch hier Migrant*innen mit unzureichenden Kenntnissen in den genannten Landessprachen oder des Englischen nicht erreicht worden sein.

Hinsichtlich der Frage nach gesundheitlichen Ungleichheiten zwischen LGB-Personen und der übrigen Bevölkerung ist eine weitere wichtige Einschränkung bei den Analysen der SGB, dass nur Personen zwischen 16 und 74 Jahren nach ihrem Sexualverhalten gefragt worden sind, die angegeben haben, bereits einmal Sex gehabt zu haben. Von diesen Personen wurde 2017 wiederum nur ein Teil nach ihrer sexuellen Identität (schwul, lesbisch, bisexuell) gefragt. Dies waren Personen, die angegeben hatten, noch keinen Sex gehabt zu haben bzw. die diese Frage nicht beantwortet haben, sowie Personen, die auf die Frage nach dem Sexualverhalten

---

19 Vermutlich ist dies auch bei der ‹LGBT Health› der Fall. Allerdings wurde die Umfrage zur Teilnehmer*innen-Gewinnung auch z. B. an Spitälern beworben. Die hier gewonnenen Teilnehmer*innen könnten auch die gegensätzliche Tendenz zeigen und ihren Gesundheitszustand eher schlechter bewerten als er ist. Allerdings haben vergleichsweise wenige Personen angegeben, über Gesundheitsfachpersonen oder entsprechende Institutionen auf die Studie aufmerksam geworden zu sein.

nicht mit «nur mit Frauen» (bei Männern) oder nicht mit «nur mit Männern» (bei Frauen) geantwortet hatten. Zu berücksichtigen ist zudem, dass die Befragten 2012 nach ihrem Sexualverhalten in ihrem gesamten bisherigen Leben gefragt wurden; 2017 wurden sie hingegen nach ihrem Sexualverhalten in den letzten 5 Jahren gefragt. Die Vergleichsgruppen L, G, B und heterosexuelle Personen wurden daher in einem ersten Schritt über das Sexualverhalten gebildet und bei den Befragten der SGB 2017 im zweiten Schritt über die sexuelle Identität. Dieser zweite Schritt wurde durchgeführt, um die Stichprobengröße der LGB-Personen zu erhöhen, obwohl dies zu einer Vermengung verschiedener Konstrukte (Sexualverhalten, sexuelle Identität) führt. Grundsätzlich ist davon auszugehen, dass die Bildung der Vergleichsgruppen über diese beiden Faktoren einen Einfluss auf die Ergebnisse hat. So zeigen Studien, dass die Bildung der Vergleichsgruppen über das dreidimensionale Konstrukt der sexuellen Orientierung oder allein über die Dimension des Sexualverhaltens zu anderen Befunden bezüglich gesundheitlicher Ungleichheiten von LGB-Personen führt (Wolff et al., 2017). Im Rahmen der ‹LGBT Health› wurden die Vergleichsgruppen daher auf drei Wegen gebildet: (1) Zur Beantwortung der Fragen des Postulats wurden unter Berücksichtigung der sexuellen Identität und der Geschlechtsidentität[20] der Befragten die vier Gruppen L (cis Personen), G (cis Personen), B (cis Personen) und T (trans/non-binäre Personen) gebildet. (2) Darüber hinaus wurden mit Hilfe der Fragen zur Geschlechtsidentität die Vergleichsgruppen ‹cis Personen› und ‹trans/non-binäre Personen› gebildet. (3) Abschließend wurden Gruppen nach ihrer sexuellen Orientierung unter Berücksichtigung der Dimensionen Sexualverhalten, sexuelle Anziehung und sexuelle Identität gebildet, die Geschlechtsidentität spielte hierbei somit keine Rolle[21].[22] Aufgrund der Fragestellungen des Postulats und dem vorgegeben Rahmen des Projektes wurden nicht bei

---

20 Die Geschlechtsidentität der Befragten wurde über die Frage nach dem zugeordneten Geschlecht bei Geburt und dem Geschlecht, mit dem sich die Befragten heute identifizieren, erfasst.

21 Zur Bildung dieser Gruppen siehe Anhang 1.

22 Bei der Definition sexueller Orientierung folgen wir u. a. Fredriksen-Goldsen et al. (2014), nach denen Sexualität mindestens drei Elemente umfasst: sexuelle Identität, sexuelle Anziehung und Sexualverhalten. Sexuelle Identität meint dabei die jeweils subjektive Wahrnehmung des ‹sexuellen Selbst›. Für viele Menschen, die sich als lesbisch, schwul, bi- oder heterosexuell beschreiben, ist dies identisch mit ihrer sexuellen Anziehung und ihrem Sexualverhalten. Für andere Menschen muss dies jedoch nicht der Fall sein. So kann sich zum Beispiel eine Frau, die mehrheitlich Frauen als Sexualpartnerinnen hat und sich als lesbisch bezeichnet, durchaus ab und zu mit einem Mann Sex haben. Diese Konzeption von sexueller

allen Analysen all diese verschiedenen Vergleichsgruppen untersucht. So wurden zwar mit Blick auf das Postulat bei allen Analysen Unterschiede zwischen LGB(T)-Personen untersucht, Analysen hinsichtlich möglicher Unterschiede zwischen Personen mit einer unterschiedlichen Geschlechtsidentität (cis, trans/non-binär) oder einer unterschiedlichen sexuellen Orientierung wurden jedoch nur bei ausgewählten Indikatoren durchgeführt. Damit ist jedoch bei der Interpretation der Befunde zu Unterschieden in der gesundheitlichen Situation von L, G, B und T Personen in der Schweiz zu berücksichtigen, dass die Zuordnung der Befragten nicht allein aufgrund deren sexueller Identität oder sexuellen Orientierung erfolgte, sondern aufgrund ihrer sexuellen Identität und ihrer Geschlechtsidentität.

Zusammenfassend lassen sich die bei den Analysen der SGB (2012, 2017) und der ‹LGBT Health› zugrunde liegenden Vergleichsgruppen wie folgt beschreiben. Bei der Benennung der Gruppen wurde – obwohl bei der SGB zur Gruppenbildung primär auf das Sexualverhalten zurückgegriffen wurde – zum leichteren Verständnis für eine breite Leser*innenschaft auch hier auf die Begriffe lesbisch, schwul, bi- und heterosexuell zurückgegriffen.

- ***‹Übrige Bevölkerung›/heterosexuelle Personen (SGB):*** Diese Gruppe umfasst Personen, die im Rahmen der SGB 2012 bzw. 2017 angegeben haben, ausschließlich mit Personen des jeweils anderen Geschlechts (Frau, Mann) Geschlechtsverkehr gehabt zu haben oder die im Rahmen der SGB 2017 auf die Frage nach ihrer sexuellen Identität ‹heterosexuell› angegeben haben. Dies können sowohl cis- als auch transgeschlechtliche Personen sein. Für die Analysen der ‹LGBT Health› steht diese Vergleichsgruppe nicht zur Verfügung.
- ***‹Lesbische Frauen› (L) (SGB, ‹LGBT Health›):*** Dies sind hier Personen, denen bei Geburt ein weibliches Geschlecht zugewiesen wurde und die sich als Frau identifizieren (‹LGBT Health›) bzw. deren Registereintrag «weiblich» lautete (SGB), und die angegeben haben, ausschließlich mit anderen Frauen Geschlechtsverkehr gehabt zu haben (SGB) bzw. die ihre sexuelle Identität als lesbisch definiert haben (SGB 2017, ‹LGBT Health›). Im Rahmen der SGB fallen in diese Kategorie sowohl cis- als auch transgeschlechtliche und non-binäre Personen, im Rahmen der ‹LGBT Health› allein cis Personen.
- ***‹Schwule Männer› (G) (SGB, ‹LGBT Health›):*** Dies sind hier Personen, denen bei Geburt ein männliches Geschlecht zugewiesen wurde und

Orientierung wird dem Umstand gerecht, dass diese viel variabler zu sein scheint als bisher angenommen (Fredriksen-Goldsen et al., 2014).

die sich als Mann identifizieren (‹LGBT Health›) bzw. deren Registereintrag «männlich» lautete (SGB), und die angegeben haben, ausschließlich mit anderen Männern Geschlechtsverkehr gehabt zu haben (SGB) bzw. die ihre sexuelle Identität als schwul/gay definiert haben (SGB 2017, ‹LGBT Health›). Auch hier fallen im Rahmen der SGB sowohl cis- als auch transgeschlechtliche bzw. non-binäre Personen in diese Kategorie, im Rahmen der ‹LGBT Health› allein cis Personen.

- ***‹Bisexuelle Personen› (B) (SGB, ‹LGBT Health›):*** Zu dieser Gruppe gehören Personen jeglichen Geschlechts[23], die ihre sexuelle Identität als «bisexuell» definiert haben. Im Rahmen der ‹LGBT Health› werden hierunter auch Personen gefasst, die ihre sexuelle Identität als «pan-/omnisexuell» oder «fluid» definiert haben. Bezüglich der Geschlechtsidentität sind die gleichen Unterschiede zwischen den beiden Befragungen zu berücksichtigen wie bei den lesbischen Frauen und schwulen Männern.
- ***‹Trans/non-binäre Personen› (T) (‹LGBT Health›):*** Zu dieser Gruppe gehören hier Menschen, die sich nicht mit dem Geschlecht identifizieren, das ihnen bei der Geburt zugewiesen wurde, darunter zählen trans Personen sowie Personen, die ihre Geschlechtsidentität als «nonbinär», «genderdivers», «agender» bezeichnen oder sich selbst als «demiboy bzw. demigirl» definiert haben. Im Rahmen der SGB 2012 und 2017 wurden keine Fragen gestellt, die Rückschlüsse auf die Geschlechtsidentität der Befragten zulassen, daher steht diese Gruppe bei den SGB-Analysen nicht zur Verfügung.

Im Rahmen der ‹LGBT Health› wurden zur Bezeichnung der Gruppen, die aufgrund der sexuellen Orientierung der Personen (sexuelle Identität, sexuelle Anziehung, Sexualverhalten) gebildet wurden, die folgenden Begriffe verwendet:

- FSF* (Frauen*, die mit Frauen* Sex haben): Dies sind hier mehrheitlich cis-geschlechtliche Frauen, die in erster Linie mit anderen Frauen (cis, trans) Sex haben und sich zu diesen hingezogen fühlen (vgl. Anhang 1).
- MSM* (Männer*, die mit Männern* Sex haben): Dies sind hier fast ausschließlich cis-geschlechtliche Männer, die in erster Linie mit anderen Männern (cis, trans) Sex haben und sich zu diesen hingezogen fühlen (vgl. Anhang 1).

23 Im Rahmen der ‹LGBT Health› wurde hier das bei Geburt zugeordnete Geschlecht zugrunde gelegt, im Rahmen der SGB das Geschlecht laut Registereintrag.

- Bi-/pansexuelle Personen: Dies sind hier cis- und transgeschlechtliche bzw. non-binäre Personen, die sich zu Personen verschiedenen Geschlechts hingezogen fühlen (vgl. Anhang 1).

Ein weiterer wichtiger Aspekt, der bei der Interpretation der Befunde der Analysen der ‹LGBT Health› berücksichtigt werden sollte, ist, dass die Befragung zu Zeiten der COVID-19-Pandemie stattgefunden hat. Verschiedene Studien zeigen, dass dies einen erheblichen negativen Einfluss auf die (psychische) Gesundheit insbesondere jüngerer Menschen hatte (zusammenfassend für die Schweiz: Stocker et al., 2021). Um die Befunde entsprechend einordnen zu können, haben wir zum einen explizit Fragen im Fragebogen aufgenommen, bei denen die Befragten ihre Angaben mit der Zeit vor der Pandemie vergleichen sollten. Zum anderen werden wir die Befunde vor dem Hintergrund von Studien zum Einfluss der Pandemie auf die Gesundheit der Schweizer Bevölkerung interpretieren.

3.2.2 Analyseverfahren

Die Daten der einbezogenen Befragungen (SGB 2012, 2017; ‹LGBT Health›) wurden mit Hilfe des Statistikpakets IBM SPSS 28 deskriptiv- und inferenzstatistisch ausgewertet. Um Unterschiede zwischen den Vergleichsgruppen zu analysieren, wurden Chi-Quadrat-Tests und Regressionsanalysen durchgeführt (binär logistische Regressionen für binäre Indikatoren [z. B. Vorliegen einer Erkrankung ja/nein], multinomiale Regressionen bei Indikatoren mit mehr als zwei Ausprägungen [z. B. niedrig, mittel, hoch]). Hierdurch war es möglich, bei den Analysen Einflüsse bestimmter relevanter Faktoren zu kontrollieren. So wurde bei den Analysen der SGB grundsätzlich der Einfluss des Erhebungsjahrs berücksichtigt. Bei den Analysen beider Befragungen wurde zudem um Alter und Geschlecht (zugeordnet bei Geburt bzw. laut Registereintrag) kontrolliert sowie – je nach interessierendem Indikator – um weitere mögliche konfundierende Variablen (‹Störvariablen›) (z. B. subjektiv wahrgenommener Gesundheitszustand). Während in den Abbildungen die unadjustierten Schätzungen abgetragen sind, berichten wir im Text neben der statistischen Signifikanz die jeweilige adjustierte Effektgröße (z. B. OR). Diese gibt Aufschluss über die Stärke eines gefundenen Effektes und damit über die praktische Relevanz desselben (u. a. Döring & Bortz, 2016). Dabei gibt es für Odds Ratio – im Gegensatz zu anderen Effektgrößen – bisher keine breit akzeptierte Konvention, wann ein Effekt als gering, moderat oder groß zu verstehen ist. In Anlehnung an existierende Vorschläge kann ein OR ab etwa 1,7 als (eher) geringer Effekt bezeichnet werden und ein OR über 5,0-6,0 als starker Effekt (u. a. Chen et al., 2010). Neben diesen Gruppenvergleichen wird mit Blick auf depressive Symptome sowie Suizidversuche auf Grundlage des HEP-Modells (Fredriksen-Goldsen et al., 2014) das Zusammenspiel ausgewählter bekannter Risiko- und Schutzfaktoren (z. B. Diskriminierungserfahrungen, soziale Unterstützung) mit Hilfe einer Regressionsanalyse untersucht.

4. Ergebnisse

Im folgenden Kapitel werden die wesentlichen Befunde der Studie zusammengefasst. Nach einem Überblick über zentrale Merkmale der jeweiligen befragten Stichproben (Kap. 4.1) werden Ergebnisse zu den hier interessierenden Gesundheitsindikatoren dargelegt.[24] Das Kapitel ist entlang des Health Equity Promotion Modells (HEP-Modell; Fredriksen-Goldsen et al., 2014) gegliedert (vgl. Kap. 3.1):

- Mehr-Ebenen-Kontext,
- gesundheitsförderliche und -schädliche Pfade (Verhaltensebene, ‹soziale Ebene/Gemeinschaft› und psychologische Ebene) und
- Indikatoren bezüglich des subjektiven Gesundheitszustandes (körperliche und psychische Gesundheit).

4.1 Grundgesamtheit und Stichproben

Wie in Kapitel 3.2.1 dargelegt, ist die Stichprobe der Schweizerischen Gesundheitsbefragung (SGB 2012, 2017) repräsentativ für die ständige Wohnbevölkerung der Schweiz (ab 15 Jahren). Allerdings wurden im Rahmen der Analysen nur Personen einbezogen, die sich eindeutig einer der vier Vergleichsgruppen zuordnen ließen (LGB, übrige Bevölkerung).[25] Damit wurden insbesondere Personen unter 16 und über 74 Jahren ausgeschlossen. Insgesamt wurden 29 793 Personen in die Analysen (SGB 2012, 2017) eingeschlossen. Die gewichtete Stichprobe ist jedoch immer noch hinsichtlich des Geschlechts (laut Register), Alters und der Nationalität repräsentativ für die Schweizer Wohnbevölkerung (16-74 Jahre).[26] Tabelle 1 gibt einen Überblick über die sozio-demografischen Merkmale der

24 Die Operationalisierung ausgewählter Indikatoren ist in Anhang 2 in Krüger et al. (2022) zusammengefasst.

25 Darüber hinaus wurden nur Personen einbezogen, die sowohl an der schriftlichen als auch an der telefonischen Befragung teilgenommen haben. Dies führte jedoch zu weniger Ausschlüssen als der Umstand, dass viele Personen keiner der zugrunde gelegten Vergleichsgruppen (z. B. schwule Männer, bisexuelle Personen) zugeordnet werden konnten.

26 Bundesamt für Statistik (2021). Ständige Wohnbevölkerung nach Alter, Geschlecht und Staatsangehörigkeitskategorie, 2010-2020. Neuenburg.

im Rahmen der SGB 2012 und 2017 befragten Personen sowie der Personen, die an der ‹LGBT Health› teilgenommen haben und einer der oben genannten Vergleichsgruppen (L, G, B, T) zugeordnet werden konnten. Die Gegenüberstellung der ‹übrigen Bevölkerung› und der befragten LGB-Personen bzw. der befragten LGBT-Personen der ‹LGBT Health› gibt einen Überblick über die Zusammensetzung dieser Gruppen und dienen damit auch der späteren Interpretation der Analyseergebnisse. Zu beachten ist, dass bezüglich der SGB-Stichprobe den Angaben der absoluten Häufigkeiten in Tabelle 1 die ungewichteten Daten und den prozentualen Angaben die gewichteten Daten zugrunde liegen.[27]

27 Den Angaben der absoluten Häufigkeiten bei der Darstellung der Befunde ab Kapitel 4.2 liegen die gewichteten Daten zugrunde.

Tabelle 1: Sozio-demografische Merkmale der befragten Personen, differenziert nach Befragung (SGB, ‹LGBT Health›) und Vergleichsgruppe

	SGB (2012, 2027) (n = 29 793)*				‹LGBT Health› (n = 2 064)				
	‹Übrige Bevölkerung› (n = 28 935)	**Schwul (n = 165)**	**Lesbisch (n = 71)**	**Bisexuelle Personen (n = 622)**	**Schwul/gay (cis) (n = 655)**	**Lesbisch (cis) (n = 501)**	**Bisexuell (cis) (n = 386)**	**Trans Personen (n = 279)**	**Non-binäre Personen (n = 243)**
Alter									
15-29 Jahre	5 414 (21,3 %)	32 (20,6 %)	15 (22,0 %)	169 (28,8 %)	208 (31,8 %)	177 (35,3 %)	252 (65,3 %)	138 (49,5 %)	156 (64,7 %)
30-49 Jahre	11 044 (41,0 %)	84 (52,4 %)	35 (53,7 %)	273 (47,1 %)	303 (46,3 %)	227 (45,3 %)	111 (28,8 %)	82 (29,4 %)	60 (24,9 %)
ab 50 Jahre	12 477 (37,6 %)	49 (27,0 %)	21 (24,4 %)	180 (24,1 %)	144 (22,0 %)	97 (19,4 %)	23 (6,0 %)	59 (21,1 %)	25 (10,4 %)
Zugeordnetes Geschlecht bei Geburt/Geschlecht laut Register									
Weiblich	14 909 (48,6 %)	0 (0,0 %)	71 (100,0 %)	387 (62,4 %)	0 (0,0 %)	498 (100,0 %)	313 (81,3 %)	132 (47,8 %)	177 (76,6 %)
Männlich	14 026 (51,4 %)	165 (100,0 %)	0 (0,0 %)	235 (37,6 %)	654 (100,0 %)	0 (0,0 %)	72 (18,7 %)	144 (52,2 %)	54 (23,4 %)
Nationalität									
Schweiz	23 723 (74,0 %)	121 (66,1 %)	63 (92,7 %)	516 (76,1 %)	553 (84,7 %)	455 (91,0 %)	338 (88,0 %)	241 (86,4 %)	219 (90,9 %)
Andere	5 212 (26,0 %)	44 (33,9 %)	8 (7,3 %)	106 (23,9 %)	100 (15,3 %)	45 (9,0 %)	46 (12,0 %)	38 (13,6 %)	22 (9,1 %)

* SGB: absolute Anzahl: ungewichtete Daten; prozentualer Anteil: gewichtete Daten

Daten: SGB 2012, 2017; ‹LGBT Health› (eigene Daten)

	‹Übrige Bevölkerung› (*n* = 28 935)	Schwul (*n* = 165)	Lesbisch (*n* = 71)	Bisexuelle Personen (*n* = 622)	Schwul/gay (cis) (*n* = 655)	Lesbisch (cis) (*n* = 501)	Bisexuell (cis) (*n* = 386)	Trans Personen (*n* = 279)	Non-binäre Personen (*n* = 243)
Höchster Bildungsabschluss									
(noch) keinen Schulabschluss/ oblig. Schule	3 566 (13,3 %)	11 (5,2 %)	6 (6,0 %)	68 (11,3 %)	11 (1,7 %)	24 (4,8 %)	32 (8,5 %)	38 (13,9 %)	33 (14,0 %)
Sekundarstufe II (berufl. Bildung, allgemeinbildende Schulen)	15 287 (51,3 %)	70 (41,6 %)	29 (39,7 %)	309 (51,1 %)	163 (25,1 %)	124 (25,1 %)	141 (37,4 %)	113 (41,4 %)	95 (40,4 %)
Tertiärstufe (ab höhere Berufsbildung)	10 027 (35,4 %)	84 (53,2 %)	36 (54,2 %)	245 (37,6 %)	475 (73,2 %)	347 (70,1 %)	204 (54,1 %)	122 (44,7 %)	107 (45,5 %)
Großregion									
Genferseeregion	5 196 (18,8 %)	37 (22,7 %)	16 (21,0 %)	131 (20,2 %)	149 (22,7 %)	84 (16,8 %)	75 (19,4 %)	39 (14,0 %)	44 (18,3 %)
Espace Mittelland	5 785 (22,3 %)	17 (12,4 %)	15 (28,4 %)	115 (21,6 %)	124 (18,9 %)	124 (24,8 %)	105 (27,2 %)	69 (24,7 %)	62 (25,7 %)
Nordwestschweiz	3 450 (13,4 %)	27 (15,9 %)	6 (7,4 %)	95 (14,5 %)	76 (11,6 %)	62 (12,4 %)	57 (14,8 %)	68 (24,4 %)	38 (15,8 %)
Zürich	2 984 (17,0 %)	48 (34,8 %)	14 (27,2 %)	86 (21,3 %)	182 (27,8 %)	122 (24,4 %)	77 (19,9 %)	47 (16,8 %)	58 (24,1 %)
Ostschweiz	4 850 (14,4 %)	13 (7,3 %)	8 (7,4 %)	78 (11,8 %)	45 (6,9 %)	28 (5,6 %)	27 (7,0 %)	21 (7,5 %)	15 (6,2 %)
Zentralschweiz	4 577 (9,8 %)	17 (5,6 %)	8 (6,2 %)	87 (7,9 %)	62 (9,5 %)	61 (12,2 %)	30 (7,8 %)	25 (9,0 %)	15 (6,2 %)
Tessin	2 087 (4,4 %)	6 (1,3 %)	4 (2,5 %)	30 (2,7 %)	17 (2,6 %)	20 (4,0 %)	15 (3,9 %)	10 (3,6 %)	9 (3,7 %)

Betrachtet man das Alter der in den Umfragen befragten Personen, fallen deutliche Unterschiede in der Altersstruktur der Vergleichsgruppen auf: So waren die im Rahmen der ‹LGBT Health› erreichten bisexuellen (M = 28,62; SD = 10,42) und trans/non-binären Personen (M = 32,44; SD = 14,11) deutlich jünger als die lesbischen Frauen (M = 36,44; SD = 13,11) und schwulen Männer (M = 38,19; SD = 13,40). Auch die im Rahmen der SGB (2012, 2017) befragten bisexuellen Personen waren mit durchschnittlich 39 Jahren die jüngste Gruppe (SD = 14,22), gefolgt von den lesbischen Frauen (M = 39,76; SD = 11,77) und schwulen Männern (M = 40,87; SD = 12,51). Die Gruppe der heterosexuellen Personen hatte mit 44 Jahren das höchste Durchschnittsalter (SD = 15,33). In Tabelle 1 ist jedoch nicht das Durchschnittsalter der Vergleichsgruppen angegeben, sondern die Verteilung der Befragten auf drei Alterskohorten. Diese Alterskohorten wurden mit Blick auf die strukturelle Ebene im HEP-Modell (soziale Exklusion und Stigma) und die eigenommene Lebenszeitperspektive gebildet. Dies da sich aufgrund historischer Entwicklungen im Schweizer Sexualstrafrecht, der Entpathologisierung von Homosexualität und Transgeschlechtlichkeit, der Einführung des Partnerschaftsgesetzes (PartG vom 18. Juni 2004, Inkrafttreten 2007), Fortschritten in der Behandlung bei einer HIV-Infektion sowie sozialer Bewegungen ab 1942 verschiedene Zeiträume identifizieren lassen, die LGB(T)-Personen in der Schweiz unterschiedlich geprägt haben dürften.[28] Diese sind

- **Kohorte 1:** Vor 1942 Geborene (1942: Einführung Eidg. Strafgesetzbuch: erste Schritte zur Entkriminalisierung von Homosexualität) (älter als 78 Jahre)
- **Kohorte 2:** Geburtsjahrgänge 1942 bis 1970 (50-78 Jahre)
- **Kohorte 3:** Geburtsjahrgänge 1970 (Gründung von Aktionsbündnissen) bis 1990 (30-49 Jahre)

---

28 Die Fortsetzung dieser Entwicklungen zeigt sich an zwei Gesetzesänderungen, die 2022 in Kraft getreten sind: Seit dem 1. Januar 2022 können trans Personen «ihr eingetragenes Geschlecht und ihren Vornamen mittels Erklärung gegenüber dem Zivilstandsamt rasch und unbürokratisch [...] ändern. Die Erklärung kann von jeder Person abgegeben werden, die innerlich fest davon überzeugt ist, nicht dem im Personenstandsregister eingetragenen Geschlecht zuzugehören.» (https://www.admin.ch/gov/de/start/dokumentation/medienmitteilungen.msg-id-85588.html) Personen, die jünger als 16 Jahre alt sind, die unter einer umfassenden Beistandschaft stehen oder bei denen die Erwachsenenschutzbehörde dies angeordnet hat, benötigen die Zustimmung eines gesetzlichen Vertreters bzw. einer gesetzlichen Vertreterin. Und seit dem 1. Juli 2022 ist die ‹Ehe für alle› in Kraft getreten.

- **Kohorte 4:** Geburtsjahrgänge 1991 bis 2004 (17-29 Jahre) (Strafrechtsrevision: Beziehungen zwischen hetero- und homosexuellen Erwachsenen werden bei einem allgemeinen Schutzalter von 16 Jahren gleichgestellt; Homosexualität wird nicht mehr als psychische Störung im ICD-10 aufgeführt; Einführung der antiretroviralen Kombinationstherapie [ART] 1995)
- **Kohorte 5:** Geburtsjahrgänge ab 2005 (PartG vom 18. Juni 2004; seit 2019 wird Transgeschlechtlichkeit im ICD-11 nicht mehr als psychische Störung aufgeführt) (15-16 Jahre)

Da im Rahmen der ‹LGBT Health› nur wenige Personen im Alter von 15-16 Jahren und ab 79 Jahren teilgenommen haben[29], wurden die Kohorten 1 und 2 sowie die Kohorten 4 und 5 zusammengenommen, so dass in den Analysen drei Kohorten unterschieden wurden.

Während die Daten der SGB (2012, 2017), wie oben erläutert, gewichtet werden, so dass die Stichprobe weitgehend der Struktur der Allgemeinbevölkerung entspricht, ist dies bei den Daten der ‹LGBT Health› nicht möglich, da nicht bekannt ist, wie die LGBT-Bevölkerung in der Schweiz hinsichtlich verschiedener sozio-demografischer Merkmale zusammengesetzt ist. Darüber hinaus werden mit opt-in Onlinestudien vorrangig bildungsnahe Inländer*innen erreicht. Insbesondere bezüglich Themen wie Sexualverhalten oder Substanzkonsum ist zudem davon auszugehen, dass sich im Rahmen einer anonymen Online-Befragung mehr Personen öffnen als bei einer telefonischen Befragung. Es ist aus diesen verschiedenen Gründen mit Abweichungen zwischen den beiden Stichproben zu rechnen. So war die Stichprobe der ‹LGBT Health› insgesamt jünger (M = 34,52; SD = 13,48) als die der SGB (2012, 2017) (M = 43,77; SD = 15,30). Dies lässt sich vermutlich zum einen durch den Umstand erklären, dass es sich um eine Onlineumfrage handelt, zum anderen dadurch, dass die Umfrage zwar auch über klassische Medien und das Auslegen von Flyern beworben worden ist, das Nutzen digitaler Medien jedoch – auch aufgrund der Pandemie – im Vordergrund stand, was sich auch an den oben genannten Angaben der Personen widerspiegelt, wie sie auf die Umfrage aufmerksam geworden sind (vgl. Kap. 3.2.1). Der Umstand, dass es sich um eine opt-in Umfrage handelt, erklärt vermutlich zumindest zum Teil auch den geringen Anteil an Ausländer*innen (12,2 %), obwohl die Umfrage in vier Sprachen (inkl. Englisch) zur Verfügung stand. Zum anderen erklärt es zum Teil den sehr hohen Anteil von Teilnehmer*innen mit einem

29 An der ‹LGBT Health› hatten 50 Personen im Alter von 15 bis 16 Jahren und 2 Personen im Alter von über 78 Jahren teilgenommen.

Abschluss auf Tertiärstufe (ab höhere Berufsbildung) (61,8 %). Bezüglich des Bildungsstatus der Befragten ist zudem bemerkenswert, dass jeweils fast drei Viertel der befragten lesbischen Frauen (70,1 %) und schwulen Männer (73,2 %) über einen Abschluss auf Tertiärstufe (ab höhere Berufsbildung) verfügten, dies aber auf vergleichsweise nur 54 Prozent der bisexuellen und 45 Prozent der trans/non-binären Personen zutraf, wobei hier das durchschnittlich geringere Alter der befragten bisexuellen und trans/non-binären Personen bedacht werden muss (vgl. Tab. 1). Darüber hinaus hatten an der ‹LGBT Health› etwas mehr Frauen (zugeordnetes Geschlecht bei Geburt) (54,8 %) teilgenommen. Hier fällt beim Vergleich der Subgruppen auf, dass 81 Prozent der bisexuellen cis Personen und 61 Prozent der trans/non-binären Personen bei Geburt ein weibliches Geschlecht zugeordnet worden war. Bemerkenswert ist zudem, dass die Verteilung der Teilnehmer*innen an der ‹LGBT Health› bezüglich der sieben Schweizer Großregionen in etwa der der Gesamtbevölkerung entspricht. Allerdings war die Region Zürich (23,5 %) über- und die Ostschweiz (6,6 %) unterrepräsentiert. Das Tessin war nur leicht unterrepräsentiert (3,4 %).

4.2 Mehrebenen-Kontext

4.2.1 Strukturelle Ebene: soziale Exklusion, Stigma

Im Health Equity Promotion Modell (HEP-Modell) berücksichtigen Fredriksen-Goldsen et al. (2014) soziale Normen und Gegebenheiten, die zu gesundheitlichen Ungleichheiten führen können. Auf struktureller Ebene zählt hierzu der gesellschaftliche Umgang mit von der heterosexuellen Norm abweichenden sexuellen Orientierungen und Verhaltensweisen sowie mit Personen mit einer trans oder non-binären Geschlechtsidentität. Um diesen möglichen Einflüssen in der Studie gerecht werden zu können, wurden – wie oben dargelegt – anhand historisch relevanter Daten Alterskohorten gebildet (vgl. Kap. 4.1). Darüber hinaus wurden Fragen zum Zugang zu Gesundheitsleistungen bzw. Gründe für den Verzicht auf Gesundheitsleistungen aufgenommen. Auf die Befunde zu Letzteren wird im Folgenden eingegangen.

4.2.1.1 Zugang zu Gesundheitsleistungen

Hinsichtlich des Zugangs von LGBT-Personen und der übrigen Bevölkerung zu Gesundheitsleistungen in der Schweiz wurden die folgenden Indikatoren in die Analysen einbezogen:
- Haben die Befragten eine*n persönliche*n Hausarzt/-ärztin? (SGB, ‹LGBT Health›)
- Haben die befragten LGBT-Personen für LGBT-Gesundheitsthemen sensibilisierte Ärzt*innen, und welche Fachpersonen sind dies? (‹LGBT Health›)
- Inwieweit haben die Befragten aus bestimmten Gründen auf die Inanspruchnahme von Gesundheitsleistungen verzichtet? (‹LGBT Health›)

Die Fragen zur Inanspruchnahme von Gesundheitsleistungen werden in einem eigenen Kapitel behandelt, da dies in der Logik des HEP-Modells zu den gesundheitsförderlichen und -hinderlichen Pfaden zählt (siehe Kap. 4.3.1.8).

86 Prozent der im Rahmen der SGB Befragten hatte einen **persönlichen Hausarzt bzw. eine persönliche Hausärztin**, wobei signifikante Unterschiede zwischen den beiden Befragungswellen bestanden.[30] So waren es 2012 89 Prozent der Befragten, die eine*n persönliche*n Hausarzt bzw. Hausärztin hatten, während es 2017 ‹nur› 77 Prozent waren. Zu beiden Zeitpunkten verfügten vor allem ältere Befragte (ab 50 Jahren) über einen persönlichen Hausarzt bzw. eine persönliche Hausärztin (89,9 %).[31] Darüber hinaus waren es häufiger Personen, die ihren Gesundheitszustand als (sehr) schlecht oder mittelmäßig beurteilt haben (92,2 %).[32] Im Vergleich zur übrigen Bevölkerung (85,7 %) hatten GB Personen etwas seltener eine*n persönliche*n Hausarzt/-ärztin (80,8 % bzw. 82,7 % %), lesbische Frauen hingegen etwas häufiger (88,5 %). Der Unterschied war jedoch statistisch nicht signifikant.[33]

---

30 Die Frage haben 18 567 Personen (gewichtet) beantwortet.

31 Zum Vergleich: 86 Prozent der 15-29-Jährigen und 82 Prozent der 30-49-Jährigen gaben an, eine*n persönliche*n Hausarzt/-ärztin zu haben.

32 85 Prozent der Personen, die ihren Gesundheitszustand als (sehr) gut beurteilt haben, gaben an, eine*n persönliche*n Hausarzt/-ärztin zu haben.

33 $p = .106$; eine Zelle hatte erwartete Häufigkeiten kleiner 5, so dass die Ergebnisse fehlerhaft sein können.

Unter Berücksichtigung des Erhebungsjahres, des Alters, Geschlechts (laut Register), Bildungsstatus und Nettoeinkommens der Befragten sowie ihres selbstbeurteilten Gesundheitszustands hatten jedoch bisexuelle Personen im Vergleich zu heterosexuellen Personen eine deutlich höhere Wahrscheinlichkeit, *keine*n* persönliche*n Hausarzt/-ärztin zu haben ($OR = 1{,}56$)[34].

Ein ähnliches Bild zeigte sich in der ‹LGBT Health› (vgl. Abb. 2). Auch hier verfügte die Mehrheit der befragten Personen über eine*n persönliche*n Hausarzt/-ärztin (81,1 %),[35] wobei sich keine signifikanten Unterschiede zwischen den Subgruppen (L, G, B, T) zeigten[36], auch wenn das Alter, Geschlecht (zugewiesen bei Geburt), Bildungsstatus, persönliches Nettoeinkommen und der selbstbeurteilte Gesundheitszustand der Befragten berücksichtigt (‹kontrolliert›) wurden. Allerdings zeigte sich insbesondere ein signifikanter Alterseffekt, wobei besonders Personen ab 50 Jahren eine höhere Wahrscheinlichkeit hatten, über eine*n persönliche*n Hausarzt/-ärztin zu verfügen ($OR = 2{,}46$) (vgl. Abb. 2). Bei der Interpretation der Befunde muss jedoch berücksichtigt werden, dass zur Teilnahme an der ‹LGBT Health› gezielt in Gesundheitsinstitutionen und auf deren Homepages aufgerufen wurde, auch wenn nur wenige Befragte angegeben haben, über Gesundheitsfachpersonen[37] oder entsprechende Institutionen auf die Umfrage aufmerksam geworden zu sein (vgl. Kap. 3.2.1). Es kann also nicht ausgeschlossen werden, dass insbesondere LGBT-Personen teilgenommen haben, die regelmäßig Gesundheitsfachpersonen aufsuchen (z. B. im Rahmen einer Transition). Allerdings zeigte sich auch unter Kontrolle einer Hormonbehandlung im Rahmen einer Transition und einer bekannten HIV-Infektion kein signifikanter Zusammenhang zwischen der sexuellen Identität bzw. Geschlechtsidentität und dem Zugang zu einem persönlichen Hausarzt bzw. einer persönlichen Hausärztin.

Zwar hatte die überwiegende Mehrheit eine*n persönliche*n Hausarzt/-ärztin, diese sind aber nicht zwangsläufig für LGB-Themen oder Gesundheitsthemen bezüglich Transgeschlechtlichkeit sensibilisiert. Dies zeigen auch nationale und internationale Studien (vgl. Kap. 2). So gab gut die Hälfte der Befragten (57,2 %) an, *keine*n* feste*n medizinische*n Ansprech-

---

34 $p < .001$

35 2 048 Personen haben diese Frage beantwortet.

36 $p = .537$

37 Mit Gesundheitsfachpersonen sind hier Fachpersonen gemeint, die in einer Gesundheitsinstitution arbeiten (medizinisches Personal und Pflegepersonal).

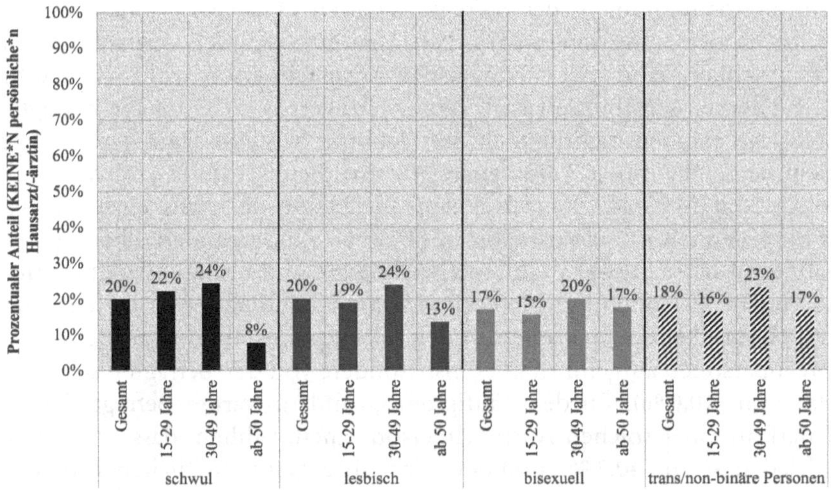

*Abbildung 2: Persönliche*r Hausarzt/-ärztin (keinen), differenziert nach Vergleichsgruppen und Alter; unadjustierte Schätzungen (Daten: ‹LGBT Health›)*

partner*in zu haben, der bzw. die für LGB-Themen sensibilisiert ist.[38] Gut ein Drittel hatte eine solche Person und 7 Prozent gaben an, dass sie keinen Bedarf für eine*n solche*n Ansprechpartner*in sehen. Dabei zeigten sich jedoch signifikante Unterschiede zwischen den Vergleichsgruppen: So verfügten vor allem trans/non-binären Personen (49,9 %) und schwule cis Männer (47,2 %) über eine solche Ansprechperson. Bei den befragten lesbischen cis Frauen (30,5 %) und bisexuellen cis Personen (16,9 %) waren es hingegen deutlich weniger.[39,40] Selbst unter Berücksichtigung des Alters, Geschlechts (zugewiesen bei Geburt), Bildungsstatus

38 Diese Frage haben 1 830 Personen beantwortet.

39 Ohne die Personen, die angegeben haben, keinen Bedarf an einer sensibilisierten Ansprechperson zu haben, lagen zu dieser Frage Antworten von 413 lesbischen cis Frauen, 579 schwulen cis Männern, 301 bisexuellen cis und 407 trans/non-binären Personen vor. Der Unterschied zwischen den Gruppen war statistisch signifikant: $\chi^2(3) = 110{,}850; p < .001$.

40 Es zeigte sich insbesondere ein signifikanter Zusammenhang zwischen der Geschlechtsidentität und der Frage nach einer festen medizinischen Ansprechperson, die für LGBT-Themen sensibilisiert ist. Dabei waren es vor allem trans Personen (61,8 %), die über eine solche Ansprechperson verfügten, während non-binäre (31,9 %) und LGB cis Personen (32,8 %) dies seltener taten ($\chi^2(4) = 71{,}119$; $p < .001$).

und Nettoeinkommens der Befragten, hatten LGB cis Personen im Vergleich zu den trans/non-binären Personen eine deutlich geringere Wahrscheinlichkeit, eine feste medizinische Ansprechperson zu haben, die für LGB-Themen sensibilisiert ist.[41] Bemerkenswert ist, dass für die befragten LGB cis Personen mehrheitlich der Hausarzt bzw. die Hausärztin (Allgemeinmediziner*innen, Familienärzt*innen) diese sensibilisierte Ansprechperson war (65,3-74,5 %). Für knapp die Hälfte der trans Personen war es hingegen ein*e Endokrinolog*in (47,2 %). Zu den anderen häufiger genannten Fachrichtungen zählten Gynäkologie und insbesondere für trans/non-binäre Personen Psychiatrie/Psychologie (27,6 %). Auch wurden zum Teil Gesundheitsfachpersonen in den Checkpoints als entsprechende Ansprechpersonen aufgeführt. Dies insbesondere von den befragten schwulen Männern (10,0 %). Zu den häufigsten Gründen, warum Befragte keinen Bedarf an einer solchen Ansprechperson sahen, zählten, dass sie auch so zufrieden seien (40,2 %) und/oder dass ihre gesundheitlichen Probleme nichts mit ihrer sexuellen Identität zu tun hätten, sie wollten ein «normales Leben» führen (22,7 %).[42]

Über eine Ansprechperson, die für Gesundheitsthemen bezüglich Transgeschlechtlichkeit sensibilisiert ist, verfügte über die Hälfte der befragten trans und non-binären Personen (54,6 %). Bei 40 Prozent war dies hingegen nicht der Fall, und 6 Prozent sahen keinen Bedarf.[43] Dabei zeigte sich ein signifikanter Unterschied zwischen trans und non-binären Personen, wobei gut drei Viertel der trans, aber nur gut ein Viertel der non-binären Personen über eine solche Ansprechperson verfügten.[44] Zu den sensibilisierten Fachpersonen zählten in erster Linie Endokrinolog*innen (59,7 %) und Gynäkolog*innen (14,3 %) sowie Psychiater*innen/Psycholog*innen (28,1 %) und Allgemeinmediziner*innen/Hausärzte/-ärztinnen (24,2 %).[45] Der hohe Anteil an Personen, die über eine für LGB/trans Themen sensibilisierte Fachperson verfügten, liegt vermutlich an der Notwendigkeit der fachärztlichen Begleitung einer Transition. Hierauf weisen zum einen die Fachrichtungen der Ansprechpersonen hin sowie der Umstand, dass sie auch von den Personen sehr häufig genannt wurden, die sich zum Befragungszeitpunkt einer Hormonbehandlung im Rahmen einer Transi-

41 Schwule cis Männer: $OR = 0{,}55$; $p = .001$; lesbische cis Frauen: $OR = 0{,}38$; $p < .001$; bisexuelle cis Personen: $OR = 0{,}22$; $p < .001$

42 Insgesamt haben 126 Personen angegeben, keinen Bedarf zu sehen, von diesen haben 97 Angaben zu den Gründen gemacht.

43 447 Personen haben hierzu Angaben gemacht.

44 $\chi^2(2) = 110{,}057$; $p < .001$

45 231 Personen haben hierzu Angaben gemacht.

tion unterzogen.[46] Zum anderen sprechen hierfür die Gründe, die die Befragten angegeben haben, die keinen Bedarf für eine sensibilisierte Ansprechperson sahen. So gaben die Befragten an, keinen Bedarf zu sehen, da sie keine Transition planen würden, keine (weitere) Hilfe benötigen würden, keine gesundheitlichen Probleme aufgrund ihrer Geschlechtsidentität hätten bzw. ein «normales Leben» führen wollten und/oder aus anderen Gründen.[47]

Einen weiteren Hinweis in Bezug auf den Zugang zu Gesundheitsleistungen kann die Frage nach Gründen für den **Verzicht auf die Inanspruchnahme von Gesundheitsleistungen** liefern. Hier wurde von 80 Prozent der Befragten angegeben, sie hätten bereits auf Gesundheitsleistungen verzichtet, da sie abgewartet hätten, ob das gesundheitliche Problem von allein verschwindet. Zu den anderen häufiger genannten Gründen zählten:
- keine medizinische Behandlung benötigt (43,0 %);
- zu hohe Kosten für die Untersuchung bzw. Behandlung (30,1 %);
- Angst, was die Gesundheitsfachpersonen sagen könnte (27,6 %);
- aus beruflichen Gründen keine Zeit gehabt (24,8 %);
- keine*n gute*n Arzt bzw. Ärztin kennen (21,0 %).[48]

15 Prozent gaben an, dass ihnen das Vertrauen in Ärzt*innen, Krankenhäuser, Untersuchungen oder allgemein in Behandlungen fehle; ebenfalls etwa 15 Prozent gaben an, Sorge zu haben, aufgrund ihrer sexuellen Orientierung und/oder Geschlechtsidentität diskriminiert zu werden (15,5 %). Hierbei zeigten sich deutliche Unterschiede zwischen den Vergleichsgruppen. So hatten im Vergleich zu schwulen cis Männern (24,0 %) und lesbischen cis Frauen (28,8 %) mehr bisexuelle cis (39,3 %) und trans/non-binäre Personen (36,6 %) angegeben, aus Kostengründen bereits auf eine Gesundheitsleistung verzichtet zu haben.[49] Unter Berücksichtigung des Alters, Geschlechts (zugewiesen bei Geburt), Bildungsstatus und des subjektiven Gesundheitszustands der Befragten hatten schwule cis Männer

46 Von diesen 139 Personen gaben 57,6 % ein*e Endokrinolog*in als sensibilisierte Fachperson an, 32,4 % den Hausarzt bzw. die Hausärztin, 27,3 % eine*n Psycholog*in bzw. Psychiater*in und 15,1 % eine*n Gynäkolog*in.

47 17 der 26 Personen, die angegeben hatten, keinen Bedarf an einer medizinischen Ansprechperson zu sehen, die für Themen bezüglich der Transgeschlechtlichkeit sensibilisiert ist, haben hierzu Angaben gemacht.

48 Die Prozentangaben beziehen sich auf die Gesamtheit der 2 064 Teilnehmer*innen. Zu den einzelnen Verzichtsgründen haben zwischen 1 662 und 2 015 Personen Angaben gemacht.

49 $\chi^2(3) = 34{,}865; p < .001$

im Vergleich zu trans/non-binären Personen eine deutlich geringere Wahrscheinlichkeit, aus Kostengründen auf eine Gesundheitsleistung verzichtet zu haben (*OR* = 0,67).[50] Dies war aber nicht mehr der Fall, wenn man zusätzlich die Beurteilung der Einkommenssituation berücksichtigt. Allerdings liegt der Anteil von Personen, die aus Kostengründen verzichtet haben, mit insgesamt 30 Prozent der befragten LGBT-Personen deutlich über dem Anteil der übrigen Bevölkerung mit 16 Prozent (Pahud, 2020). Auch wenn kein direkter Vergleich mit der Schweizer Wohnbevölkerung möglich ist, erscheint dieser Unterschied beträchtlich. Der Befund, dass die Einschätzung der Einkommenssituation – unter Berücksichtigung des höchsten Bildungsabschlusses der Befragten – einen bedeutenden Einfluss darauf hat, ob jemand aus Kostengründen auf eine Gesundheitsleistung verzichtet hat, scheint im Widerspruch zu Befunden des Schweizerischen Gesundheitsobservatoriums (Obsan) zu stehen. Diese zeigen nämlich, dass ein Verzicht aus Kostengründen nicht zwangsläufig auf Unterschiede im Einkommen zurückgeführt werden kann. So habe insbesondere der Verzicht bei Personen mit einem Bildungsabschluss auf Tertiärstufe zwischen 2010 und 2020 zugenommen. Die Autor*innen schlussfolgern daher, dass durch diese Frage eher die Einstellungen gegenüber den Kosten erfasst werde als eine problematische finanzielle Situation (Pahud, 2020, S. 40).

Auch bezüglich der anderen Verzichtsgründe zeigten sich Unterschiede zwischen den befragten LGBT-Personen und der Schweizer Wohnbevölkerung (Pahud, 2020). So lag der Anteil der Schweizer Wohnbevölkerung, die aufgrund mangelnder Kenntnis eines guten Arztes bzw. einer guten Ärztin oder aus Angst, was ihnen die Gesundheitsfachperson sagen könnte, auf eine Gesundheitsleistung verzichtet haben, bei jeweils 8 Prozent. Von den LGBT-Personen, die hierzu Angaben gemacht haben, waren es hingegen 22 bzw. 29 Prozent, die dies aus den genannten Gründen getan hatten. Zudem war der Anteil derer, die aus mangelndem Vertrauen in die Ärzteschaft, Krankenhäuser etc. auf Gesundheitsleistungen verzichtet hatten, in der ‹LGBT Health› etwas mehr als doppelt so hoch wie in der Schweizer Wohnbevölkerung (16,2 % vs. 6,9 %). Die Frage, inwieweit diese Unterschiede auf unterschiedliche Erfahrungen von LGBT-Personen im Schweizer Gesundheitswesen und einem daraus folgenden Mangel an Vertrauen zurückzuführen sind, oder inwieweit es sich um einen reinen Stichprobeneffekt handelt, d. h., allein auf die Zusammensetzung der gewonnenen Stichprobe zurückzuführen ist, kann an dieser Stelle nicht abschließend geklärt werden. Allerdings zeigen die Befunde zu Diskri-

50 $p = .024$

minierungs- und Gewalterfahrungen von LGBT-Personen im Schweizer Gesundheitswesen, dass diese häufig bereits entsprechende Erfahrungen gemacht haben. Dies kann zur Vermeidung von Gesundheitsleistungen führen, wie Studien zeigen (vgl. Kap. 4.2.2).

Während sich bezüglich des Verzichts aus Kostengründen keine signifikanten Unterschiede zwischen den Vergleichsgruppen fanden, war dies bei anderen abgefragten Gründen der Fall: So hatten trans/non-binäre Personen im Vergleich zu LGB cis Personen häufiger bereits aus folgenden Gründen auf Gesundheitsleistungen verzichtet:

- aus Angst vor dem, was die Gesundheitsfachperson sagen könnte (41,1 % vs. 18,6 %-33,6 %)[51],
- aus mangelndem Vertrauen Gesundheitsfachpersonen, Spitälern etc. gegenüber (26,7 % vs. 7,6 %-20,8 %)[52],
- weil sie keine*n gute*n Arzt bzw. Ärztin kennen (33,1 % vs. 15,4 %-21,7 %)[53] oder
- aus Sorge, aufgrund ihrer sexuellen Orientierung und/oder Geschlechtsidentität diskriminiert zu werden (35,6 % vs. 7,8 %-10,1 %)[54].

Dies galt auch unter Berücksichtigung des Alters, Geschlechts (zugeordnet bei Geburt) und des selbstbeurteilten Gesundheitszustands der Befragten.

4.2.1.2 Zwischenfazit: Zugang zu Gesundheitsleistungen

Die Ergebnisse zeigen, dass LGB-Personen in der Schweiz in der Regel ebenso häufig über eine*n persönliche*n Hausarzt/-ärztin verfügen wie die übrige Bevölkerung. Dies bedeutet jedoch nicht, dass sie über eine medizinische Ansprechperson verfügen, die für LGBT-Themen sensibilisiert ist. Bei trans/non-binären Personen scheinen die Ansprechpersonen in der Regel Fachärzt*innen zu sein, die die Transition begleiten und damit zwangsläufig über entsprechendes Wissen verfügen sollten. Zusammen mit dem Befund, dass immerhin 15 Prozent der im Rahmen der ‹LGBT Health› befragten Personen bereits auf Gesundheitsleistungen aus Angst vor Diskriminierung verzichtet haben, verweisen die Befunde auf einen weiteren Aufklärungs- und Sensibilisierungsbedarf im Gesundheitswesen. Zwar zeigt die Studie von Wahlen et al. (2020), dass Medizinstudieren-

51 $\chi^2(3) = 76{,}589; p < .001$

52 $\chi^2(3) = 82{,}743; p < .001$

53 $\chi^2(3) = 52{,}276; p < .001$

54 $\chi^2(3) = 184{,}686; p < .001$

de in der Schweiz bereits über ein bestimmtes Wissen über LGBT-Gesundheitsthemen verfügen, sie sahen jedoch ebenfalls Verbesserungspotenzial. Zudem bedeutet eine Sensibilisierung für LGBT-Gesundheitsthemen nicht zwangsläufig, dass Gesundheitsfachpersonen (medizinisches und Pflegepersonal) kein diskriminierendes Verhalten mehr zeigen bzw. LGBT-Personen sich im Gesundheitswesen nicht diskriminiert fühlen (vgl. Kap. 4.2.2). Mit Blick auf die Gründe für den Verzicht auf Gesundheitsleistungen durch LGBT-Personen zeigen sich zum einen deutliche Unterschiede zur Schweizer Wohnbevölkerung (Pahud, 2020). Hier bedarf es jedoch weiterer Studien, die zeigen können, inwieweit es sich um einen Stichprobeneffekt handelt oder welche Faktoren sonst hierfür verantwortlich sind. Zum anderen haben sich deutliche Unterschiede zwischen trans/non-binären Personen und den LGB cis Personen gezeigt. Die Befunde scheinen hier insbesondere einen Mangel an Vertrauen in das Gesundheitswesen bei trans und non-binären im Vergleich zu LGB cis Personen abzubilden. Entsprechend hatten in einer europäischen Studie 14 Prozent der befragten trans Personen bereits aus Angst vor Diskriminierung auf eine Gesundheitsleistung verzichtet (FRA, 2014). Eine Erklärung hierfür können wiederholte Diskriminierungs- und Gewalterfahrungen von trans Personen im Gesundheitswesen sein. Auf derartige Erfahrungen wird im folgenden Kapitel eingegangen (vgl. Kap. 4.2.2).

4.2.2 Individuelle Ebene: Diskriminierungs- und Gewalterfahrungen (inkl. Zwischenfazit)

Auf individueller Ebene des Mehr-Ebenen-Kontextes sind laut dem Health Equity Promotion Modell (Fredriksen-Goldsen et al., 2014) Diskriminierungs- und Gewalterfahrungen zu verorten. Dabei werden – wie bei geschlechtsspezifischer Gewalt – jegliche Formen interpersoneller Gewalt (körperliche, psychische, sexuelle, finanzielle/wirtschaftliche Gewalt) gegen eine Person aufgrund ihrer sexuellen Orientierung und/oder Geschlechtsidentität als eine Form der Diskriminierung von LGBT-Personen verstanden. Diskriminierungs- und Gewalterfahrungen wurden im Rahmen der ‹LGBT Health› zum einen allgemein erfasst, zum anderen mit Blick auf das Schweizer Gesundheitswesen.[55] Dabei wurde jeweils nach

55 Den Befragten wurde einleitend mit folgendem Hinweis erläutert, was wir im Rahmen der Studie unter Diskriminierung und Gewalt verstehen: «Einige Menschen machen Erfahrungen, die ihnen als negativ oder belastend in Erin-

solchen Erfahrungen im gesamten bisherigen Leben (Lebenszeitprävalenz) sowie in den letzten 12 Monaten vor der Befragung (1-Jahresprävalenz) gefragt. Neben der Frage, ob die Befragten solche Situationen erlebt haben, wurden sie auch nach der Häufigkeit gefragt sowie – mit Blick auf das letzte Erlebnis in der Gesundheitsversorgung – danach, durch wen oder was sie Diskriminierung oder Gewalt erfahren haben, und wie sie reagiert haben.

Die Mehrheit der Befragten (73,4 %) hatte noch nie Diskriminierung oder Gewalt aufgrund ihrer sexuellen Orientierung und/oder Geschlechtsidentität in der Schweizer Gesundheitsversorgung erfahren.[56] Bei gut einem Viertel war dies jedoch der Fall (26,6 %), wobei jeweils 13 Prozent angaben, einmal eine solche Erfahrung gemacht zu haben bzw. dass dies mehr als einmal passiert sei. Anders sieht dies aus, wenn es um Erfahrungen von Diskriminierung und Gewalt aufgrund der sexuellen Orientierung und/oder Geschlechtsidentität in anderen Situationen in der Schweiz geht. Hier gaben knapp zwei Drittel der Befragten an (65,0 %), derartige Erfahrungen mindestens einmal in ihrem Leben gemacht zu haben.[57] Bemerkenswert ist, dass – unabhängig vom Kontext – gut zwei Drittel der Befragten (67,6 %),[58] mindestens einmal in ihrem Leben Diskriminierungs- oder Gewalterfahrungen in der Schweiz aufgrund ihrer sexuellen Orientierung oder Geschlechtsidentität gemacht haben.

In den letzten 12 Monaten vor der Befragung hatten 14 Prozent Diskriminierung oder Gewalt in der Gesundheitsversorgung erfahren, 53 Pro-

---

nerung bleiben oder in denen sie diskriminiert wurden. Uns interessiert, ob Sie solche Erfahrungen gemacht haben. Wir verstehen unter **Diskriminierung**, dass Personen aufgrund bestimmter Merkmale einer Gruppe zugeordnet werden (z. B. Frauen, homosexuelle Menschen) und sie deshalb benachteiligt werden, indem sie z. B. beschimpft, beleidigt, ausgegrenzt oder sexuell belästigt werden (z. B. sexistische Bemerkungen oder Witze, aufdringliche Blicke, unerwünschte Berührungen). Diskriminierung kann sich aber auch in Form von körperlicher oder sexueller **Gewalt** darstellen. Es handelt sich auch um Diskriminierung, wenn Menschen aufgrund ihrer (vermeintlichen) Gruppenzugehörigkeit etwas nicht erhalten, was andere bekommen (Respekt, gleiche Bezahlung u. a. m.). Auch können Regeln und Rahmenbedingungen dazu führen, dass Menschen benachteiligt werden.» (Fragebogen ‹LGBT Health›; in Anlehnung an Blawert & Dennert [2020]).

56 1 966 Personen haben Angaben zu dieser Frage gemacht.

57 1 944 Personen haben hierzu Angaben gemacht.

58 Hier konnten die Antworten von 1 888 Personen eingeschlossen werden.

zent (zudem) in anderen Situationen.[59] Unabhängig von der Situation gaben 55 Prozent an, im Jahr vor der Befragung Diskriminierung oder Gewalt aufgrund der sexuellen Orientierung oder Geschlechtsidentität erfahren zu haben.[60]

Dabei zeigten sich sowohl bezüglich der Lebenszeit- als auch bezüglich der 1-Jahresprävalenz signifikante Unterschiede zwischen den Vergleichsgruppen. So hatten im Vergleich zu LGB cis Personen (18,8-22,7%) deutlich mehr trans/non-binäre Personen angegeben (44,4 %), solche Erfahrungen in der Gesundheitsversorgung gemacht zu haben (vgl. Abb. 3).[61] Dies galt ebenfalls für die 1-Jahresprävalenz. Hier hatten 6-10 Prozent der LGB cis Personen und 31 Prozent der trans/non-binären Personen angegeben, Diskriminierung oder Gewalt im Jahr vor der Befragung in der Gesundheitsversorgung erfahren zu haben.[62] Dieser Zusammenhang zwischen sexueller bzw. Geschlechtsidentität und Diskriminierungs-/Gewalterlebnissen war auch unter Berücksichtigung des Alters, Geschlechts (zugewiesen bei Geburt), Bildungsstatus und Nettoeinkommens der Befragten signifikant, wobei trans/non-binäre Personen im Vergleich zu lesbischen cis Frauen (*OR* = 3,72) und bisexuellen cis Personen (*OR* = 3,97) eine rund 4-mal so hohe und im Vergleich zu schwulen cis Männern (*OR* = 2,11) eine 2-mal so hohe Wahrscheinlichkeit hatten, im Leben bereits mindestens einmal in der Schweizer Gesundheitsversorgung Diskriminierung oder Gewalt aufgrund ihrer sexuellen Orientierung und/oder Geschlechtsidentität erfahren zu haben.[63] Darüber hinaus zeigten sich ein signifikanter Geschlechter- und Alterseffekt, wobei Frauen im Vergleich zu Männern (Geschlecht zugeordnet bei Geburt) (*OR* = 2,02)[64] und ältere (30-49 Jahre [*OR* = 1,84]; ab 50 Jahre [*OR* = 1,55])[65] im Vergleich zu jüngeren Personen (15-29 Jahre) eine höhere Wahrscheinlichkeit hatten, bereits derartige Erfahrungen gemacht zu haben. Zwischen Befragten mit einer unterschiedlichen sexuellen Orientierung (FSF*, MSM*, bi-/pansexuelle Personen;

---

59 Zur 1-Jahresprävalenz in der Gesundheitsversorgung lagen Angaben von 1 321 Personen vor, zu der in anderen Situationen in der Schweiz Angaben von 1 294 Befragten.

60 Hierzu konnten Angaben von 1 271 Personen eingeschlossen werden.

61 $\chi^2(3) = 110{,}396; p < .001$

62 $\chi^2(3) = 117{,}183; p < .001$

63 Jeweils $p < .001$

64 $p < .001$

65 $p < .001$ bzw. $p = .020$

vgl. Anhang 1) zeigten sich hingegen keine bedeutenden Unterschiede.[66] D. h. ausschlaggebend war weniger die sexuelle Identität oder sexuelle Orientierung, sondern die Geschlechtsidentität der Befragten. Bemerkenswerterweise waren auch Personen, die sich mindestens einigen wenigen Gesundheitsfachpersonen (medizinisches und Pflegepersonal) gegenüber geoutet haben, häufiger in der Gesundheitsversorgung diskriminiert worden als Personen, die mit keiner Gesundheitsfachperson über ihre sexuelle Orientierung gesprochen hatten.[67] Das Gleiche galt für trans/non-binäre Personen, die mit mindestens einer Gesundheitsfachperson über ihre Geschlechtsidentität gesprochen hatten.[68]

In den letzten 12 Monaten vor der Befragung hatten die befragten trans/non-binären Personen im Vergleich zu den befragten lesbischen cis Frauen (*OR* = 5,99) und schwulen cis Männern (*OR* = 5,75) sogar eine etwa 6-mal so hohe Wahrscheinlichkeit, derartige Erfahrungen in der Gesundheitsversorgung gemacht zu haben, im Vergleich zu den befragten bisexuellen cis Personen eine etwa 5-mal so hohe Wahrscheinlichkeit (*OR* = 4,93).[69]

Da die Schwelle, ab wann ein Verhalten als Diskriminierung oder Gewalt erlebt wird, interindividuell unterschiedlich ist, wurden mit Blick auf negative Erfahrungen in der Schweizer Gesundheitsversorgung in einem weiteren Schritt konkrete Handlungen abgefragt, die die Studienteilnehmer*innen in den letzten 12 Monaten vor der Befragung aufgrund ihrer sexuellen Orientierung und/oder Geschlechtsidentität erfahren haben und die im heutigen Fachdiskurs als diskriminierend oder gewalttätig verstanden werden. Am häufigsten haben die Befragten dabei angegeben, dass ihr eigentliches Problem nicht ernst genommen oder übergangen worden sei (29,6 %), ihnen unangebrachte Fragen zu ihrem Privatleben gestellt worden seien (26,0 %) und/oder Menschen wie sie herabwürdigend dargestellt worden seien (25,1 %). Weitere häufiger genannte Erfahrungen, die zu Leid auf Seiten der Betroffenen führen und ihr Vertrauen in die Gesundheitsversorgung in der Schweiz schädigen dürften, waren eine unzureichende Aufklärung über die Untersuchung oder Behandlung und

66 Entsprechend zeigte sich kein Zusammenhang zwischen der sexuellen Orientierung (sexuelle Identität, sexuelle Anziehung, Sexualverhalten) der Befragten und Diskriminierungs-/Gewalterfahrungen aufgrund der sexuellen Orientierung und/oder Geschlechtsidentität, wenn man das Alter, Geschlecht (zugewiesen bei Geburt), den Bildungsstatus und das Nettoeinkommen der Befragten berücksichtigt.

67 $\chi^2(3) = 33{,}452; p < .001$

68 $\chi^2(3) = 16{,}390; p < .001$

69 Jeweils $p < .001$

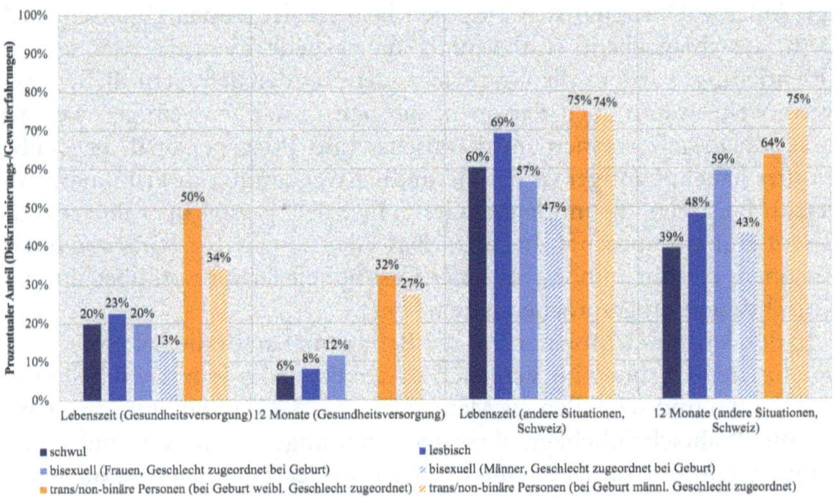

Abbildung 3: Diskriminierungs- und Gewalterfahrungen in der Schweizer Gesundheitsversorgung und in anderen Situationen in der Schweiz (Lebenszeit, letzte 12 Monate), differenziert nach Vergleichsgruppen und Geschlecht (zugeordnet bei Geburt); unadjustierte Schätzungen (Daten: ‹LGBT Health›)

ihre Folgen, die Durchführung von aus Sicht der Patient*innen unnötigen Behandlungen oder Untersuchungen sowie als unnötig grob oder schmerzhaft erlebte Untersuchungen oder Behandlungen (vgl. Abb. 4). Beachtenswert ist, dass jeweils etwa ein Prozent der Befragten von erlebter körperlicher bzw. sexueller Gewalt in der Gesundheitsversorgung berichtet haben, rund 8 Prozent von verbaler sexueller Belästigung (vgl. Abb. 4).

45 Befragte haben zudem andere Diskriminierungs- oder Gewalthandlungen ergänzt. Hier wurde am häufigsten «Misgendering» durch Gesundheitsfachpersonen trotz Outing genannt (n = 25), das heißt das Ansprechen der Person mit dem falschen Pronomen oder anderen nicht der Geschlechtsidentität entsprechenden geschlechtsspezifischen Wörtern (z. B. Herr, Frau). Darüber hinaus wurde von der Verweigerung von Behandlungen oder Untersuchungen (n = 9) und/oder der Kostenübernahme durch die Krankenkasse (n = 7) berichtet. Drei Personen berichteten zudem von sexueller Belästigung bzw. sexuellen Übergriffen in der Behandlung, wie das «Betatschen» durch einen Arzt oder ein «herabwürdigendes und unnötiges Ausziehen». Viele Befragte schilderten Situationen, in denen sie sich nicht ernstgenommen oder gar als Kind behandelt fühlten, oder dass ihre

sexuelle Identität oder Geschlechtsidentität als krankhaft bezeichnet worden war. Andere Schilderungen sprechen dafür, dass die Befragten häufig mit Stereotypen bezüglich ihrer sexuellen Identität oder Geschlechtsidentität konfrontiert werden. So führte die Gleichsetzung von Homosexualität mit Promiskuität[70] bei Befragten zu unnötigen Untersuchungen (insb. HIV-Tests). Auf der anderen Seite führte das Ignorieren der sexuellen Identität der Patient*innen zu unnötigen Untersuchungen. So gab eine befragte lesbische cis Frau an, bei ihr sei ein Schwangerschaftstest gemacht worden, obwohl sie keinen Sex mit Männern habe (und scheinbar auch keinen Kinderwunsch).

Im Vergleich zwischen LGB cis und trans/non-binären Personen fällt auf, dass Letztere die abgefragten Diskriminierungs- und Gewalthandlungen deutlich häufiger in der Gesundheitsversorgung im letzten Jahr vor der Befragung erfahren haben (vgl. Abb. 4). Die einzige Ausnahme stellte die Frage nach einer Andersbehandlung als eingetragene*r Partner*in im Vergleich zu Ehepartner*innen dar. Hier hatten 5 der 18 trans/non-binären Personen in einer eingetragenen oder aufgelösten Partnerschaft geantwortet und eine solche Erfahrung verneint.

Im Rahmen der ‹LGBT Health› wurden die Teilnehmer*innen mit Blick auf das letzte negative Erlebnis außerdem gebeten, anzugeben, durch wen oder was sie Diskriminierung und/oder Gewalt erfahren haben. Dabei war die absolute Mehrheit der zuletzt erlebten Gewalthandlungen in der Gesundheitsversorgung von einer (59,6 %) oder mehreren Personen (20,8 %) ausgegangen.[71] Bei diesen Personen hatte es sich mehrheitlich um Ärzt*innen (57,9 %) sowie Psychotherapeut*innen und Psychiater*innen (15,5 %) gehandelt.[72] In zehn Prozent der Fälle hatte es sich (auch) um eine Pflegekraft, in weiteren sechs Prozent um eine*n Praxisangestellte*n gehandelt. Knapp die Hälfte der Betroffenen hatte nach dem letzten negativen Erlebnis in der Gesundheitsversorgung nichts (weiter) unternommen (46,0 %).[73]

70 Dies berichteten auch 28 Prozent der Befragten in einer deutschen Studie zu Diskriminierung am Arbeitsplatz (Frohn, Meinhold & Schmidt, 2017).

71 Zu dieser Frage lagen Angaben von 361 Personen vor. Die restlichen 20 Prozent haben angegeben, die Diskriminierung sei nicht von einer Person ausgegangen.

72 Von den 290 Personen, die angegeben hatten, dass mind. eine Person an der Situation beteiligt war, hatten 278 Angaben dazu gemacht, um wen es sich gehandelt hat.

73 Insgesamt haben 367 Personen hierzu Angaben gemacht. Die meisten der Personen, die angegeben hatten, nichts (weiter) unternommen zu haben, hatten keinerlei Schritte unternommen.

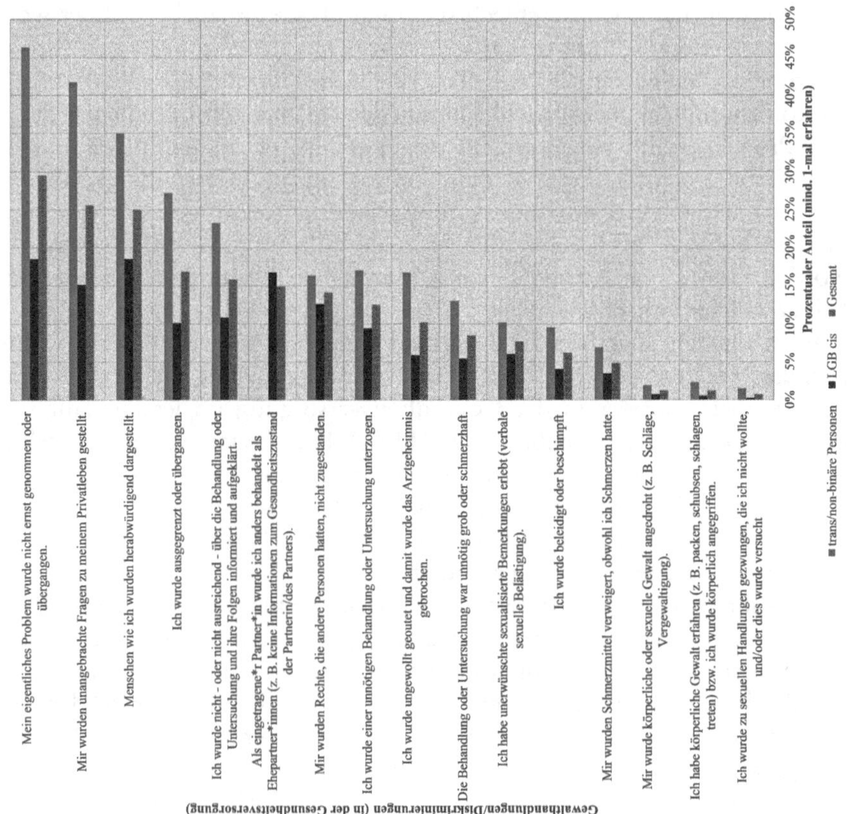

Abbildung 4: Art der letzten Diskriminierungs- und Gewalterfahrung in der Schweizer Gesundheitsversorgung (Daten: ‹LGBT Health›)[74]

29 Prozent haben den Behandler bzw. die Behandlerin gewechselt, und ein Fünftel hat sich (auch) bei Freund*innen, Angehörigen oder Bekannten Unterstützung gesucht. Professionelle Beratung haben sich hingegen nur wenige Personen gesucht (7,4 %), noch weniger haben sich bei einer offiziellen Stelle beschwert (z. B. Ombudsstelle) (4,1 %) oder gar eine Anzeige bei der Polizei erstattet (0,5 %), wobei bei Letzterem zu bedenken ist,

74 Bei der Frage, ob man als eingetragene*r Partner*in anders behandelt worden ist, wurden nur Personen eingeschlossen, die in einer eingetragenen oder aufgelösten Partnerschaft waren.

dass nicht alle geschilderten Vorfälle strafbewährt sind. 29 Personen haben weitere Folgen der letzten negativen Erfahrung genannt. Von ihnen haben 12 angegeben, dass sie das Gespräch mit der jeweiligen Person gesucht haben, diese konfrontiert haben.

Zwischenfazit: Diskriminierungs- und Gewalterfahrungen

In Übereinstimmung mit anderen Studien (Hässler & Eisner, 2020) hat die Mehrheit der im Rahmen der ‹LGBT Health› befragten LGBT-Personen in ihrem Leben und viele innerhalb der letzten 12 Monate vor der Befragung bereits mindestens einmal aufgrund ihrer sexuellen Orientierung und/oder Geschlechtsidentität Diskriminierung und/oder Gewalt erfahren. Gut ein Viertel hatten derartige Erfahrungen bereits in der Gesundheitsversorgung gemacht. Trans/non-binäre Personen waren dabei deutlich häufiger betroffen als LGB cis Personen. Diese starke Betroffenheit von trans/non-binären Personen zeigt sich auch international: Beispielsweise hatten 26 Prozent der im Rahmen einer europäischen Studie befragten trans Personen von Diskriminierungen in der deutschen Gesundheitsversorgung berichtet, 30 Prozent in der französischen Gesundheitsversorgung (FRA, 2014; zusammenfassend: Bartig, Kalkum, Le & Lewicki, 2021). Ebenfalls im Einklang mit den Befunden dieser Studie ist, dass besonders die trans/non-binären Personen – aber auch LGB cis Personen – von Diskriminierung in der Gesundheitsversorgung betroffen waren, die sich gegenüber Gesundheitsfachpersonen geoutet hatten.

Von allen Befragten wurde am häufigsten von Erfahrungen berichtet, bei denen sich die Befragten nicht ernst genommen, ausgegrenzt oder herabgewürdigt fühlten. Gut einem Viertel wurden bereits unangemessene Fragen zu ihrem Privatleben gestellt, und etwa jede*r Zehnte wurde ungewollt geoutet. Viele Schilderungen zeigen, dass LGBT-Personen in der Gesundheitsversorgung mit negativen Stereotypen konfrontiert werden, die sich negativ auf ihre Behandlung auswirken (z. B. durch unnötige Untersuchungen oder der Verweigerung von Untersuchungen oder Behandlungen). Darüber hinaus berichteten jeweils etwa ein Prozent der Befragten von körperlicher bzw. sexueller Gewalt in der Gesundheitsversorgung. Dass dies als hoch einzustufen ist, wird deutlich, wenn man sich vor Augen hält, dass in der genannten europäischen Studie 11 Prozent der befragten LGBTQI-Personen *unabhängig vom Kontext* von erlebter körperlicher und/oder sexueller Gewalt *in den letzten 5 Jahren* vor der Befragung berichtet hat (FRA, 2020), und in der Schweizer Studie von Hässler und Eisner (2020) 8-16 Prozent von körperlicher Gewalt (unabhängig vom Kontext). Die Gewalt und Diskriminierung, die die im Rahmen der ‹LGBT

Health› befragten LGBT-Personen erfahren haben, ging mehrheitlich von einer oder mehreren (Gesundheitsfach-)Personen aus, und die Handlungen blieben für diese in der Regel folgenlos. Viele Betroffene haben nichts unternommen und nur wenige haben sich an eine offizielle Stelle oder Behörde gewandt. Auch dies entspricht den Befunden anderer Studien (FRA, 2014). Zwar wenden sich allgemein nur wenige Opfer von Gewalt und Diskriminierung an Fachpersonen, Fachstellen oder gar die Polizei. Studien zeigen jedoch, dass es neben Gründen, wie Scham oder Angst, LGBT-spezifische Hinderungsgründe für die Inanspruchnahme professioneller Unterstützung gibt (z. B. Angst vor Diskriminierung) (FRA, 2014; FRA, 2020).

All diese negativen Erfahrungen führen zu Leid auf Seiten der LGBT-Menschen und können sich negativ auf ihre psychische Gesundheit auswirken (vgl. Kap. 2.5).[75] Mit Blick auf ihre Gesundheitsversorgung führen die geschilderten Diskriminierungen nicht nur zu einer schlechteren Behandlung durch die Gesundheitsfachpersonen, sie können ebenso dazu führen, dass die Betroffenen das Vertrauen in die Schweizer Gesundheitsversorgung verlieren. Dies wiederum kann zur Folge haben, dass sie von sich aus notwendige Untersuchungen oder Behandlungen nicht wahrnehmen. Vor dem Hintergrund, dass insbesondere trans/non-binäre Personen von Diskriminierung und Gewalt in der Gesundheitsversorgung berichtet haben, überrascht somit nicht, dass diese besonders wenig Vertrauen in die Gesundheitsversorgung zu haben scheinen und aus diesem Grund oder aus Angst vor Diskriminierung bereits auf Gesundheitsleistungen verzichtet haben (vgl. Kap. 4.2.1). Auch dies stimmt mit Befunden anderer Studien überein. So hatten 14 Prozent der im Rahmen der genannten europäischen Studie befragten trans Personen aus Angst vor Diskriminierung auf eine Behandlung verzichtet (FRA, 2014). Welchen Einfluss Diskriminierungs- und Gewalterfahrungen in der Gesundheitsversorgung auf die psychische Gesundheit von LGBT-Menschen in der Schweiz haben, wird in Kapitel 4.4.2 diskutiert.

75 Auf die Befunde zum Einfluss von Diskriminierungs- und Gewalterfahrungen auf die psychische Gesundheit von LGBT-Menschen in der Schweiz wird in Kapitel 4.4.2 detaillierter eingegangen.

4.3 Gesundheitsförderliche und -schädliche Pfade

Im Zentrum des HEP-Modells (Fredriksen-Goldsen et al., 2014) stehen die gesundheitsförderlichen und gesundheitsschädlichen Pfade. Diese werden auf vier Ebenen ausgemacht:
- Verhalten (z. B. Substanzkonsum, körperliche Aktivität, Wahrnehmen von Vorsorgeuntersuchungen),
- soziales Umfeld und Gemeinschaft (z. B. soziales Netzwerk) sowie die psychologische Ebene (z. B. internalisierte Homonegativität) und
- die biologische Ebene.

Im Rahmen beider Umfragen wurden Indikatoren erfasst, die Aussagen zu gesundheitsförderlichen und -schädlichen Verhaltensweisen, dem sozialen Umfeld sowie zur psychologischen Ebene zulassen; biologische Marker, wie z. B. Cortisolwerte, wurden hingegen nicht erfasst. Im Folgenden werden die Ergebnisse für die Indikatoren auf den verschiedenen Ebenen zusammengefasst.

4.3.1 Verhaltensebene

Auf Verhaltensebene wurden in beiden Befragungen (SGB, ‹LGBT Health›) Informationen zur
- körperlichen Aktivität,
- Tabak-, Alkohol- und Drogenkonsum,
- Sexualverhalten und Schutzstrategien sowie zur
- Inanspruchnahme von Gesundheitsleistungen

erfasst. Die Befunde zu den jeweiligen untersuchten Indikatoren werden im Folgenden zusammengefasst.

4.3.1.1 Körperliche Aktivität

Im Rahmen der SGB (2012, 2017) gaben 72 Prozent der Befragten an, mindestens einmal in der Woche in der Freizeit körperliche Aktivitäten auszuführen, die sie zum Schwitzen bringen (z. B. Rennen, Velofahren, Sport treiben).[76] 2017 legten 56 Prozent Wegstrecken im Alltag (auch) mit

76 Insgesamt haben 29 849 Personen (gewichtet) diese Frage beantwortet.

dem Velo oder zu Fuß zurück.[77,78] Dabei zeigten sich hinsichtlich des Ausübens intensiver körperlicher Aktivitäten signifikante Unterschiede zwischen LGB-Personen und der übrigen Bevölkerung. So gaben mehr lesbische (76,8 %), bisexuelle (72,2 %) und heterosexuelle Personen an (71,8 %), sich intensiv körperlich zu betätigen, als schwule Männer (68,5 %) (vgl. Abb. 5). Die Unterschiede waren allerdings statistisch nicht signifikant.[79] Unter Berücksichtigung des Erhebungsjahres, des Alters, Geschlechts (laut Register), Bildungsstatus und des persönlichen Nettoeinkommens der Befragten zeigte sich jedoch ein signifikanter Zusammenhang zwischen dem Sexualverhalten bzw. der sexuellen Identität und körperlicher Aktivität. So hatten schwule Männer (*OR* = 0,63) im Vergleich zur übrigen Bevölkerung eine geringere Wahrscheinlichkeit, intensive körperliche Aktivitäten in der Freizeit auszuüben.[80] Darüber hinaus hatten Personen mit einer höheren Bildung (ab Sekundarstufe II) eine signifikant höhere Wahrscheinlichkeit (*OR* = 1,52-2,02), sich intensiv körperlich zu betätigen, als Personen, die (bisher) keinen oder nur einen obligatorischen Schlussabschluss erreicht hatten.[81] Bezüglich des Zurücklegens von Wegstrecken im Alltag zu Fuß oder mit dem Velo zeigten sich hingegen keine signifikanten Unterschiede zwischen den Vergleichsgruppen.[82] Im Vergleich zu den übrigen Gruppen (55,9-59,2 %) hatten etwas mehr bisexuelle Personen (61,7 %) angegeben, Wegstrecken zu Fuß oder mit dem Velo zurückzulegen. Dieser Zusammenhang war jedoch auch unter Berücksichtigung des Erhebungsjahres, Alters, Geschlechts (laut Register), Bildungsstatus und des persönlichen Nettoeinkommens der Befragten statistisch nicht signifikant. Allerdings hatten Frauen (*OR* = 1,27)[83] im Vergleich zu Männern (Geschlecht laut Register) sowie Personen zwischen 30 und 49 Jahren (*OR* = 1,09)[84] und ab 50 Jahren (*OR* = 1,35)[85] im Vergleich zu jüngeren Personen (16-29 Jahre) eine höhere Wahrscheinlichkeit, sich zu Fuß oder mit dem Velo fortzubewegen.

---

77 Da sich die Fragestellungen zum Zurücklegen von Wegstrecken zu Fuß und/oder mit dem Velo zwischen den beiden Befragungswellen (SGB 2012, 2017) unterscheiden, konnten die Daten nicht zusammengeführt werden. Zu dieser Frage werden daher ausschließlich die Daten der letzten SGB analysiert.

78 Die Frage haben 2017 16 548 Personen (gewichtet) beantwortet.

79 $p = .512$

80 $p = .002$

81 Jeweils $p < .001$

82 $p = .267$

83 $p < .001$

84 $p = .056$

85 $p < .001$

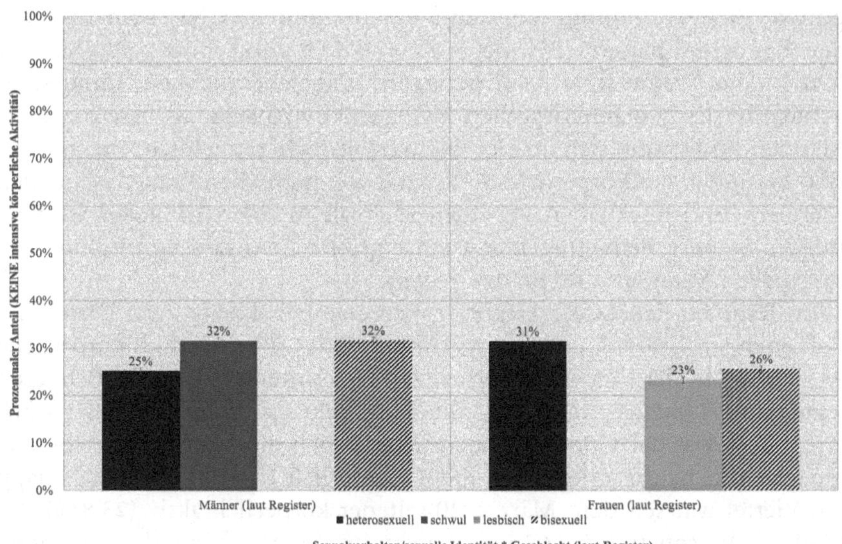

Abbildung 5: Häufigkeit intensiver körperlicher Aktivität (keine), differenziert nach Vergleichsgruppen und Geschlecht (laut Register); unadjustierte Schätzungen (95 % KI) (Daten: SGB 2012, 2017)

Dieser Befund ist insofern interessant, als Studien zeigen, dass lesbische und bisexuelle Frauen im Vergleich zu heterosexuellen Frauen weniger körperlich aktiv sind, schwule und bisexuelle Männer hingegen häufiger als heterosexuelle Männer (vgl. Kap. 2.2). Laut der SGB (2012, 2017) gaben im Vergleich zu heterosexuellen Frauen (68,6 %) jedoch mehr lesbische (76,8 %) und bisexuelle Frauen (74,5 %) an, mindestens einmal pro Woche intensiv körperlich aktiv zu sein.[86] Wurde dieser Zusammenhang auf Alter, Bildungsstatus und persönliches Nettoeinkommen kontrolliert, war er jedoch statistisch nur noch tendenziell (bisexuelle Frauen) bzw. nicht mehr statistisch signifikant.[87] Bezüglich der schwulen Männer galt hingegen das Gegenteil: Diese übten im Vergleich zu heterosexuellen Männern tendenziell seltener intensive körperliche Aktivitäten aus (68,5 % vs. 74,9 %). Bisexuelle Männer waren ähnlich häufig körperlich aktiv (68,4 %) wie die schwulen Männer.[88] Unter Berücksichtigung des Erhebungszeit-

86 $\chi^2(2) = 8{,}882; p = .012$
87 Lesbische Frauen: $p = .404$, bisexuelle Frauen: $p = .077$
88 $\chi^2(2) = 10{,}170; p = .006$

punkts, Alters, Bildungsstatus und des persönlichen Nettoeinkommens der Befragten hatten schwule (*OR* = 0,62)[89] und bisexuelle Männer (*OR* = 0,66)[90] eine signifikant geringere Wahrscheinlichkeit, mindestens 1-2-mal in der Woche körperlich intensiv aktiv zu sein, als heterosexuelle Männer. Inwieweit sich in der Schweiz jedoch tatsächlich ein anderes Bild bezüglich der körperlichen Aktivität von lesbischen Frauen, schwulen Männern und bisexuellen Personen zeigt als in internationalen Studien, müssen weitere Befragungen mit einer größeren Anzahl von homo- und bisexuellen Männern und Frauen zeigen.

Im Rahmen der ‹LGBT Health› gaben ebenfalls knapp zwei Drittel der Befragten an (65,6 %), mindestens einmal in der Woche durch körperliche Aktivitäten in der Freizeit ins Schwitzen zu kommen.[91] Fast alle Befragten legten im Alltag (auch) Wege mit dem Velo und/oder zu Fuß zurück (95,3 %).[92] Vor der Corona-Pandemie hatte sich die Mehrheit der Befragten genauso häufig oder sogar mehr körperlich betätigt (76,2 %); knapp ein Viertel war seit dem März 2020 seltener körperlich aktiv (23,8 %).[93,94] LGB cis Personen (65,6-68,5 %) haben im Vergleich zu den befragten trans/non-binären Personen (59,8 %) deutlich häufiger angegeben, sich intensiv körperlich zu betätigen.[95] Dieser Zusammenhang zwischen der sexuellen Identität bzw. Geschlechtsidentität und der Häufigkeit intensiver körperlicher Aktivität war unter Berücksichtigung des Alters, Geschlechts (zugeordnet bei Geburt), Bildungsstatus und des persönlichen Nettoeinkommens der Befragten sowie allfälliger Veränderungen in der Häufigkeit seit der Pandemie statistisch nicht signifikant.[96] Damit deuten die Befunde der ‹LGBT Health› in die gleiche Richtung wie andere Studien, die gezeigt haben, dass trans/non-binäre Personen seltener körperlich intensiv aktiv sind als cis Personen (vgl. Kap. 2.2). Zu bedenken ist dabei aber, dass im Rahmen der ‹LGBT Health› ausschließlich LGB cis Personen befragt

89 $p = .001$

90 $p = .006$

91 Hierzu haben insgesamt 1 925 Personen Angaben gemacht.

92 Hierzu hatten 2 023 Personen Angaben gemacht.

93 Hierzu haben 2 003 eindeutige Angaben gemacht.

94 Der sog. Social Monitor zeigt, dass die Häufigkeit körperlicher Aktivitäten im Verlauf der Pandemie geschwankt hat. Mit steigenden Temperaturen und der Möglichkeit, sich draußen zu betätigen, haben intensivere körperliche Aktivitäten zugenommen, im Herbst mit erneut stärkeren Restriktionen hingegen wieder abgenommen (vgl. https://covid19.ctu.unibe.ch/).

95 $\chi^2(3) = 10{,}411$; $p = .001$

96 Lesbische cis Frauen: $p = .335$; schwule cis Männer: $p = .078$; bisexuelle cis Personen: $p = .576$

wurden und somit kein Vergleich zu heterosexuellen cis Personen möglich war.

Zwischenfazit: Körperliche Aktivität

Im Vergleich zu heterosexuellen Frauen waren lesbische und bisexuelle Frauen etwas häufiger in ihrer Freizeit körperlich intensiv aktiv. Schwule und bisexuelle Männer waren im Vergleich zu heterosexuellen Männern hingegen seltener körperlich intensiv aktiv. Beide Befunde überraschen, insofern andere Studien zeigen, dass schwule Männer häufiger körperlich aktiv sind als heterosexuelle Männer, während lesbische Frauen im Vergleich zu heterosexuellen Frauen sich seltener körperlich intensiv betätigen (vgl. Kap. 2.2). Im Rahmen der vorliegenden Studie kann nicht abschließend geklärt werden, inwiefern es sich um einen Stichprobeneffekt handelt, oder ob die Schweiz hier tatsächlich einen ‹Sonderfall› darstellt. Allerdings deuten die Befunde zum Body-Maß-Index in dieselbe Richtung (vgl. Kap. 4.4.1.7). Mit Blick auf trans/non-binäre Personen stützen die Ergebnisse tendenziell die Befunde anderer Studien (vgl. Kap. 2.2), insofern diese seltener in ihrer Freizeit körperlich intensiv aktiv sind als LGB cis Personen.

4.3.1.2 Tabakkonsum

Insgesamt 30 Prozent der im Rahmen der SGB (2012, 2017) befragten Personen rauchten zumindest gelegentlich Tabak.[97] Jeweils etwa die Hälfte der Raucher*innen gab an, bis zu 10 Zigaretten am Tag zu rauchen (14,7 %) bzw. mehr als 10 Zigaretten (15,1 %).[98] Mehrheitlich rauchten die Befragten ausschließlich Zigaretten (80,1 % der Raucher*innen).[99] Dabei zeigten sich deutliche Unterschiede zwischen den Vergleichsgruppen, wobei LGB-Personen (36,1-46,9 %) signifikant häufiger Tabak rauchten als die übrige Bevölkerung (29,6 %) (vgl. Abb. 6).[100] Dieser Zusammenhang zwischen dem Sexualverhalten bzw. der sexuellen Identität und dem Tabakkonsum war auch unter Berücksichtigung des Erhebungsjahres, Alters, Geschlechts (laut Register), Bildungsstatus und des persönlichen Nettoein-

97 Diese Frage haben insgesamt 29 914 Personen (gewichtet) beantwortet.
98 Hierzu lagen Angaben von 29 843 Personen (gewichtet) vor.
99 Zur Art der gerauchten Tabakware lagen Angaben von 8 722 Raucher*innen (gewichtet) vor.
100 $\chi^2(3) = 100{,}024$; $p < .001$

kommens der Befragten statistisch signifikant. So hatten im Vergleich zu heterosexuellen Personen lesbische Frauen (*OR* = 2,01)[101] und bisexuelle Personen (*OR* = 2,23)[102] eine signifikant höhere Wahrscheinlichkeit, zumindest gelegentlich Tabak zu rauchen. Die befragten LGB-Personen (20,7-23,4 %) rauchten außerdem häufiger mehr als 10 Zigaretten am Tag als die übrige Bevölkerung (14,9 %). Auch dieser Zusammenhang blieb unter Berücksichtigung des Erhebungsjahres, Alters und Geschlechts (laut Register) statistisch signifikant.[103] Besonders häufig gehören schwule Männer zu den stärkeren Tabakrauchern. Allerdings hatten schwule Männer im Vergleich zur übrigen Bevölkerung in den letzten 12 Monaten vor der Befragung häufiger versucht, mit dem Tabakkonsum aufzuhören (36,1 % vs. 27,9%). Lesbische Frauen (15,6 %) und bisexuelle Personen (27,1 %) hatten dies hingegen seltener bzw. ähnlich häufig versucht wie heterosexuelle Personen. Der gefundene Unterschied war allerdings statistisch nicht signifikant.[104] Hinsichtlich des Wunsches, künftig mit dem Tabakkonsum aufzuhören, zeigten sich keine bedeutenden Unterschiede zwischen den Vergleichsgruppen, auch wenn etwas weniger heterosexuelle Personen (46,9 %) und schwule Männer (41,5 %) diesen Wunsch geäußert hatten als lesbische Frauen (55,6 %) und bisexuelle Personen (49,6 %).[105]

Die Befunde entsprechen somit Ergebnissen anderer Studien, wonach LGB-Personen in der Schweiz und in anderen Ländern häufiger Tabak rauchen als die übrige Bevölkerung. Darüber hinaus haben Studien gezeigt, dass schwule Männer häufiger rauchen als heterosexuelle Männer (vgl. Kap. 2.4). Dies zeigte sich auch für die Schweiz. Hier rauchten deutlich mehr schwule (36,1 %) und bisexuelle Männer (41,8 %) Tabak als heterosexuelle Männer (33,5 %).[106,107] Unter Berücksichtigung des Erhebungsjahres, Alters, Bildungsstatus und persönlichen Nettoeinkommens der Befragten hatten jedoch einzig die bisexuellen Männer im Vergleich

---

101 $p = .003$

102 $p < .001$

103 Schwule Männer: *OR* = 1,36; $p = .058$ (tendenziell statistisch signifikant); lesbische Frauen: *OR* = 2,18; $p = .006$; bisexuelle Personen: *OR* = 1,96; $p < .001$. Bei der Interpretation dieses Befundes ist allerdings zu berücksichtigen, dass die Angaben von vergleichsweise wenigen lesbischen Frauen in die Analysen eingeschlossen werden konnten, so dass die Gruppen entsprechend klein sind.

104 $p = .152$

105 $p = .564$

106 Die Frage haben 15 363 Männer (Geschlecht laut Register) (gewichtet) beantwortet.

107 $\chi^2(2) = 8{,}096; p = .017$

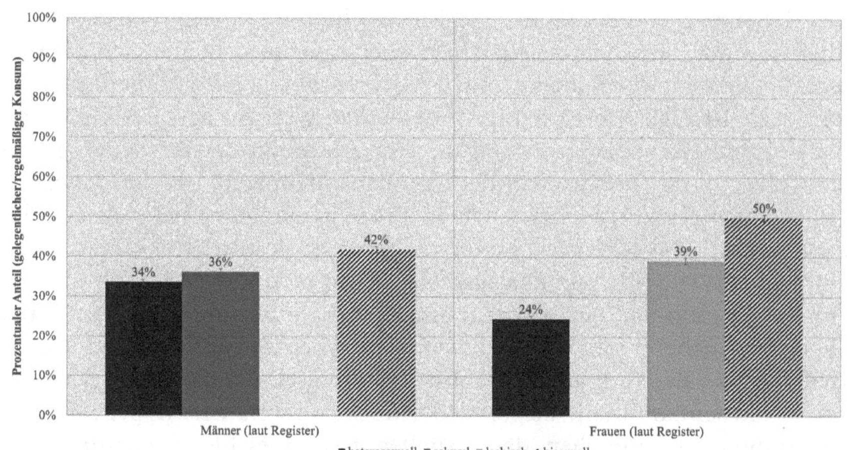

Abbildung 6: Tabakkonsum (zumindest gelegentlich), differenziert nach Vergleichsgruppen und Geschlecht (laut Register); unadjustierte Schätzungen (95 % KI) (Daten: SGB 2012, 2017)

zu den heterosexuellen Männern eine signifikant höhere Wahrscheinlichkeit, zumindest gelegentlich Tabak zu rauchen (*OR* = 1,53).[108] Auch die befragten lesbischen (39,0 %) und bisexuellen Frauen (49,9 %) rauchten deutlich häufiger als heterosexuelle Frauen (25,4 %).[109,110] Unter Berücksichtigung der genannten Merkmale zeigte sich ein statistisch signifikanter Zusammenhang zwischen dem Sexualverhalten bzw. der sexuellen Identität der Frauen und dem Tabakkonsum, wobei lesbische (*OR* = 2,00)[111] und bisexuelle Frauen (*OR* = 2,73)[112] im Vergleich zu heterosexuellen Frauen eine deutlich höhere Wahrscheinlichkeit hatten, zumindest gelegentlich zu rauchen.

Die ‹LGBT Health› zeichnet ein ähnliches Bild. Auch hier gab die überwiegende Mehrheit (68,3 %) an, nicht (mehr) Tabak zu rauchen.[113] Von

108 $p = .003$
109 Insgesamt hatten 14 552 Frauen (Geschlecht laut Register) (gewichtet) diese Frage beantwortet.
110 $\chi^2(2) = 131{,}422; p < .001$
111 $p = .003$
112 $p < .001$
113 Hierzu hatten 2 060 Personen Angaben gemacht.

den Raucher*innen der ‹LGBT Health› rauchten 63 Prozent täglich.[114] Die überwiegende Mehrheit der Raucher*innen rauchte ausschließlich Zigaretten.[115] 8 Prozent der Raucher*innen rauchten *mehr* und ein Fünftel rauchten *bis zu* 10 Zigaretten am Tag.[116] Bemerkenswert ist, dass gut die Hälfte der befragten Raucher*innen angab, zum Zeitpunkt der Befragung gleich viel Tabak zu rauchen wie vor der Coronapandemie; 30 Prozent gaben sogar an, weniger zu rauchen, und 16 Prozent rauchten mehr als vor der Pandemie.[117] Am seltensten gaben die befragten lesbischen cis Frauen an, zu rauchen (28,5 %). Von den restlichen Gruppen rauchte jeweils in etwa ein Drittel (30,3-34,7 %), wobei trans/non-binäre Personen am häufigsten angegeben haben, Tabak zu rauchen. Unter Berücksichtigung des Alters, Geschlechts (zugeordnet bei Geburt), Bildungsabschlusses und persönlichen Nettoeinkommens zeigte sich jedoch kein statistisch bedeutsamer Zusammenhang zwischen der sexuellen bzw. Geschlechtsidentität und dem Tabakkonsum. Auch bezüglich der Anzahl der konsumierten Zigaretten am Tag (keine, bis zu 10 Zigaretten, mehr als 10 Zigaretten) konnte in der ‹LGBT Health› kein signifikanter Zusammenhang mit der sexuellen bzw. Geschlechtsidentität der Befragten gefunden werden. Im Vergleich zu LGB cis Personen (28,4 %) hatten mehr trans/non-binäre Personen (39,3 %) bereits versucht, mit dem Tabakkonsum aufzuhören. Den Wunsch, dies zu tun, äußerten hingegen in erster Linie schwule cis Männer (45,6 %) und lesbische cis Frauen (39,3 %). Von den befragten bisexuellen cis Personen und trans/non-binären Personen waren es jeweils in etwa 30 Prozent (30,7 % bzw. 27,8 %).

4.3.1.3 Alkoholkonsum

Nur 14 Prozent der Bevölkerung war laut SGB (2012, 2017) abstinent.[118] 81 Prozent zeigten einen regelmäßigen Alkoholkonsum mit geringem Risiko, die restlichen 5 Prozent wiesen ein chronisch risikohaftes Trink-

---

114 Insgesamt haben 2 060 Personen diese Frage beantwortet, davon waren 655 Raucher*innen.

115 Inkl. selbstgedrehte Zigaretten. Insgesamt haben 2 045 Personen diese Frage beantwortet, davon waren 633 Raucher*innen.

116 Insgesamt haben 1 979 Personen diese Frage beantwortet, davon waren 571 Raucher*innen.

117 Diese Fragen haben 611 Raucher*innen beantwortet.

118 Zum chronischen Alkoholkonsum lagen Angaben von 29 916 Personen (gewichtet) vor.

verhalten auf. Die Einteilung des Risikos bezieht sich dabei auf die pro Tag durchschnittlich konsumierte Menge Alkohol. Von einem mittleren Risiko wird bei Männern bei einem Konsum von 40-60g Alkohol am Tag gesprochen, bei Frauen ab 20-40g. Dieser chronisch risikoreiche Konsum ist vom punktuell übermäßigen Konsum zu unterscheiden. Hier wird von einem risikohaftem Konsum gesprochen, wenn mindestens einmal im Monat vier (Frauen) bzw. fünf (Männer) Gläser Alkohol bei einem Anlass getrunken werden («Rauschtrinken») (Gmel, Kuendig, Notari & Gmel, 2017). Hier gab die Mehrheit der Befragten der SGB (2017) an, dies nie oder weniger als einmal im Monat zu tun (83,1 %).[119] 17 Prozent taten dies mindestens einmal im Monat. In Bezug auf beide risikohaften Konsumformen zeigten sich signifikante Unterschiede zwischen den Vergleichsgruppen (vgl. Abb. 7, 8). So wiesen die befragten lesbischen Frauen und bisexuellen Personen (SGB 2012, 2017) deutlich häufiger ein chronisch risikohaftes Trinkverhalten (mittleres bis erhöhtes Risiko) auf (11,0 % bzw. 9,2 %) als die übrige Bevölkerung (4,5 %). Die befragten schwulen Männer wiesen hingegen in etwa gleich häufig ein risikohaftes Trinkverhalten auf (4,7 %).[120] Allerdings zeigen sie im Vergleich zur übrigen Bevölkerung (16,7 %) häufiger mindestens einmal im Monat einen episodischen risikohaften Konsum («Rauschtrinken»; SGB 2017) (25,2 %) (vgl. Abb. 8). Die befragten bisexuellen Personen (23,5 %) und lesbischen Frauen (19,7 %) hatten ebenfalls häufiger als die übrige Bevölkerung, aber etwas seltener als die befragten schwulen Männer angegeben, mindestens einmal im Monat vier bzw. fünf Gläser Alkohol bei einem Anlass zu trinken.[121]

Für bisexuelle Personen zeigte sich dieser Zusammenhang zwischen Sexualverhalten bzw. sexueller Identität und chronischem Trinkverhalten auch unter Berücksichtigung des Erhebungsjahres, Alters, Geschlechts (laut Register), Bildungsstatus und des persönlichen Nettoeinkommens der Befragten. Danach hatten bisexuelle im Vergleich zu heterosexuellen Personen eine höhere Wahrscheinlichkeit, chronisch ($OR = 2{,}29$) und episodenhaft ($OR = 1{,}57$) risikohaftes Trinkverhalten zu zeigen.[122] Für

---

119 Insgesamt haben 16 571 Personen der SGB 2017 (gewichtet) diese Frage beantwortet.

120 $\chi^2(3) = 39{,}587$; $p < .001$; hierbei ist zu berücksichtigen, dass eine Zelle erwartete Häufigkeiten von weniger als 5 aufwies, die Ergebnisse können somit fehlerhaft sein.

121 $\chi^2(3) = 15{,}881$; $p < .001$

122 $p < .001$ bzw. $p = .006$

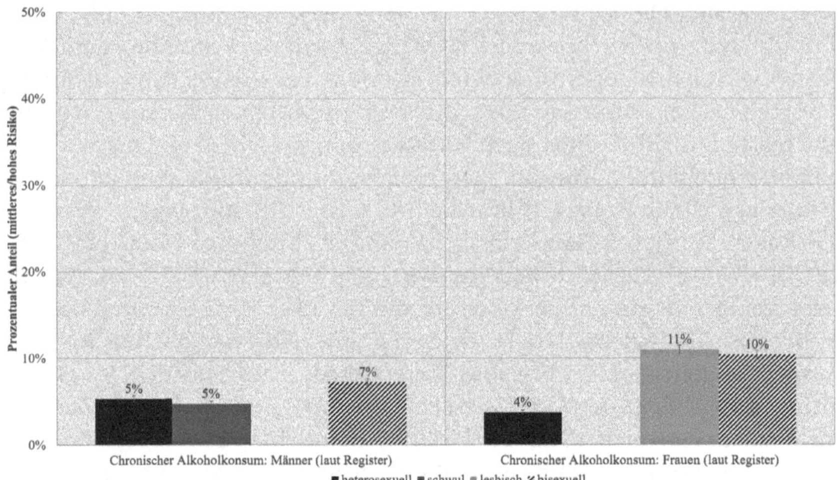

Abbildung 7: Chronisch risikohafter Alkoholkonsum (mittleres-hohes Risiko), differenziert nach Vergleichsgruppen und Geschlecht (laut Register); unadjustierte Schätzungen (95 % KI) (Daten: SGB 2012, SGB 2017)

homosexuelle Personen zeigte sich dieser Zusammenhang jedoch nicht.[123] Darüber hinaus spielt das Geschlecht (laut Register) der Befragten hierbei eine Rolle. Hierfür sprechen ebenfalls die Befunde des Suchtmonitoring Schweiz (Gmel et al., 2017). So hatten Männer im Vergleich zu Frauen sowohl eine deutlich höhere Wahrscheinlichkeit, chronisch risikohaftes Trinkverhalten (SGB 2012, 2017) zu zeigen als dies nicht zu tun (OR = 1,44)[124] als auch episodisch risikohaft Alkohol (SGB 2017) zu konsumieren (OR = 1,96).[125] Betrachtet man das Trinkverhalten von Männern und Frauen (Geschlecht laut Register) getrennt voneinander, zeigt sich, dass bisexuelle Männer etwas häufiger chronisch risikohaftes Trinkverhalten zeigen (7,2 %) als heterosexuelle (5,3 %) und schwule Männer (4,7 %) (vgl. Abb. 7). Dieser Unterschied war aber statistisch nicht signifikant.[126] Ebenso sah es beim episodisch risikohaften Trinkverhalten (SGB 2017)

---

123 Aufgrund der geringen Fallzahlen wurden schwule Männer und lesbische Frauen für diese Analysen zu einer Gruppe zusammengenommen.

124 $p < .001$

125 $p < .001$

126 $p = .360$

aus, wobei hier die befragten schwulen (25,2 %) und bisexuellen Männer (25,0 %) im Vergleich zu den heterosexuellen Männern (21,6 %) etwas häufiger angaben, dies mindestens einmal im Monat zu tun (vgl. Abb. 8).[127] Der gefundene Zusammenhang war aber auch unter Berücksichtigung des Erhebungsjahres, Alters, Bildungsstatus und des persönlichen Nettoeinkommens der Befragten statistisch nicht signifikant. Allerdings zeigte sich, dass 15-29-jährige Männer im Vergleich zu älteren Männern (30-49 Jahre, ab 50 Jahre) eine höhere Wahrscheinlichkeit hatten, episodisch risikohaft zu trinken (*OR* = 1,90 bzw. 2,70).[128] Dieser Alterseffekt konnte auch in anderen Studien gezeigt werden (Gmel et al., 2017).

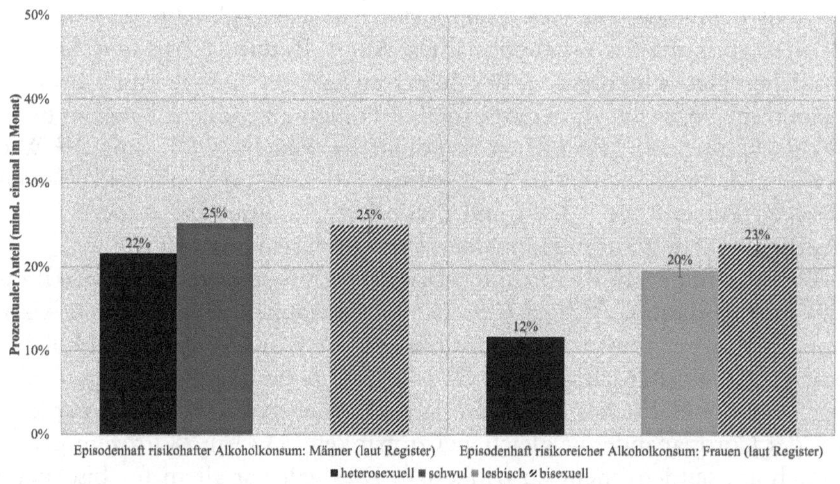

Abbildung 8: Episodisch risikohafter Alkoholkonsum (mind. 1-mal im Monat), differenziert nach Vergleichsgruppen und Geschlecht (laut Register); unadjustierte Schätzungen (95 % KI) (Daten: SGB 2017)

Bei den befragten Frauen (laut Register) zeigte sich ein anderes Bild: Hier gaben mehr lesbische (11,0 %) und bisexuelle Frauen an (10,4 %), chronisch risikohaft zu trinken, als heterosexuelle Frauen (3,7 %) (vgl.

127 $p = .436$
128 Jeweils $p < .001$

Abb. 7).[129] Aufgrund der geringen Anzahl lesbischer Frauen wurden für die Berechnung der Gruppenunterschiede lesbische und bisexuelle Frauen in eine Gruppe gefasst und mit den heterosexuellen Frauen verglichen. Unter Berücksichtigung des Erhebungsjahres, Alters, Bildungsstatus und des persönlichen Nettoeinkommens der Befragten hatten lesbische und bisexuelle Frauen im Vergleich zu heterosexuellen Frauen eine 3-mal höhere Wahrscheinlichkeit, chronisch risikohaft zu trinken ($OR = 2{,}95$).[130] Der gleiche Zusammenhang zeigte sich beim episodisch risikohaften Alkoholkonsum (SGB 2017). Hier hatten jeweils knapp ein Fünftel der lesbischen und bisexuellen Frauen (19,7 % bzw. 22,7 %) angegeben, mindestens einmal im Monat episodisch risikohaft zu trinken, während dies bei 12 Prozent der heterosexuellen Frauen der Fall war (vgl. Abb. 8).[131] Unter Berücksichtigung des Erhebungsjahres, Alters, Bildungsstatus und des persönlichen Nettoeinkommens der Befragten hatten lesbische und bisexuelle Frauen im Vergleich zu heterosexuellen Frauen eine knapp 2-mal so hohe Wahrscheinlichkeit, episodisch risikohaft zu trinken ($OR = 1{,}65$).[132] Wie bei den Männern, hatten die 15-29-jährigen Frauen im Vergleich zu 30-49-jährigen Frauen ($OR = 2{,}49$) und Frauen ab 50 Jahre ($OR = 2{,}65$)[133] eine deutlich höhere Wahrscheinlichkeit, episodisch risikohaft zu trinken.

Elf Prozent der im Rahmen der ‹LGBT Health› befragten Personen tranken *keinen* Alkohol.[134] Fünf Prozent (4,8 %) tranken jedoch täglich Alkohol. 53 Prozent tranken (eher) selten vier bzw. fünf Gläser Alkohol bei einem Anlass («Rauschtrinken»).[135] 8 Prozent taten dies jedoch (eher) häufig. Etwa die Hälfte der Befragten hatte angegeben, im Vergleich zur Zeit vor der Coronapandemie gleich viel zu trinken (53,4 %); 28 Prozent gaben jedoch an, seitdem mehr zu trinken.[136] Dies galt vor allem für bisexuelle cis Personen (35,3 % vs. 24,8-27,9 %). Bemerkenswert ist, dass die befrag-

129 $\chi^2(2) = 57{,}390$; $p < .001$; hierbei ist zu berücksichtigen, dass eine Zelle erwartete Häufigkeiten von weniger als 5 hatte; die Ergebnisse können somit fehlerhaft sein.

130 $p < .001$; aufgrund der geringen Fallzahlen wurden die befragten lesbischen und bisexuellen Frauen für die Analysen zu einer Gruppe zusammengenommen.

131 $\chi^2(2) = 20{,}885$; $p < .001$

132 $p < .001$

133 Jeweils $p < .001$

134 Insgesamt haben 2 063 Personen hierzu Angaben gemacht.

135 Insgesamt haben hierzu 1 758 Personen Angaben gemacht. Hinsichtlich der Frage des Rauschtrinkens wurde zum einen das Geschlecht bei der Geburt berücksichtigt, zum anderen ob sich die befragte Person einer Hormontherapie im Rahmen der Transition unterzieht.

136 Diese Frage haben 1 783 Personen beantwortet.

ten trans/non-binären Personen (19,3 %) im Vergleich zu den LGB cis Personen (7,9 %) insgesamt deutlich häufiger keinen Alkohol tranken[137] und auch seltener episodisch risikohaft tranken[138] (vgl. Abb. 9). Von den LGB cis Personen tranken schwule cis Männer (7,5 %) häufiger täglich Alkohol als bisexuelle cis Personen (2,6 %) und lesbische cis Frauen (3,6 %). Dies galt auch für den episodischen risikohaften Alkoholkonsum (vgl. Abb. 9). Unter Berücksichtigung des Alters und Geschlechts (zugeordnet bei Geburt) sowie der Frage, ob sich ihr Trinkverhalten seit der Pandemie geändert hat, war der Zusammenhang zwischen der sexuellen und/oder Geschlechtsidentität und dem Trinkverhalten jedoch statistisch nicht mehr signifikant. Das galt auch, wenn man Frauen und Männer (zugeordnetes Geschlecht bei Geburt) getrennt voneinander betrachtet.

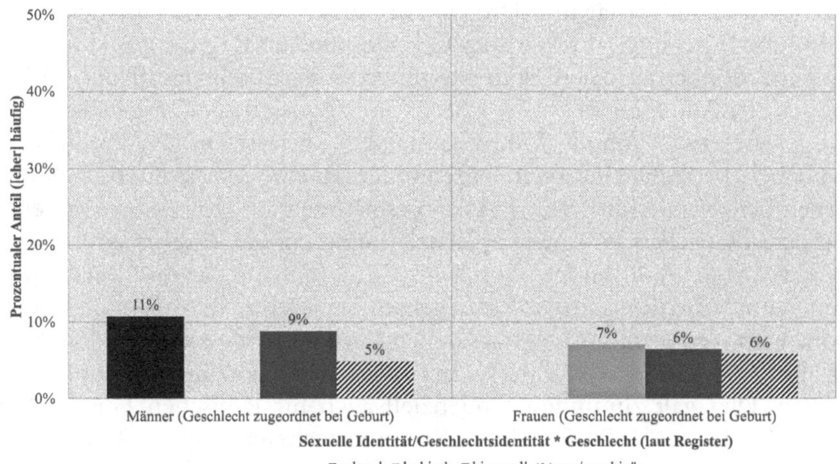

Abbildung 9: Episodisch risikohafter Alkoholkonsum ([eher] häufig), differenziert nach Vergleichsgruppen und Geschlecht (zugeordnet bei Geburt); unadjustierte Schätzungen (Daten: ‹LGBT Health›)

4.3.1.4 Konsum psychotroper Substanzen (Drogenkonsum)

71 Prozent der Bevölkerung im Alter zwischen 16 und 74 Jahren hatte noch *nie* psychotrope Substanzen (Drogen) konsumiert.[139] Bei 22 Prozent

137 $\chi^2(2) = 51{,}857; p < .001$
138 $\chi^2(2) = 57{,}292; p < .001$
139 29 877 Personen hatten hierzu Angaben gemacht.

war der Konsum mehr als 12 Monate her, die restlichen 7 Prozent hatten im letzten Jahr vor der Befragung psychotrope Substanzen konsumiert. Die gleiche Verteilung zeigte sich auch bezüglich des Konsums von Cannabis. Sog. «harte Drogen»[140] (z. B. Kokain, Heroin) hatten 6 Prozent bereits mindestens einmal im Leben konsumiert.[141] Dabei hatten LGB-Personen signifikant häufiger Drogen konsumiert als die übrige Bevölkerung (vgl. Abb. 10). Dies galt für Cannabis wie für andere illegale Drogen. Insbesondere schwule Männer und bisexuelle Personen hatten bereits Drogen konsumiert. So hatten 62 Prozent der befragten bisexuellen Personen und 45 Prozent der schwulen Männer angegeben, bereits einmal im Leben Drogen konsumiert zu haben; heterosexuelle Personen (28,0 %) und lesbische Frauen (37,8 %) hatten dies hingegen seltener angegeben (vgl. Abb. 10).[142] Dieser Zusammenhang zwischen dem Sexualverhalten bzw. der sexuellen Identität und Drogenkonsum war auch unter Berücksichtigung des Erhebungsjahres, Alters, Geschlechts (laut Register), Bildungsstatus und des persönlichen Nettoeinkommens statistisch signifikant. Dabei hatten schwule Männer (*OR* = 1,38)[143] im Vergleich zur übrigen Bevölkerung eine etwas höhere Wahrscheinlichkeit, bereits Drogen konsumiert zu haben, bisexuelle Personen hatten hingegen eine deutlich höhere Wahrscheinlichkeit hierfür (*OR* = 4,36)[144]. Lesbische Frauen hatten im Vergleich zu heterosexuellen Personen tendenziell eine höhere Wahrscheinlichkeit, bereits Drogen konsumiert zu haben (*OR* = 1,53).[145] Darüber hinaus hatten – unter Berücksichtigung der genannten Merkmale – bisexuelle Personen im Vergleich zu heterosexuellen Personen eine signifikant höhere Wahrscheinlichkeit (*OR* = 4,29), bereits einmal Cannabis konsumiert zu haben. Dies galt zumindest tendenziell auch für lesbischen Frauen und schwule Männer.[146] Bezüglich des Konsums weiterer illegaler Drogen (ohne Cannabis) hatten schwule Männer (*OR* = 2,38)[147], lesbische Frauen (*OR* = 3,24) und bisexuelle Personen (*OR* = 5,54) im Vergleich zur übrigen Bevölkerung ebenfalls eine höhere Wahrscheinlichkeit (*OR* = 2,52),[148] die-

140 Der Begriff «harte Drogen» wurde in der SGB verwendet.
141 29 881 Personen haben hierzu Angaben gemacht.
142 $\chi^2(3) = 359{,}071; p < .001$
143 $p = .023$
144 $p < .001$
145 $p = 0.77$
146 Schwule Männer: *OR* = 1,30; $p = .064$; bisexuelle Personen: *OR* = 4,29; $p < .001$; lesbische Frauen: *OR* = 1,54; $p = .072$
147 $p < .001$
148 Jeweils $p < .001$

se Substanzen konsumiert zu haben. Bei der Interpretation dieser Befunde ist allerdings die vergleichsweise geringe Zahl von befragten LGB-Personen zu berücksichtigen.

Daneben zeigte sich ein signifikanter Alters- und Geschlechtseffekt. So hatten Männer im Vergleich zu Frauen (Geschlecht laut Register) und 16-29-Jährige im Vergleich zu Personen ab 30 Jahren eine deutlich höhere Wahrscheinlichkeit, Drogen konsumiert zu haben.[149] Betrachtet man den Konsum illegaler psychotroper Substanzen (inkl. Cannabis) von Männern und Frauen getrennt, zeigt sich, dass – unter Berücksichtigung des Erhebungsjahres, Alters, Bildungsstatus und des persönlichen Nettoeinkommens der Befragten – schwule (OR = 1,39)[150] und bisexuelle Männer (OR = 2,57)[151] im Vergleich zu heterosexuellen Männern eine höhere Wahrscheinlichkeit hatten, bereits Drogen konsumiert zu haben. Auch in Bezug auf den Cannabiskonsum hatten schwule (OR = 1,31)[152] und bisexuelle (OR = 2,48)[153] Männer eine höhere Wahrscheinlichkeit, bereits einmal Cannabis konsumiert zu haben. Noch deutlicher wird der Zusammenhang zwischen Sexualverhalten bzw. sexueller Identität und Drogenkonsum, wenn man den Konsum illegaler Substanzen ohne Cannabis betrachtet. So hatten – unter Berücksichtigung der genannten Merkmale – schwule (OR = 2,43) und bisexuelle Männer (OR = 4,58) im Vergleich zu heterosexuellen Männern eine deutlich höhere Wahrscheinlichkeit, diese Substanzen konsumiert zu haben.[154]

Bei den Frauen zeigte sich ein ähnliches Bild: So hatten im Vergleich zu heterosexuellen Frauen – unter Berücksichtigung des Erhebungsjahres, Alters, Bildungsstatus und des persönlichen Nettoeinkommens der Befragten – bisexuelle Frauen eine signifikant höhere Wahrscheinlichkeit, illegale Drogen (inkl. Cannabis) konsumiert zu haben (OR = 5,97).[155] Der Unterschied zwischen heterosexuellen und lesbischen Frauen war hingegen unter Berücksichtigung dieser Merkmale statistisch nicht mehr signifikant.[156] In Bezug auf den Cannabiskonsum zeichnet sich ein ähnliches Bild ab. Während bisexuelle Frauen eine signifikante und deutlich

---

149 Männer: OR = 1,66; p < .001; 16-29-Jährige im Vergleich zu 30-49-Jährigen: OR = 1,44; p < .001, im Vergleich zu Personen ab 50 Jahren: OR = 4,18; p = .000

150 p = .011

151 p < .001

152 p = .057 (tendenziell statistisch signifikant)

153 p < .001

154 Jeweils p < .001

155 p < .001

156 p = .139

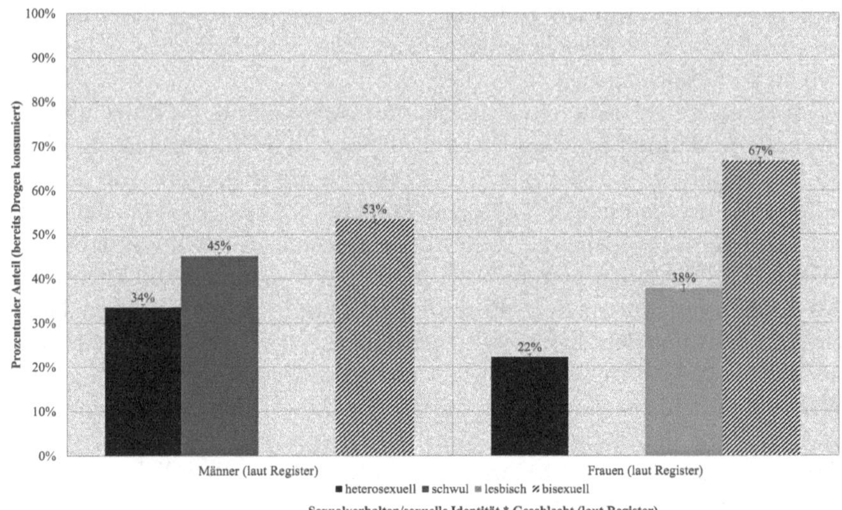

Abbildung 10: Drogenkonsum (Lebenszeit), differenziert nach Vergleichsgruppen und Geschlecht (laut Register); unadjustierte Schätzungen (95 % KI) (Daten: SGB 2012, 2017)

höhere Wahrscheinlichkeit (*OR* = 5,93)[157] hatten, bereits einmal Cannabis konsumiert zu haben, als heterosexuelle Frauen, war der Unterschied zwischen lesbischen und heterosexuellen Frauen statistisch nicht mehr signifikant[158], wenn die genannten Merkmale berücksichtigt wurden. Anders sieht es jedoch hinsichtlich des Konsums anderer psychotroper Substanzen (ohne Cannabis) aus. Hier zeigten die Ergebnisse, dass sowohl bisexuelle (*OR* = 6,13) als auch lesbische Frauen (*OR* = 3,01) im Vergleich zu heterosexuellen Frauen eine deutlich höhere Wahrscheinlichkeit hatten, diese Substanzen bereits konsumiert zu haben.[159] Zu berücksichtigen ist hierbei aber die eher geringe Zahl von befragten lesbischen und bisexuellen Frauen.

Mehr als die Hälfte der im Rahmen der ‹LGBT Health› befragten Personen hatte bereits einmal im Leben Drogen konsumiert (57,0 %).[160] 56 Prozent hatten bereits Cannabis,[161] 27 Prozent andere illegale Drogen kon-

157 $p < .001$
158 $p = .131$
159 Jeweils $p < .001$
160 2 057 Personen haben hierzu Angaben gemacht.
161 2 003 Personen haben hierzu Angaben gemacht.

sumiert.[162] Bemerkenswert ist, dass gut die Hälfte der Befragten angegeben hat, dass ihr Drogenkonsum seit der Corona-Pandemie gleich geblieben ist (56,5 %). Allerdings haben 29 Prozent angegeben, ihr Konsum habe zugenommen.[163] Bezüglich des Drogenkonsums zeigten sich signifikante Unterschiede zwischen den Vergleichsgruppen, wobei schwule cis Männer am häufigsten angegeben hatten, bereits einmal Drogen insgesamt (63,6 %),[164] Cannabis (61,4 %)[165] oder «harte» Drogen (45,1 %)[166] konsumiert zu haben (vgl. Abb. 11). Hingegen hatten trans/non-binäre Personen am seltensten angegeben, bereits Drogen (allgemein) (51,0 %) oder Cannabis (50,4 %) konsumiert zu haben. Am seltensten illegale Drogen (ohne Cannabis) konsumiert hatten hingegen die befragten lesbischen cis Frauen (10,4 %). Der Zusammenhang zwischen der sexuellen Identität bzw. Geschlechtsidentität und dem Drogenkonsum war auch unter Berücksichtigung des Alters, Geschlechts (zugeordnet bei Geburt), Bildungsstatus und des persönlichen Nettoeinkommens der Befragten für schwule cis Männer und bisexuelle cis Personen statistisch signifikant. So hatten im Vergleich zu trans/non-binären Personen schwule cis Männer (OR = 1,66)[167] und bisexuelle cis Personen (OR = 1,41)[168] eine deutlich höhere Wahrscheinlichkeit, bereits einmal Drogen konsumiert zu haben. Während lesbische cis Frauen im Vergleich zu trans/non-binären Personen eine geringere Wahrscheinlichkeit hatten, «harte Drogen» konsumiert zu haben (OR = 0,47)[169], hatten schwule cis Männer eine deutlich höhere (OR = 2,59).[170]

4.3.1.5 Zwischenfazit: Substanzkonsum

Unsere Befunde bestätigen die vorliegenden internationalen Forschungsergebnisse (vgl. Kap. 2.4): Lesbische Frauen und bisexuelle Personen haben signifikant häufiger angegeben, dass sie Tabak rauchen als die übrige Bevölkerung. Der Anteil lag mit gut einem Drittel bis fast der Hälfte der LB-Personen deutlich höher als bei der übrigen Bevölkerung. Die SGB-Daten

---

162 1 818 Personen haben hierzu Angaben gemacht.
163 834 Personen haben diese Frage beantwortet.
164 $\chi^2(3) = 22{,}754; p < .001$
165 $\chi^2(3) = 16{,}672; p < .001$
166 $\chi^2(3) = 162{,}237; p < .001$
167 $p = .002$
168 $p = .025$
169 $p < .001$
170 $p < .001$

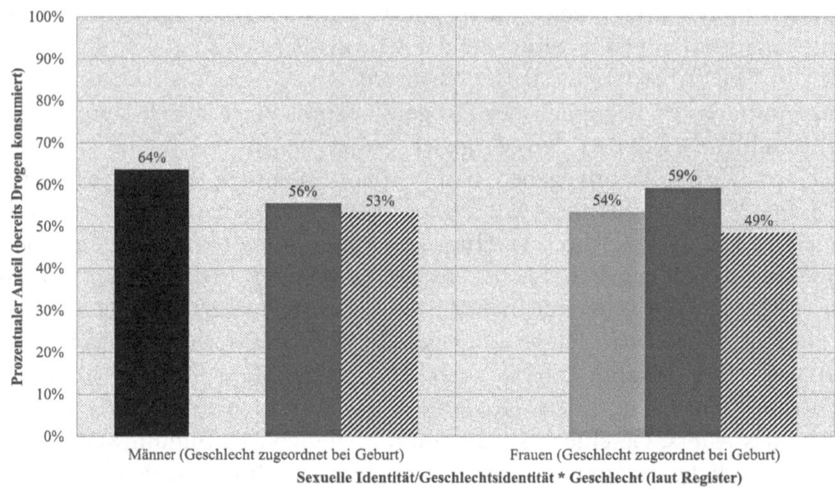

Abbildung 11: Drogenkonsum (Lebenszeit), differenziert nach Vergleichsgruppen und Geschlecht (zugeordnet bei Geburt); unadjustierte Schätzungen (Daten: ‹LGBT Health›)

zeigen auch, dass LGB-Personen deutlich häufiger mehr als 10 Zigaretten am Tag rauchten als die übrige Bevölkerung. Dabei hatten im Vergleich zu heterosexuellen Personen schwule Männer auf der einen Seite eine signifikant höhere Wahrscheinlichkeit, zu den stärkeren Rauchern (mehr als 10 Zigaretten am Tag) zu gehören. Auf der anderen Seite hatten sie jedoch auch häufiger im Jahr vor der Erhebung einen Rauchstopp versucht. Die Daten der ‹LGBT Health› zeigen, dass die befragten trans/non-binären Personen am häufigsten angegeben haben, dass sie Tabak rauchen, am seltensten haben dies die befragten lesbischen cis Frauen angegeben. Es konnte aber kein signifikanter Zusammenhang zwischen der sexuellen Identität bzw. Geschlechtsidentität und dem Tabakkonsum oder der Anzahl der täglich gerauchten Zigaretten gefunden werden. Bemerkenswert ist, dass gut ein Viertel bis etwa 40 Prozent der LGBT-Personen bereits versucht hatten, mit dem Tabakkonsum aufzuhören. Auch zum Befragungszeitpunkt hatten gut ein Viertel bis knapp die Hälfte den Wunsch aufzuhören. Prinzipiell kann also davon ausgegangen werden, dass sexuelle und geschlechtliche Minoritäten gleich wie die restliche Bevölkerung motiviert sind, mit dem Tabakkonsum aufzuhören und geeignete Angebote zur Verfügung stehen sollten.

Betrachtet man chronisch risikohaftes Trinken (stetig zu viel Alkohol) und episodisch risikohaftes Trinken (zu viel Alkohol bei einer Gelegenheit) allgemein, zeigen sich wenige signifikante Unterschiede zwischen LGB-Personen und der übrigen Bevölkerung. Diese scheinen durch den Zusammenhang von Geschlecht (laut Register) und Alkoholkonsum überdeckt zu werden. Betrachtet man Männer und Frauen getrennt zeigt sich nämlich: Lesbische und bisexuelle Frauen hatten im Vergleich zu heterosexuellen Frauen eine deutlich höhere Wahrscheinlichkeit, *chronisch* wie *episodisch* risikohaft zu trinken. Im Unterschied dazu gaben schwule und bisexuelle Männer im Vergleich zu heterosexuellen Männern etwas häufiger an, mindestens einmal im Monat *episodisch* risikohaft Alkohol zu trinken. Zudem zeigte sich, dass jüngere Männer ein höheres Risiko hatten, risikohaft episodisch zu trinken als ältere Männer. Dieser Alterseffekt beim episodisch risikohaftem Trinken – bekannt auch aus anderen Studien (Gmel et al., 2017) – zeigte sich ebenso bei den Frauen. Die Daten der ‹LGBT Health› zeigen, dass trans/non-binäre Personen im Vergleich zu LGB cis Personen insgesamt seltener Alkohol tranken und dies auch seltener episodisch risikohaft. Dieses Ergebnis muss aus unserer Sicht jedoch nicht im Widerspruch mit dem internationalen Stand der Literatur stehen, in dem postuliert wird, dass trans Personen häufiger und mehr trinken als die cis Bevölkerung, da in der LGBT-Health-Studie trans/non-binäre Personen ausschließlich gegenüber cis LGB-Personen verglichen werden konnten.

Beim Konsum illegaler psychotroper Substanzen (Cannabis, Kokain, Heroin, LSD etc.) zeigte sich, dass LGB-Personen illegale Drogen signifikant häufiger konsumierten als die übrige Bevölkerung, wie dies bereits im Literaturreview deutlich wurde (vgl. Kap. 2.4). Dabei zeigte sich – ähnlich wie beim Alkohol – ein signifikanter Alters- und Geschlechtereffekt. Schwule und bisexuelle Männer hatten im Vergleich zu heterosexuellen Männern eine höhere Wahrscheinlichkeit, bereits psychotrope Substanzen konsumiert zu haben, dasselbe galt für die bisexuellen und lesbischen Frauen gegenüber den heterosexuellen Frauen. Die Daten der ‹LGBT Health› zeigen in Bezug auf schwule Männer ein ähnliches Bild. So haben schwule cis Männer am häufigsten angegeben, bereits einmal Drogen konsumiert zu haben, während trans/non-binäre Personen dies am seltensten taten. Auch hier muss dies nicht im Widerspruch zu internationalen Befunden stehen, nach denen trans/non-binäre Personen häufiger konsumieren als die cis Bevölkerung, da die Vergleichsgruppe in der ‹LGBT Health›-Studie ‹lediglich› aus cis LGB-Personen besteht.

Mit Blick auf die Auswirkungen der Corona-Pandemie auf den Substanzkonsum der Befragten zeigt die ‹LGBT Health›-Studie beim Konsum von Tabak, Alkohol und illegalen psychotropen Substanzen, dass jeweils mindestens die Hälfte der Befragten gleich viel wie vor der Corona-Pandemie konsumierten, bei 16-29 Prozent hatte der Konsum zugenommen, bei einigen auch abgenommen. Die im Bereich des Substanzkonsums identifizierten ungleichen Gesundheitschancen von LGB-Personen gegenüber der übrigen Bevölkerung sind somit voraussichtlich kein Effekt der Corona-Pandemie, zumal Lebenszeitprävalenzen abgefragt wurden und auch die internationalen Studienergebnisse (vgl. Kap. 2.4) in die gleiche Richtung wie unsere Befunde deuten.

4.3.1.6 Sexualverhalten und Schutzstrategien

Hinsichtlich des Sexualverhaltens und des Einsatzes verschiedener Schutzstrategien mit Blick auf ausgewählte sexuell übertragbare Krankheiten (STI) wurden die folgenden Indikatoren in die Analysen einbezogen:

- **Sexualverhalten:**
  - Hatten die Befragten bereits mindestens einmal in ihrem Leben Sex? (SGB, ‹LGBT Health›)
  - Anzahl der Sexualpartner*innen (SGB, ‹LGBT Health›)
  - Letztes Mal Sex mit festem Partner/fester Partnerin, Gelegenheitspartner*innen oder «Prostituierten» (Sexarbeiter*innen) (SGB, ‹LGBT Health›)
  - Anzahl Gelegenheitspartner*innen in den letzten 12 Monaten vor der Befragung (‹LGBT Health›)
- **Schutzstrategien:**
  - Verwendung eines Kondoms beim letzten Geschlechtsverkehr (SGB)
  - Verwendung eines Kondoms oder Femidoms – jeweils erfragt für das letzte Mal Vaginal-, Anal- und Oralverkehr mit dem/der festen Partner*in (‹LGBT Health›)
  - Weitere Schutzstrategien (mit festem/fester Partner*in beim letzten Mal Sex (ja/nein) (‹LGBT Health›)
  - Häufigkeit der Nutzung verschiedener Schutzstrategien mit Gelegenheitspartner*innen in den letzten 12 Monaten (‹LGBT Health›)
  - Verwendung einer Prä-Expositions-Prophylaxe (PrEP) im bisherigen Leben (‹LGBT Health›)
- **HIV-Test:** Häufigkeit von HIV-Tests im bisherigen Leben (SGB, ‹LGBT Health›), positives Testergebnis (‹LGBT Health›)

- **Tests auf weitere STI:** Test auf Chlamydien, Syphilis und/oder Gonorrhoe sowie Testergebnis, positive Testresultate (‹LGBT Health›)

Im Unterschied zu den anderen analysierten Bereichen wird bei den Analysen der ‹LGBT Health› zum Themenbereich ‹Sexualverhalten und Schutzstrategien› ein Vergleich zwischen Personen mit einer unterschiedlichen sexuellen Identität (unabhängig von ihrer Geschlechtsidentität) durchgeführt.[171]

Sexualverhalten

Von den im Rahmen der SGB (2012, 2017) befragten Personen hatten fast alle in ihrem Leben schon einmal Sex gehabt (97,2 %).[172] Von diesen Personen hatten 93 Prozent im letzten Jahr vor der Befragung Sex.[173] Die überwiegende Mehrheit hatte im Jahr vor der Befragung Sex mit einer Person gehabt (89,8 %), weitere 8 Prozent mit 2-4 Personen und 2 Prozent mit mehr als vier Personen. Entsprechend hatten die Befragten im Jahr vor der Befragung im Schnitt mit einer Person Sex gehabt, wobei die geringste geschätzte **Zahl Sexualpartner*innen** bei 1 lag, die höchste bei 200 in einem Jahr.[174] Hinsichtlich der Anzahl der Sexualpartner*innen zeigten sich signifikante Unterschiede zwischen den Vergleichsgruppen.[175] So hatten schwule Männer (44,9 %) und bisexuelle Personen (28,7 %) deutlich häufiger als heterosexuelle Personen (9,5 %) angegeben, mit mehr als einem bzw. einer Sexualpartner*in in den letzten 12 Monaten vor der Befragung Sex gehabt zu haben. Der Anteil lesbischer Frauen war mit 15 Prozent etwas höher (vgl. Abb. 12).

---

171 ‹LGBT Health›: Bezüglich des Sexualverhaltens der Befragten und den genutzten Schutzstrategien wurde ein Vergleich nach der sexuellen Identität der Befragten durchgeführt, unabhängig von ihrer Geschlechtsidentität. Aufgrund der vergleichsweise geringen Zahl heterosexueller trans/non-binärer Personen ($n = 52$) wurden diese bei den folgenden Analysen nicht eingeschlossen.

172 Insgesamt haben 29 905 Personen (16-74 Jahren) (gewichtet) diese Frage beantwortet.

173 Insgesamt haben 29 045 Personen (16-74 Jahren) (gewichtet) diese Frage beantwortet.

174 $M = 1{,}29$; $Md = 1{,}00$; $SD = 1{,}71$

175 $\chi^2(3) = 516{,}120$; $p < .001$

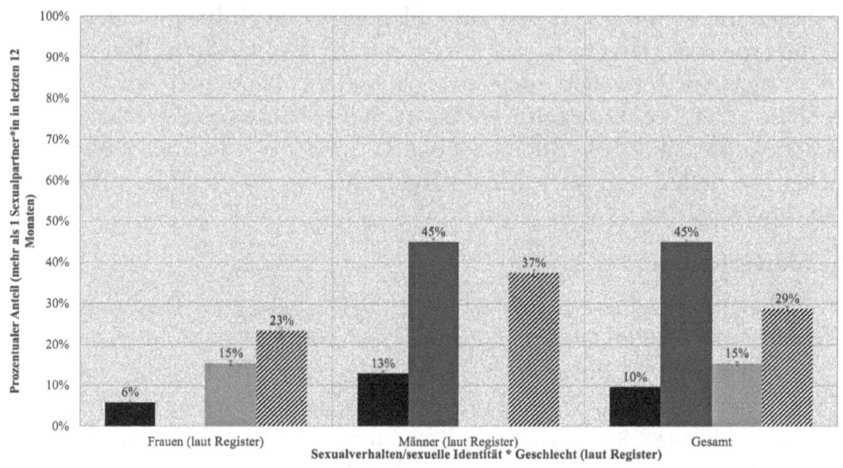

*Abbildung 12: Anzahl Sexualpartner*innen in den letzten 12 Monaten (mehr als eine*n), differenziert nach Vergleichsgruppen und Geschlecht (laut Register); unadjustierte Schätzungen (95 % KI) (Daten: SGB 2012, 2017)*[176]

Dies galt auch unter Berücksichtigung des Alters, Geschlechts (laut Register), Bildungsstatus und der Nationalität der Befragten sowie des Erhebungsjahres. So hatten schwule Männer im Vergleich zu heterosexuellen Personen eine 7-mal höhere Wahrscheinlichkeit, mit mehr als einer Person in den letzten 12 Monaten Sex gehabt zu haben (*OR* = 6,99), bisexuelle Personen eine knapp 5-mal so hohe (*OR* = 4,83).[177] Lesbische Frauen hatten im Vergleich zu heterosexuellen Personen hingegen eine 3-mal so hohe Wahrscheinlichkeit (*OR* = 3,13).[178] Neben dem Sexualverhalten bzw. der sexuellen Identität hatten auch das Alter, Geschlecht (laut Register) und die Nationalität der Befragten einen signifikanten Einfluss darauf, ob eine Person mit mehr als einer Person Sex gehabt hatte. Dabei hatten Frauen im Vergleich zu Männern eine signifikant geringere Wahrscheinlichkeit, mit mehr als einer Person im Jahr vor der Befragung Sex gehabt zu haben (*OR* = 0,36) (vgl. Abb. 12), ebenso wie Personen ab 30 Jahren im

176 SGB: Hier wurden nur die Personen eingeschlossen, die mind. 1 Sexualpartner*in in den letzten 12 Monaten hatten.

177 Jeweils $p < .001$

178 $p = .001$

Vergleich zu jüngeren Befragten (16-29 Jahre) (30-49-Jährige: *OR* = 0,22; ab 50-Jährige: *OR* = 0,12).[179] Ebenso hatten im Vergleich zu Schweizer Staatsbürger*innen Ausländer*innen eine geringere Wahrscheinlichkeit, mit mehr als einer Person im Jahr vor der Befragung Sex gehabt zu haben (*OR* = 0,89)[180].

In der ‹LGBT Health› hatten von allen LGB-Befragten (cis, trans/non-binär), die zum Befragungszeitpunkt bereits mindestens einmal im Leben Sex gehabt hatten,[181] 16 Prozent angegeben, dass sie in den letzten 12 Monaten vor der Befragung *keinen* Sex mit einer anderen Person gehabt haben. Die übrigen Befragten hatten nach eigenen Angaben geschätzt mit einer bis zu 888 Personen Sex.[182] Allerdings hatte die Hälfte der Befragten in den letzten 12 Monaten vor der Befragung mit einer Person Sex gehabt (50,9 %), 21 Prozent mit 2-4 Personen und gut ein Viertel mit mehr als vier Personen (27,8 %).[183] Dabei zeigten sich deutliche Unterschiede zwischen den Vergleichsgruppen. Während die befragten lesbischen Personen mehrheitlich mit einer Person Sex im Jahr vor der Befragung gehabt hatten (55,4 %), hatte die Mehrheit der schwulen Personen in diesem Zeitraum mit mehr als einer Person Sex gehabt (56,9 %). Von den befragten bi-/pansexuellen Personen hatten jeweils etwa zwei Fünftel mit einer (43,5 %) bzw. mehr als einer Person (41,0 %) im Jahr vor der Befragung Sex gehabt (vgl. Abb. 13).[184] Unter Berücksichtigung des Alters und des Geschlechts (zugeordnet bei Geburt) der Befragten hatten entsprechend schwule im Vergleich zu bi-/pansexuellen Personen eine höhere Wahrscheinlichkeit, im letzten Jahr vor der Befragung mit einer Person (*OR* = 2,03)[185] oder sogar mehr als einer Person (*OR* = 2,32)[186] Sex gehabt zu haben. Lesbische Personen hatten im Vergleich zu bi-/pansexuellen Personen hingegen eine geringere Wahrscheinlichkeit, mit mehr als einer Person im letzten Jahr

---

179 Jeweils $p < .001$

180 $p = .023$

181 ‹LGBT Health›: Aufgrund der vergleichsweise geringen Zahl heterosexueller trans/non-binärer Personen ($n = 52$) wurden diese bei den folgenden Analysen ausgeschlossen. Von den 1 935 LGB-Befragten, haben 170 angegeben, zum Befragungszeitpunkt noch keinen Sex gehabt zu haben bzw. sie haben diese Frage nicht beantwortet. Eingeschlossen wurden somit die Antworten von 1 765 Befragten.

182 1 450 Personen, die im Jahr vor der Befragung Sex gehabt hatten, haben Angaben zur Zahl ihrer Sexualpartner*innen gemacht.

183 Hierzu lagen Angaben von 1 450 Personen vor.

184 $\chi^2(4) = 142{,}523, p < .001$

185 $p = .004$

186 $p < .001$

vor der Befragung Sex gehabt zu haben als mit keiner (*OR* = 0,47)[187]. Die folgende Abbildung 13 zeigt – differenziert nach der sexuellen Identität der Befragten – den jeweiligen Anteil an befragten Männern und Frauen (Geschlecht zugeordnet bei Geburt), die in den letzten 12 Monaten vor der Befragung mit mehr als einer Person Sex gehabt haben. Dabei ist zu berücksichtigen, dass hierbei die Geschlechtsidentität der Befragten nicht berücksichtigt wurde, so dass auch die Antworten von lesbischen bzw. schwulen trans und non-binären Personen abgezeichnet sind, denen bei Geburt ein männliches bzw. weibliches Geschlecht zugewiesen worden ist.

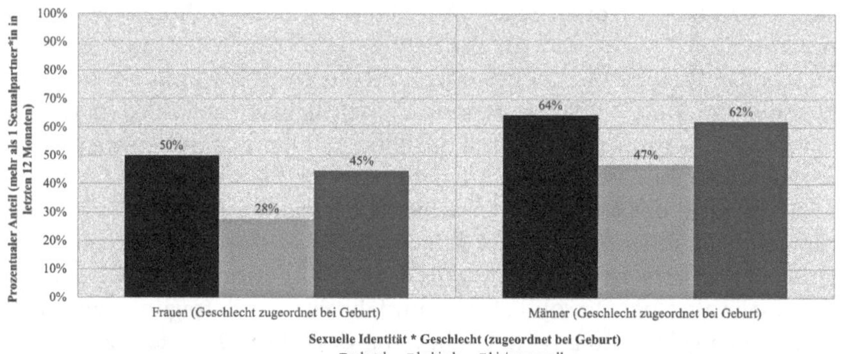

*Abbildung 13: Anzahl Sexualpartner*innen in den letzten 12 Monaten (mehr als eine*n), differenziert nach Vergleichsgruppen und Geschlecht (zugeordnet bei Geburt); unadjustierte Schätzungen (Daten: ‹LGBT Health›)*[188]

Danach gefragt, **mit wem sie das letzte Mal Sex gehabt hatten**, gab die Mehrheit der im Rahmen der SGB (2012, 2017) befragten Personen an, dass dies mit dem festen Partner bzw. der festen Partnerin gewesen sei (91,7 %).[189] Vergleicht man die Angaben der befragten LGB-Personen mit der übrigen Bevölkerung zeigt sich, dass ausschließlich schwule Männer (0,9 %), heterosexuelle (0,3 %) und bisexuelle Personen (1,1 %) angegeben haben, dass das letzte Mal Sex mit einer bzw. einem «Prostituierten» (Sex-

187 $p < .001$

188 ‹LGBT Health›: Hier wurden nur die Personen eingeschlossen, die mind. 1 Sexualpartner*in in den letzten 12 Monaten hatten.

189 29 035 Personen, die in den letzten 12 Monaten vor der Befragung Sex hatten, haben zu dieser Frage Angaben gemacht.

arbeiter*in)[190] gewesen sei. Und auch wenn man Sex mit Gelegenheitspartner*innen und «Prostituierten» zusammennimmt, zeigten sich signifikante Unterschiede zwischen den Vergleichsgruppen (vgl. Abb. 14).[191] So hatten schwule Männer (33,2 %) und bisexuelle Personen (19,5 %) deutlich häufiger als lesbische Frauen (6,9 %) und heterosexuelle Personen (7,2 %) angegeben, das letzte Mal Sex sei mit einer bzw. einem Gelegenheitspartner*in oder «Prostituierten» gewesen. Der Zusammenhang zwischen Sexualverhalten bzw. sexueller Identität und dem bzw. der Sexualpartner*in beim letzten Mal Sex war auch unter Berücksichtigung des Erhebungsjahres sowie des Alters, Geschlechts (laut Register), Bildungsstatus und der Nationalität der Befragten signifikant. So war die Wahrscheinlichkeit, dass das letzte Mal Sex mit einer bzw. einem Gelegenheitspartner*in oder «Prostituierten» gewesen ist, bei schwulen Männern 5-mal (OR = 5,34) und bei den bisexuellen Personen fast 4-mal so hoch wie bei heterosexuellen Personen (OR = 3,81).[192] Neben dem Sexualverhalten bzw. der sexuellen Identität hatten wieder das Alter und Geschlecht (laut Register) der Befragten einen signifikanten Einfluss darauf, ob eine Person mit Gelegenheitspartner*innen und/oder Sexarbeiter*innen Sex gehabt hatte. Dabei hatten Frauen im Vergleich zu Männern eine signifikant geringere Wahrscheinlichkeit, dies getan zu haben (OR = 0,38) (vgl. Abb. 14), ebenso wie Personen ab 30 Jahren im Vergleich zu jüngeren Befragten (16-29 Jahre) (30-49-Jährige: OR = 0,28; ab 50-Jährige: OR = 0,18).[193] Bei der Interpretation dieser Befunde ist allerdings zu berücksichtigen, dass nicht klar ist, inwieweit das letzte Mal Sex repräsentativ für das Sexualleben der Befragten ist.

Auch in der ‹LGBT Health› war der Anteil derjenigen, die den letzten Geschlechtsverkehr (auch) mit einem bzw. einer Sexarbeiter*in hatten sehr gering (1,2 %).[194] Im Unterschied zur SGB (2012, 2017) hat jedoch in allen Gruppen mindestens eine Person angegeben, dass ihr letzter Geschlechtsverkehr (auch) mit einem bzw. einer Sexarbeiter*in war, wobei der Anteil unter den schwulen Männern am höchsten war (2,4 %). Insgesamt zeigten

190 Im Rahmen der SGB wird der Begriff der bzw. des Prostituierten verwendet.

191 $\chi^2(3) = 323{,}627, p < .001$

192 Jeweils $p < .001$

193 Jeweils $p < .001$

194 1 765 Personen haben hierzu Angaben gemacht. Im Gegensatz zur SGB (2012, 2017) hatten die Befragten in der ‹LGBT Health› die Möglichkeit der Mehrfachnennung. 52 Personen hatten angegeben, mit dem/der festen Partner*in, einem/einer Gelegenheitspartner*in und/oder einer/einem Sexarbeiter*in beim letzten Mal Sex gehabt zu haben.

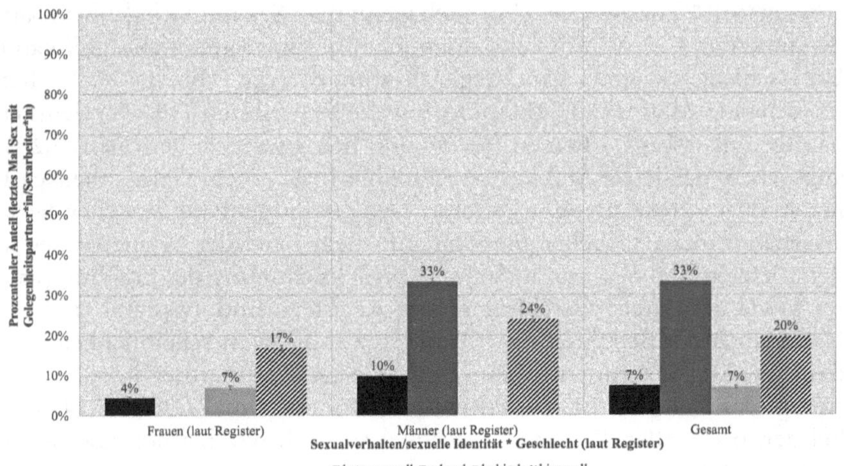

*Abbildung 14: Sexualpartner*innen beim letzten Mal Sex (Gelegenheitspartner*in/Sexarbeiter*in), differenziert nach Vergleichsgruppen und Geschlecht (laut Register); unadjustierte Schätzungen (95 % KI) (Daten: SGB 2012, 2017)*

sich signifikante Unterschiede zwischen den Vergleichsgruppen:[195] So haben die befragten lesbischen Personen (83,9 %) im Vergleich zu bi-/pansexuellen Personen (73,0 %) signifikant häufiger angegeben, dass ihr letzter Geschlechtsverkehr (auch) mit der festen Partnerin war. Schwule Personen hatten hingegen deutlich seltener den letzten Geschlechtsverkehr vor der Befragung (auch) mit dem bzw. der festen Partner*in (54,6 %). Entsprechend hatten nur wenige lesbische (15,5 %) und rund 30 Prozent der bi-/pansexuellen Personen (28,9 %), aber knapp die Hälfte der schwulen Männer (46,2 %) das letzte Mal Sex (auch) mit einem bzw. einer Gelegenheitspartner*in gehabt (vgl. Abb. 15).[196] Dieser Zusammenhang zwischen der sexuellen Identität der Befragten und den Sexualpartner*innen beim letzten Mal Sex (feste*r Partner*in, Gelegenheitspartner*in) zeigte sich auch unter Berücksichtigung des Alters, Geschlechts (zugeordnet bei Geburt), Bildungsstatus und Nationalität der Befragten. So hatten im Vergleich zu den bi-/pansexuellen Personen lesbische Personen eine signifikant höhere Wahrscheinlichkeit (*OR* = 1,76), das letzte Mal Sex (auch) mit der festen

195 $\chi^2(2) = 128{,}407, p < .001$
196 $\chi^2(2) = 135{,}161, p < .001$

Partnerin gehabt zu haben, und eine signifikant geringere Wahrscheinlichkeit, dass das letzte Mal (auch) mit einer Gelegenheitspartnerin war (*OR* = 0,52).[197] Bei den schwulen Personen war es hingegen genau umgekehrt: Sie hatten im Vergleich zu bi-/pansexuellen Personen eine geringere Wahrscheinlichkeit, das letzte Mal Sex (auch) mit dem festen Partner gehabt zu haben (*OR* = 0,63)[198] und eine höhere Wahrscheinlichkeit, dass dies (auch) mit einem Gelegenheitspartner war (*OR* = 1,46)[199]. Darüber hinaus zeigte sich in beiden Fällen ein signifikanter Geschlechtereffekt, wobei Personen, denen bei Geburt ein männliches Geschlecht zugeordnet worden war, im Vergleich zu Personen, denen ein weibliches Geschlecht zugeordnet worden war, eine geringere Wahrscheinlichkeit hatten, dass sie das letzte Mal Sex (auch) mit der/dem festen Partner*in hatten (*OR* = 0,56), und eine höhere, dass dies mit einem/einer Gelegenheitspartner*in gewesen war (*OR* = 1,95) (vgl. Abb. 15).[200]

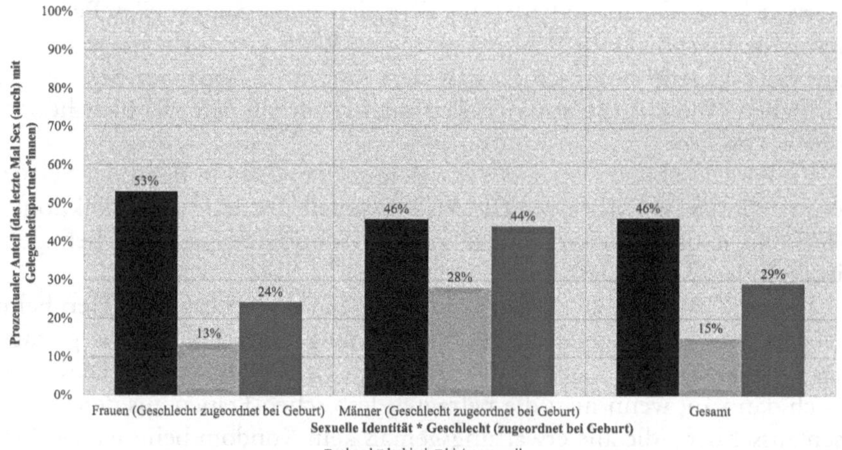

*Abbildung 15: Sexualpartner*innen beim letzten Mal Sex (Gelegenheitspartner*innen), differenziert nach sexueller Identität und Geschlecht (zugeordnet bei Geburt); unadjustierte Schätzungen (Daten: ‹LGBT Health›) (Mehrfachnennungen möglich)*

---

197 Jeweils $p < .001$

198 $p = .006$

199 $p = .027$

200 Jeweils $p < .001$

Im Rahmen der ‹LGBT Health› wurden die Teilnehmenden außerdem gefragt, ob sie mit einem bzw. einer oder mehreren Gelegenheitspartner*innen in den letzten 12 Monaten Sex hatten. Knapp die Hälfte der Befragten hat dabei angegeben (49,0 %), dass sie mit keiner bzw. keinem Gelegenheitspartner*in im letzten Jahr Sex hatten, 20 Prozent haben mit einer bzw. einem und 31 Prozent mit mehr als einem bzw. einer Gelegenheitspartner*in Sex gehabt.[201] Dabei zeigten sich signifikante Unterschiede zwischen den Vergleichsgruppen.[202] So hatten gut die Hälfte der schwulen (51,3 %), aber deutlich weniger lesbische (10,0 %) und bi-/pansexuelle Personen (25,8 %) angegeben, im letzten Jahr vor der Befragung mit mehr als einer bzw. einem Gelegenheitspartner*in Sex gehabt zu haben. Der Zusammenhang zwischen der sexuellen Identität der Befragten und der Frage nach der Zahl der Gelegenheitspartner*innen in den letzten 12 Monaten war auch unter Berücksichtigung des Alters, Geschlechts (zugeordnet bei Geburt), Bildungsstatus und Nationalität der Befragten statistisch signifikant. So hatten im Vergleich zu bi-/pansexuellen Personen lesbische Personen eine deutlich geringere Wahrscheinlichkeit, mit mehr als einer Gelegenheitspartnerin in den letzten 12 Monaten Sex gehabt zu haben ($OR = 0{,}52$), schwule Personen hingegen eine deutlich höhere ($OR = 1{,}84$).[203]

Zu berücksichtigen ist, dass diese Befunde zur Zahl und Art der Sexualpartner*innen mit Blick auf das Risiko sexuell übertragbarer Infektionen (STI) nicht ohne die Ergebnisse zu den Schutzstrategien der Befragten interpretiert werden können.

In der SGB (2012, 2017) wurde in Bezug auf die **Schutzstrategien** beim letzten Mal Sex allein nach der Verwendung eines Präservativs gefragt. Dies haben gut ein Fünftel der Befragten bejaht (22,4 %).[204] Dies trifft auch dann zu, wenn man die befragten lesbischen Frauen aus den Analysen ausschließt, die alle erwartungsgemäß kein Kondom beim letzten Mal Sex benutzt hatten.[205] Nicht erstaunlich ist, dass insbesondere Personen

201 Insgesamt haben 1 758 Personen diese Frage beantwortet, wobei 896 dieser Personen in den letzten 12 Monaten vor der Befragung mit mind. einem bzw. einer Gelegenheitspartner*in Sex gehabt hatte.

202 $\chi^2(2) = 155{,}165, p < .001$

203 Jeweils $p < .001$

204 Zu dieser Frage lagen Antworten von 26 910 Personen (gewichtet) vor, die in den letzten 12 Monaten vor der Befragung Sex gehabt hatten.

205 Ohne die befragten lesbischen Frauen lagen zu dieser Frage Antworten von 26 838 Personen (gewichtet) vor, die in den letzten 12 Monaten vor der Befragung Sex gehabt hatten.

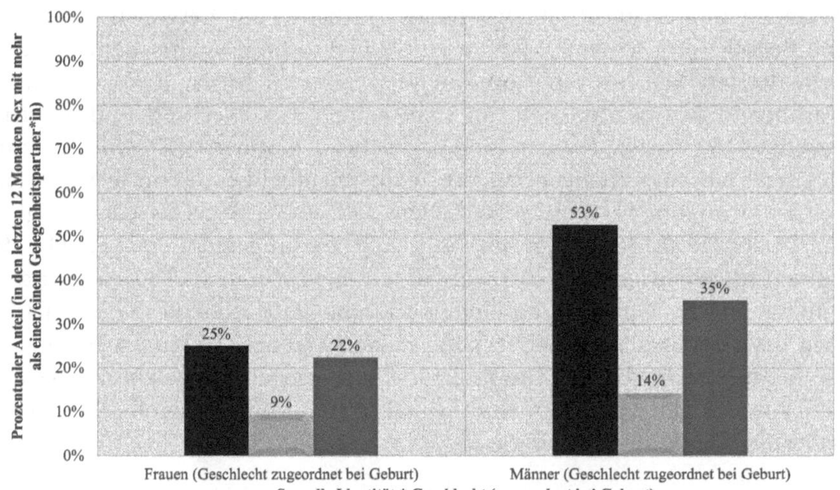

*Abbildung 16: Anzahl Gelegenheitspartner*innen in den letzten 12 Monaten vor der Befragung (mit mehr als einem/einer Gelegenheitspartner*in), differenziert nach sexueller Identität und Geschlecht (zugeordnet bei Geburt); unadjustierte Schätzungen (Daten: ‹LGBT Health›)*

ein Kondom verwendet haben, die das letzte Mal Sex mit einer bzw. einem Gelegenheitspartner*in oder Sexarbeiter*in gehabt hatten (77,2 %). Personen, die das letzte Mal Sex mit ihrer festen Partnerin bzw. ihrem festen Partner gehabt hatten, haben diese Schutzstrategie hingegen seltener angewandt (17,4 %). Darüber hinaus zeigten sich signifikante Unterschiede zwischen den Vergleichsgruppen: So gab fast die Hälfte der schwulen Männer an (49,3 %), dass sie beim letzten Mal Sex ein Kondom verwendet haben, während dies etwa 32 Prozent der bisexuellen und 22 Prozent der heterosexuellen Personen getan hatten (vgl. Abb. 17).[206] Unter Berücksichtigung des Erhebungsjahres, Alters, Geschlechts (laut Register), Bildungsstatus und der Nationalität der Befragten sowie der Frage, mit wem sie das letzte Mal Sex gehabt hatten (feste*r Partner*in oder Gelegenheitspartner*in/Sexarbeiter*in), war der gefundene Zusammenhang zwischen Sexualverhalten bzw. sexueller Identität und Kondomverwendung beim letzten

---

206 $\chi^2(3) = 140{,}581, p < .001$

Sex noch immer statistisch signifikant. So hatten im Vergleich zur übrigen Bevölkerung schwule Männer eine 2-mal so hohe Wahrscheinlichkeit, beim letzten Mal Sex ein Kondom verwendet zu haben (*OR* = 2,00).[207] Darüber hinaus zeigten sich ein signifikanter Geschlechter- und ein Alterseffekt. So hatten Frauen im Vergleich zu Männern (Geschlecht laut Register) eine signifikant geringere Wahrscheinlichkeit, beim letzten Mal Sex ein Kondom verwendet zu haben (*OR* = 0,78)[208]. Das Gleiche galt für Personen ab 30 Jahren im Vergleich zu jüngeren Personen (16-29 Jahre) (30-49-Jährige: *OR* = 0,38; ab 50-Jährige: *OR* = 0,10).[209] Den größten Einfluss auf die Verwendung eines Kondoms hatte jedoch die Frage nach dem bzw. der Sexualpartner*in beim letzten Mal Sex. So hatten Personen, die beim letzten Mal mit einem bzw. einer Gelegenheitspartner*in/Sexarbeiter*in Sex gehabt hatten, eine 13-mal so hohe Wahrscheinlichkeit, dass dabei ein Kondom verwendet wurde (*OR* = 13,14)[210].

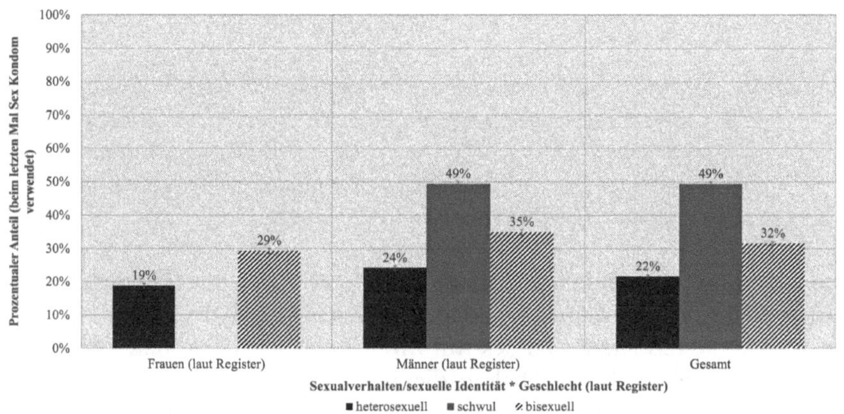

Abbildung 17: Verwendung eines Präservativs beim letzten Mal Sex, differenziert nach Vergleichsgruppen und Geschlecht (laut Register); unadjustierte Schätzungen (95 % KI) (Daten: SGB 2012, 2017)

207 $p < .001$
208 $p < .001$
209 $p < .001$ bzw. $p = .000$
210 $p = .000$

In der ‹LGBT Health› wurde die Frage nach den Schutzstrategien beim letzten Sex weiter ausdifferenziert. Die Befragten konnten hier angeben,
- ob sie beim letzten Vaginal-, Anal- und/oder Oralverkehr ein Kondom/Femidom verwendet haben,
- ein ‹Lecktuch› (*dental dam*) beim Oralverkehr benutzt haben,
- aufgepasst haben, dass kein Menstruationsblut und/oder Sperma in Körperöffnungen gelangt,
- Handschuhe beim eindringenden Verkehr mit den Händen getragen haben,
- eine Prä-Expositions-Prophylaxe (PrEP) genutzt haben und/oder
- ob sie ein ‹Sextoy› erstmals benutzt, es vorher desinfiziert oder mit einem Kondom geschützt haben.

Dabei wurde die Verwendung der genannten Schutzstrategien zum einen mit Blick auf Sex in der festen Partnerschaft erfragt, zum anderen hinsichtlich ihrer Häufigkeit beim Sex mit Gelegenheitspartner*innen. Im Folgenden wird zunächst auf die Verwendung ausgewählter Schutzstrategien in der Partnerschaft und dann beim Sex mit Gelegenheitspartner*innen eingegangen.

Die am häufigsten beim letzten Mal Sex **mit dem festen Partner bzw. der festen Partnerin** angewendete Schutzstrategie war der geschützte Gebrauch eines Sextoys durch dessen Desinfektion, Schutz durch ein Kondom oder die Verwendung eines neuen Sextoys (27,7 %); allerdings gab fast die Hälfte der Befragten an, keine entsprechende Sexualpraktik ausgeübt zu haben (48,5 %).[211] 18 Prozent haben darauf geachtet, dass kein Menstruationsblut und/oder Sperma in Körperöffnungen gelangt, 32 Prozent haben angegeben, keine entsprechende Sexualpraktik angewandt zu haben.[212] 15 Prozent hatten ein Kondom bzw. Femidom beim Vaginal-, Anal- und/oder Oralverkehr genutzt, 12 Prozent hatten keine entsprechende Sexualpraktik angewandt.[213] Seltener genutzte Schutzstrategien in der Partnerschaft waren:

211 Insgesamt haben 1 218 hierzu Angaben gemacht; 347 Personen hatten keine entsprechende Sexualpraktik ausgeübt.

212 Insgesamt haben 1 216 hierzu Angaben gemacht; 385 Personen hatten keine entsprechende Sexualpraktik ausgeübt.

213 Insgesamt haben 1 223 hierzu Angaben gemacht; 148 Personen hatten keine entsprechende Sexualpraktik ausgeübt.

- die Nutzungen einer Prä-Expositions-Prophylaxe (PrEP) (2,5 %),[214]
- das Tragen eines Handschuhs beim eindringenden Verkehr mit den Händen (1,7 %),[215]
- die Benutzung eines ‹Lecktuchs› (*dental dam*) bei oraler Stimulation der Vulva oder des Anus (0,7 %).[216]

Dabei zeigten sich deutliche Unterschiede zwischen den Vergleichsgruppen; dies galt sowohl unter Einbezug der Befragten, die angegeben haben, beim letzten Mal Sex in der Partnerschaft keine entsprechenden Sexualpraktiken angewandt zu haben, als auch wenn man diese aus den Analysen ausschließt. So haben von den Personen, die entsprechende Sexualpraktiken angewandt haben, lesbische Personen (41,3 %) im Vergleich zu schwulen (10,6 %) und bi-/pansexuellen Personen (28,7 %) signifikant häufiger angegeben, darauf zu achten, dass kein Menstruationsblut oder Sperma in Körperöffnungen gelangt (vgl. Abb. 18).[217] Bi-/pansexuelle Personen (60,4 %) haben hingegen häufiger als lesbische (55,5 %) und schwule Personen (42,6 %) ein neues, desinfiziertes oder mit Kondom geschütztes Sextoy verwendet.[218] Hingegen haben erwartungsgemäß lesbische Personen oder ihre Partnerinnen seltener als schwule und bi-/pansexuelle Personen ein Kondom oder Femidom beim Vaginal-, Oral- und/oder Analverkehr verwendet (vgl. Abb. 18).[219]

214 Insgesamt haben 1 217 hierzu Angaben gemacht; 425 Personen hatten keine entsprechende Sexualpraktik ausgeübt.

215 Insgesamt haben 1 217 hierzu Angaben gemacht; 347 Personen hatten keine entsprechende Sexualpraktik ausgeübt

216 Insgesamt haben 1 215 hierzu Angaben gemacht; 396 Personen hatten keine entsprechende Sexualpraktik ausgeübt.

217 $\chi^2(2) = 65{,}626, p < .001$

218 $\chi^2(2) = 12{,}642, p = .002$

219 $\chi^2(2) = 75{,}123, p < .001$

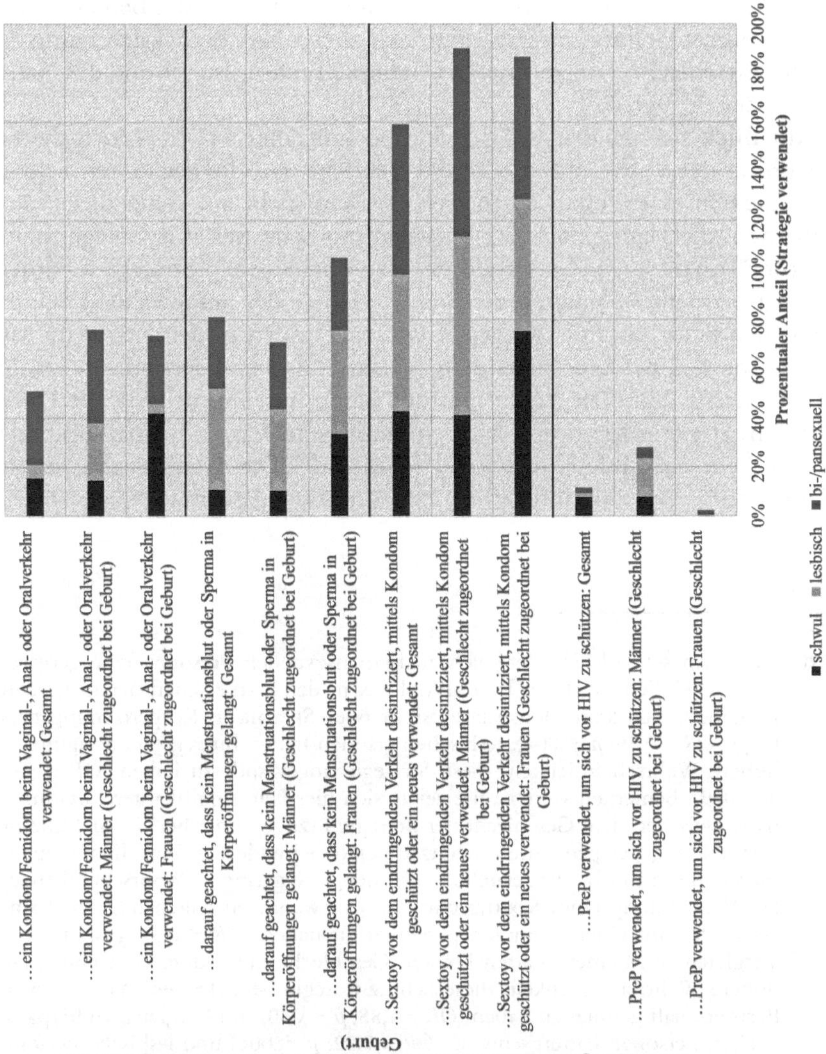

*Abbildung 18: Verwendung der am häufigsten genannten Schutzstrategien beim letzten Mal Sex mit festem bzw. fester Partner*in, differenziert nach sexueller Identität und Geschlecht (zugeordnet bei Geburt); unadjustierte Schätzungen (Daten: ‹LGBT Health›)*

Diese Zusammenhänge zwischen der sexuellen Identität der Befragten und der jeweiligen Schutzstrategie zeigte sich auch unter Berücksichtigung des Alters, Geschlechts (zugeordnet bei Geburt), Bildungsstatus und der Nationalität der Befragten.[220]

Mit Blick auf das Risiko der Infektion mit einer STI ist jedoch die Betrachtung der Verwendung oder des Verzichts auf die genannten Schutzstrategien in einer festen Partnerschaft allein nicht ausreichend. Es muss außerdem die Häufigkeit ihrer Verwendung beim **Sex mit Gelegenheitspartner*innen** sowie die Sicherheit der verschiedenen Strategien berücksichtigt werden. So nutzten die Befragten viele der ausgewählten Schutzstrategien beim Sex mit Gelegenheitspartner*innen in den letzten 12 Monaten vor der Befragung deutlich häufiger als beim letzten Sex in der Partnerschaft. Mit Gelegenheitspartner*innen nutzten mehr als die Hälfte der Befragten ein Kondom oder Femidom beim Vaginal-, Anal- und/oder Oralverkehr zumindest manchmal (61,2 %).[221] Das Gleiche galt für die Verwendung eines desinfizierten, mit Kondom geschützten oder neuen

220 So hatten schwule im Vergleich zu bi-/pansexuellen Personen eine geringere Wahrscheinlichkeit, beim letzten Mal Sex in der Partnerschaft darauf geachtet zu haben, dass kein Menstruationsblut oder Sperma in Körperöffnungen gelangt ($OR = 0{,}39$; $p = .004$), lesbische Personen hatten hingegen eine signifikant höhere Wahrscheinlichkeit, diese Strategie angewandt zu haben ($OR = 1{,}66$; $p = .009$). Bemerkenswerterweise zeigte sich hier kein signifikanter Zusammenhang zwischen dem Geschlecht der Befragten (zugeordnet bei Geburt) und der Verwendung der genannten Schutzstrategie. Schwule Personen hatten zudem im Vergleich mit bi-/pansexuellen Personen eine geringere Wahrscheinlichkeit, bei Verwendung eines Sextoys ein neues verwandt zu haben oder es desinfiziert oder mit einem Kondom geschützt zu haben ($OR = 0{,}33$; $p < .001$). Im Vergleich zu Männern hatten Frauen (Geschlecht zugeordnet bei Geburt) eine höhere Wahrscheinlichkeit, diese Schutzstrategie beim letzten Mal Sex in der Partnerschaft genutzt zu haben ($OR = 1{,}88$; $p = .030$). Im Vergleich zu bi-/pansexuellen Personen hatten schwule ($OR = 0{,}32$; $p < .001$) und lesbische Personen ($OR = 0{,}18$; $p < .001$) zudem eine signifikant geringere Wahrscheinlichkeit, ein Kondom oder Femidom beim letzten Vaginal-, Oral- und/oder Analverkehr in der Partnerschaft genutzt zu haben. Und auch hier hatten Personen, denen bei Geburt ein männliches Geschlecht zugeordnet worden ist, eine signifikant höhere Wahrscheinlichkeit, diese Schutzstrategie genutzt zu haben, als Personen, denen ein weibliches Geschlecht zugewiesen worden war ($OR = 1{,}84$; $p = .017$).

221 Insgesamt haben 1 038 Personen entsprechende Praktiken verwendet und Angaben zur Nutzung der Schutzstrategie gemacht; weitere 60 Personen hatten keine entsprechenden Sexualpraktiken mit Gelegenheitspartner*innen in den letzten 12 Monaten genutzt.

Sextoys beim eindringenden Verkehr (68,2 %)[222] sowie für die Strategie, darauf zu achten, dass kein Menstruationsblut oder Sperma in Körperöffnungen gelangt (60,5 %)[223]. Gut ein Fünftel verwendete eine PrEP zum Schutz vor HIV (21,2 %),[224] etwa 11 Prozent verwendeten Handschuhe beim eindringenden Verkehr mit den Fingern, der Hand oder Faust,[225] und 2 Prozent nutzten ein Lecktuch bei der oralen Stimulation von Vulva oder Anus.[226] Dabei zeigten sich wieder signifikante Unterschiede zwischen den Vergleichsgruppen. So verwendeten lesbische Personen (18,1 %) erwartungsgemäß auch beim Sex mit Gelegenheitspartnerinnen seltener als die anderen Vergleichsgruppen (70,9 % bzw. 68,7 %) ein Kondom oder Femidom beim Vaginal-, Anal- und/oder Oralverkehr.[227] Das Gleiche galt für die Strategie, darauf zu achten, dass beim Sex mit Gelegenheitspartner*innen kein Menstruationsblut oder Sperma in Körperöffnungen gelangt (vgl. Abb. 19).[228] Eine PrEP nutzten in erster Linie die befragten schwulen Personen (25,5 %), um sich beim Sex mit Gelegenheitspartnern vor HIV zu schützen. Von den lesbischen und bi-/pansexuellen Personen taten dies jeweils weniger als fünf Prozent (2,1 % bzw. 3,6 %).[229] Die häufigere Nutzung einer PrEP durch schwule Personen ist jedoch vor dem Hintergrund erklärlich, dass dies vor allem dieser Gruppe als Schutzstrategie

---

222 Insgesamt haben 471 Personen entsprechende Praktiken verwendet und Angaben zur Nutzung der Schutzstrategie gemacht; weitere 423 Personen hatten keine entsprechenden Sexualpraktiken mit Gelegenheitspartner*innen in den letzten 12 Monaten genutzt.

223 Insgesamt haben 666 Personen entsprechende Praktiken verwendet und Angaben zur Nutzung der Schutzstrategie gemacht; weitere 230 Personen hatten keine entsprechenden Sexualpraktiken mit Gelegenheitspartner*innen in den letzten 12 Monaten genutzt.

224 Insgesamt haben 613 Personen entsprechende Praktiken verwendet und Angaben zur Nutzung der Schutzstrategie gemacht; weitere 282 Personen hatten keine entsprechenden Sexualpraktiken mit Gelegenheitspartner*innen in den letzten 12 Monaten genutzt.

225 Insgesamt haben 581 Personen entsprechende Praktiken verwendet und Angaben zur Nutzung der Schutzstrategie gemacht; weitere 312 Personen hatten keine entsprechenden Sexualpraktiken mit Gelegenheitspartner*innen in den letzten 12 Monaten genutzt.

226 Insgesamt haben 560 Personen entsprechende Praktiken verwendet und Angaben zur Nutzung der Schutzstrategie gemacht; weitere 333 Personen hatten keine entsprechenden Sexualpraktiken mit Gelegenheitspartner*innen in den letzten 12 Monaten genutzt.

227 $\chi^2(2) = 136{,}446, p < .001$

228 $\chi^2(2) = 6{,}076, p = .048$

229 $\chi^2(2) = 66{,}022, p = .044$

empfohlen wird. Hinsichtlich der Nutzung desinfizierter, mit Kondom geschützter oder neuer Sextoys zeigten sich hingegen keine signifikanten Unterschiede zwischen den Vergleichsgruppen.[230] Hier scheint weniger die sexuelle Identität der Befragten eine Rolle zu spielen als die Geschlechtsidentität. So hatten trans (85,3 %) und non-binäre LGB-Personen (79,5 %) signifikant häufiger als cis LGB-Personen (65,3 %) beim Sex mit Gelegenheitspartner*innen im letzten Jahr vor der Befragung desinfizierte, mit Kondom geschützte oder neue Sextoys benutzt.[231]

Der Zusammenhang zwischen der sexuellen Identität der Befragten und der Verwendung der genannten Schutzstrategien beim Sex mit Gelegenheitspartner*innen im letzten Jahr vor der Befragung zeigte sich auch unter Berücksichtigung des Alters, Geschlechts (zugeordnet bei Geburt), Bildungsstatus und der Nationalität der Befragten. So hatten lesbische im Vergleich zu bi-/pansexuellen Personen eine signifikant geringere Wahrscheinlichkeit, ein Kondom/Femidom zu benutzen ($OR = 0{,}12$)[232] oder darauf zu achten, dass beim Sex mit Gelegenheitspartner*innen kein Menstruationsblut oder Sperma in Körperöffnungen gelangt ($OR = 0{,}60$)[233]. Während sich hinsichtlich der Nutzung der letztgenannten Strategie kein Zusammenhang mit dem Geschlecht (zugeordnet bei Geburt) der Befragten zeigte, war dies bei der Nutzung von Kondomen bzw. Femidomen der Fall. Dabei hatten Männer im Vergleich zu Frauen (Geschlecht zugeordnet bei Geburt) eine tendenziell signifikant höhere Wahrscheinlichkeit, diese Strategie beim Sex mit Gelegenheitspartner*innen genutzt zu haben ($OR = 1{,}61$).[234]

230 $p = .856$

231 $\chi^2(2) = 8{,}691$, $p = .013$; hier konnten die Angaben von 458 LGB-Personen eingeschlossen werden.

232 $p < .001$

233 $p = .044$

234 $p = .081$

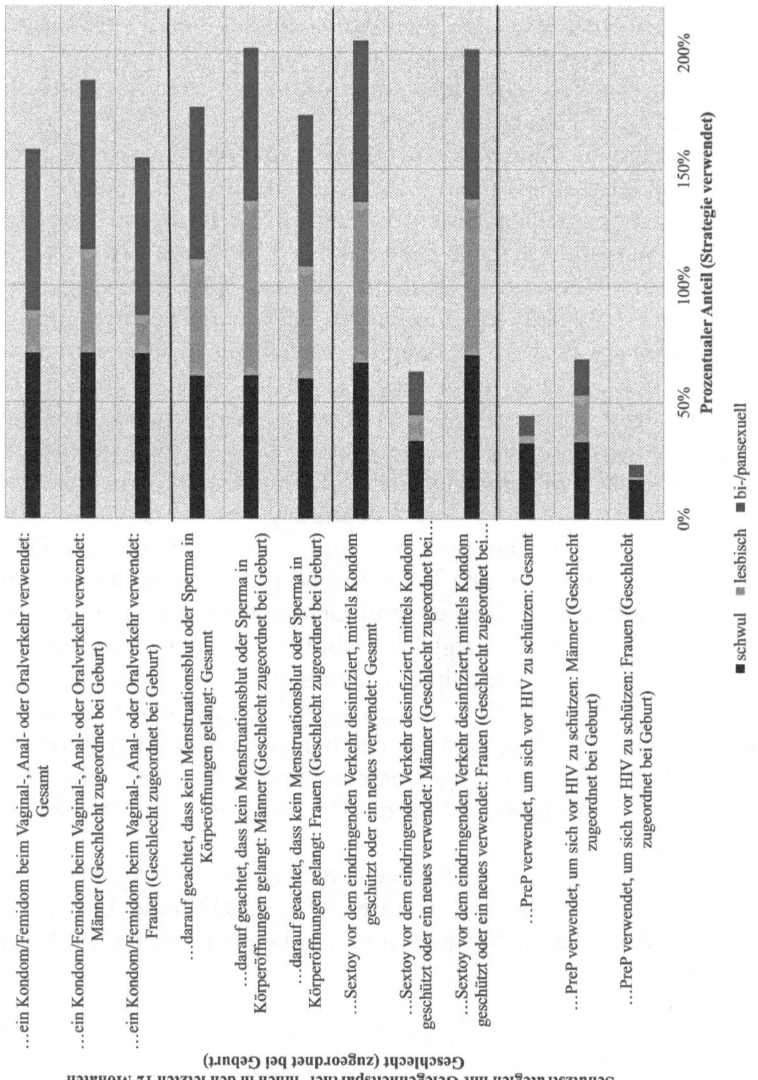

*Abbildung 19: Verwendung ausgewählter Schutzstrategien beim Sex mit Gelegenheitspartner*innen im letzten Jahr vor der Befragung, differenziert nach sexueller Identität und Geschlecht (zugeordnet bei Geburt); unadjustierte Schätzungen (Daten: ‹LGBT Health›)*

Darüber hinaus zeigte sich ein signifikanter Alterseffekt: So hatten im Vergleich zu den befragten 15-29-Jährigen sowohl die 30-49-Jährigen (*OR* = 0,59)[235] als auch die Personen ab 50 Jahren (*OR* = 0,56)[236] eine signifikant geringere Wahrscheinlichkeit, ein Kondom beim Sex mit Gelegenheitspartner*innen genutzt zu haben.

Neben der Frage der Nutzung einer PrEP zum Schutz vor HIV beim Sex mit Gelegenheitspartner*innen wurden alle Studienteilnehmer*innen, die bereits einmal Sex gehabt hatten, gefragt, ob sie in ihrem Leben bereits eine PrEP verwendet haben. Dies war bei 12 Prozent der Befragten der Fall,[237] wobei sich deutliche Unterschiede zwischen den Vergleichsgruppen zeigten.[238] So hatte ein Fünftel der schwulen Personen angegeben, bereits einmal eine PrEP verwendet zu haben (20,2 %). Hingegen hatte nur eine der befragten lesbischen Personen (0,6 %), die diese Frage beantwortet haben, angegeben, dies getan zu haben. Und auch von den befragten bi-/pansexuellen Personen hatten die wenigsten bereits einmal im Leben eine PrEP eingenommen (4,2 %). Unter Ausschluss der lesbischen Befragten und unter Berücksichtigung des Alters, Geschlechts (zugeordnet bei Geburt), Bildungsstatus und Nationalität der befragten Personen sowie der Verwendung eines Kondoms oder Femidoms beim Vaginal-, Anal- und/oder Oralverkehr mit Gelegenheitspartner*innen hatten entsprechend schwule im Vergleich zu bi-/pansexuellen Personen eine signifikant höhere Wahrscheinlichkeit, bereits eine PrEP eingenommen zu haben (*OR* = 2,81).[239] Darüber hinaus zeigte sich ein signifikanter Alterseffekt. So hatten die Angehörigen der beiden älteren Alterskohorten (30-49 Jahre; ab 50 Jahren) häufiger bereits einmal im Leben eine PrEP verwendet (20,3 % bzw. 19,8 %). Von den 15-29-Jährigen hatten dies nur etwa 7 Prozent getan.[240]

Im Vergleich zu den 15-29-Jährigen hatten die 30-49-Jährigen (*OR* = 2,76)[241] und die Personen ab 50 Jahren (*OR* = 2,17)[242] eine etwa 3- bzw. 2-mal so hohe Wahrscheinlichkeit, in ihrem Leben bereits eine PrEP verwendet zu haben.

---

235 $p = .006$
236 $p = .022$
237 Die Frage haben 890 Personen beantwortet.
238 $\chi^2(2) = 66{,}976, p < .001$
239 $p = .016$
240 $\chi^2(2) = 27{,}110, p < .001$
241 $p < .001$
242 $p = .032$

Sexuell übertragbare Krankheiten (STI)

Mehr als die Hälfte der im Rahmen der SGB (2012, 2017) befragten Teilnehmenden hatte noch nie im Leben einen HIV-Test gemacht (54,0 %).[243] Dabei zeigten sich jedoch signifikante Unterschiede zwischen den LGB-Personen und der übrigen Bevölkerung.[244] So hatten deutlich mehr schwule Männer angegeben, dass sie vor mehr als 12 Monaten (43,3 %) und in den letzten 12 Monaten (42,4 %) einen HIV-Test gemacht haben als heterosexuelle Personen (38,2 % bzw. 6,8 %). Auch die befragten lesbischen Frauen (11,0 % bzw. 48,8 %) und bisexuellen Personen (18,1 % bzw. 52,7 %) hatten im Vergleich mit der übrigen Bevölkerung häufiger einen HIV-Test gemacht – sei dies in den letzten 12 Monaten vor der Befragung oder vor mehr als 12 Monaten. Dieser Zusammenhang zwischen Sexualverhalten bzw. sexueller Identität und einer HIV-Testung zeigte sich auch unter Berücksichtigung des Erhebungsjahres sowie des Alters, Geschlechts (laut Register), Bildungsstatus und Nationalität der Befragten. So hatten im Vergleich zur übrigen Bevölkerung schwule Männer eine 7-mal so hohe Wahrscheinlichkeit (OR = 7,31)[245], bereits mindestens einen HIV-Test gemacht zu haben als noch nie. Bisexuelle Personen hatten eine knapp 3-mal so hohe Wahrscheinlichkeit (OR = 2,83).[246] Bemerkenswert ist außerdem, dass sich sowohl ein signifikanter Geschlechter- als auch Alterseffekt zeigte. So hatten Frauen im Vergleich zu Männern (Geschlecht laut Register) eine etwas höhere Wahrscheinlichkeit, bereits mindestens einmal einen HIV-Test gemacht zu haben (OR = 1,24)[247] (vgl. Abb. 20). Während dies auch auf die 30-49-Jährigen im Vergleich zu den 16-29-jährigen Befragten zutraf (OR = 2,07), hatten die ab 50-Jährigen eine geringe Wahrscheinlichkeit, einen HIV-Test gemacht zu haben (OR = 0,78).[248] Darüber hinaus zeigte sich ein Bildungseffekt, wobei höher gebildete Personen eine höhere Wahrscheinlichkeit hatten, einen HIV-Test gemacht zu haben.

Hinsichtlich des Befundes anderer Studien, wonach lesbische Frauen im Vergleich zu schwulen Männern seltener einen HIV-Test machen lassen (vgl. Kap. 2.3) kann vor dem Hintergrund der vorliegenden Ergebnisse gesagt werden, dass dies auch für die Schweiz zu gelten scheint. So hatten unter Berücksichtigung des Erhebungsjahres, Alters, Bildungsstatus und

243 Insgesamt haben 29 591 Personen (gewichtet) diese Frage beantwortet.
244 $\chi^2(6) = 689{,}541, p < .001$
245 $p < .001$
246 $p < .001$
247 $p < .001$
248 Jeweils $p < .001$

Nationalität der Befragten schwule Männer im Vergleich zu lesbischen Frauen eine etwa 5-mal so hohe Wahrscheinlichkeit, bereits mindestens einmal einen HIV-Test gemacht zu haben (*OR* = 4,85)[249]. Ein Befund, der vermutlich durch das höhere HIV-Risiko für schwule Männern zu erklären ist (vgl. Kap. 2.3).

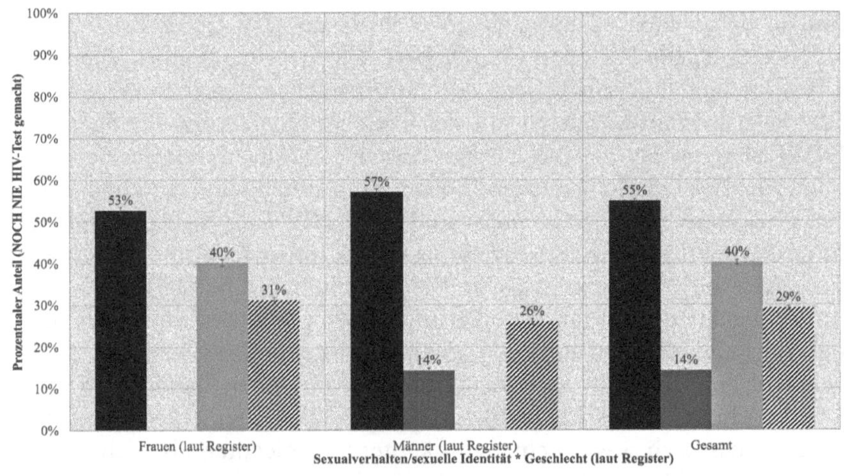

Abbildung 20: HIV-Testung (noch nie), differenziert nach Vergleichsgruppen und Geschlecht (laut Register); unadjustierte Schätzungen (95 % KI) (Daten: SGB 2012, 2017)

Im Rahmen der ‹LGBT Health› haben insgesamt 59 Prozent angegeben, dass sie bereits einmal im Leben mindestens einen HIV-Test gemacht haben.[250] Die Befragten hatten in ihrem bisherigen Leben zwischen einem und geschätzten 601 Tests gemacht.[251] Fast ein Drittel (32,5 %) aller Befragten hatte mehr als zwei HIV-Tests im Leben gemacht und von denen, die bereits einmal einen Test gemacht haben, hatten sich 40 Prozent im letzten Jahr vor der Erhebung testen lassen. Dabei zeigten sich wieder signifikante Unterschiede zwischen den Vergleichsgruppen.[252] So hatten

249 $p < .001$

250 Hierbei wurden auch die Personen eingeschlossen, die noch nie im Leben Geschlechtsverkehr gehabt haben (n = 1 817).

251 $M = 9{,}84$; $Md = 3{,}00$; $SD = 34{,}79$

252 $\chi^2(2) = 314{,}775$, $p < .001$

sich schwule Personen bereits deutlich häufiger in ihrem Leben mindestens einmal auf HIV testen lassen (86,2 %) als die anderen Vergleichsgruppen (39,3 % bzw. 48,9 %). Dieser Zusammenhang zwischen HIV-Testung und der sexuellen Identität der Befragten zeigte sich auch unter Berücksichtigung des Alters, Geschlechts (zugeordnet bei Geburt), Bildungsstatus und Nationalität der Befragten sowie der Verwendung eines Kondoms oder Femidoms beim Sex mit Gelegenheitspartner*innen in den letzten 12 Monaten vor der Befragung. So hatten lesbische Personen im Vergleich zu bi-/pansexuellen Personen eine deutlich geringere Wahrscheinlichkeit, bereits einmal im Leben einen HIV-Test gemacht zu haben als nie (*OR* = 0,45)[253]. Schwule Personen hatten hingegen eine 2-mal so hohe Wahrscheinlichkeit (*OR* = 2,25)[254]. Darüber hinaus zeigten sich sowohl ein signifikanter Alters- als auch Geschlechtereffekt, wobei – wie in der SGB – Angehörige der Alterskohorte ‹30-49 Jahre› (*OR* = 1,95)[255] im Vergleich zu den 15-29-Jährigen eine deutlich höhere Wahrscheinlichkeit hatten, bereits einen HIV-Test gemacht zu haben. Das Gleiche galt für Personen, denen bei Geburt ein männliches Geschlecht zugeordnet worden war, im Vergleich zu Personen, denen ein weibliches Geschlecht zugeordnet worden war (*OR* = 4,19).[256] Bemerkenswert ist, dass sich außerdem ein Zusammenhang zwischen einer HIV-Testung und dem Bildungsstatus der Befragten zeigte, wobei Personen mit einem Abschluss auf Tertiärstufe eine höhere Wahrscheinlichkeit hatten, bereits mindestens einmal im Leben einen HIV-Test gemacht zu haben (*OR* = 1,90), als Personen mit einem anderen Bildungsabschluss.[257]

Neben dem Umstand, dass lesbische Personen seltener einen HIV-Test gemacht haben als die anderen Vergleichsgruppen, war ihr letzter Test auch häufiger mehr als 12 Monate her. So hatten sich 17 Prozent der befragten lesbischen Personen im Jahr vor der Befragung testen lassen, während dies auf mehr als ein Drittel der bi-/pansexuellen (37,0 %) und gut die Hälfte der schwulen Personen (51,2 %) zutraf.[258] Unter Berücksichtigung des Alters, Geschlechts (zugeordnet bei Geburt), Bildungsstatus und Nationalität der Befragten sowie der Kondom- bzw. Femidomnutzung beim Sex mit Gelegenheitspartner*innen war dieser Zusammenhang

---

253 $p = .004$
254 $p = .011$
255 $p = .006$
256 $p < .001$
257 $p = .006$
258 $\chi^2(2) = 78{,}430$, $p < .001$; hier wurden nur die Personen eingeschlossen, die bereits einmal einen HIV-Test gemacht haben (n = 1 114).

zwischen sexueller Identität und Zeitpunkt des letzten HIV-Tests jedoch statistisch nicht mehr signifikant. Allerdings zeigte sich, dass Personen, die ein Kondom oder Femidom beim Sex mit Gelegenheitspartner*innen in den letzten 12 Monaten genutzt hatten, im Vergleich zu Personen, die dies nicht getan hatten, eine 3-mal so hohe Wahrscheinlichkeit hatten, dass ihr letzter HIV-Test im Jahr vor der Befragung und nicht länger her war (*OR* = 3,09)[259]. Dies scheint somit eine für die Übertragung von STI beim ungeschützten Sex besonders sensibilisierte Gruppe zu sein.

Bei vier Prozent der Befragten, die sich bereits einmal auf HIV testen ließen, war der Test positiv (**HIV-Infektion**).[260] Der größte Anteil positiv getesteter Personen war in der Gruppe der schwulen Personen (7,2 %), hingegen war nur eine der befragten lesbischen (0,4 %) und drei der befragten bi-/pansexuellen Personen (1,0 %) HIV-positiv. Die gefundenen Unterschiede waren statistisch signifikant;[261] aufgrund der geringen Gruppengrößen konnten jedoch keine differenzierten Analysen durchgeführt werden.

Im Rahmen der ‹LGBT Health› wurden die Teilnehmer*innen neben HIV noch nach anderen sexuell übertragbaren Krankheiten (STI) gefragt, namentlich Chlamydien, Syphilis und Gonorrhö. Jeweils etwa 70 Prozent der Befragten hatte sich bereits einmal im Leben auf Chlamydien (71,0 %), Syphilis (69,8 %) und/oder Gonorrhö (70,1 %) testen lassen.[262] Von den getesteten Personen waren jeweils etwas weniger als ein Fünftel mindestens einmal positiv auf Chlamydien (16,6 %) bzw. Gonorrhö (16,4 %) getestet worden, bei 9 Prozent konnte Syphilis nachgewiesen werden. Bezüglich einer nachgewiesenen Infektion mit einer der drei genannten STI zeigten sich signifikante Unterschiede zwischen den Vergleichsgruppen. So wurde bei schwulen Personen deutlich häufiger eine der drei STI diagnostiziert als bei den anderen Gruppen (vgl. Abb. 22). Dies galt für eine Chlamydien-Infektion auch unter Berücksichtigung des Alters, Geschlechts (zugeordnet bei Geburt), Bildungsstatus und der Nationalität der Befragten. Aufgrund der geringen Gruppengröße konnten keine weiteren Analysen bezüglich einer Infektion mit Syphilis oder Gonorrhö durchgeführt werden. Die Ergebnisse sind entsprechend mit Vorsicht zu interpretieren.

---

259 $p < .001$

260 Insgesamt waren 44 Personen HIV-positiv.

261 $\chi^2(2) = 28{,}390$, $p < .001$

262 Insgesamt haben 1 208 LGB-Personen bereits einmal im Leben einen Test auf Chlamydien gemacht, 1 190 einen Test auf Syphilis und 1 200 auf Gonorrhö.

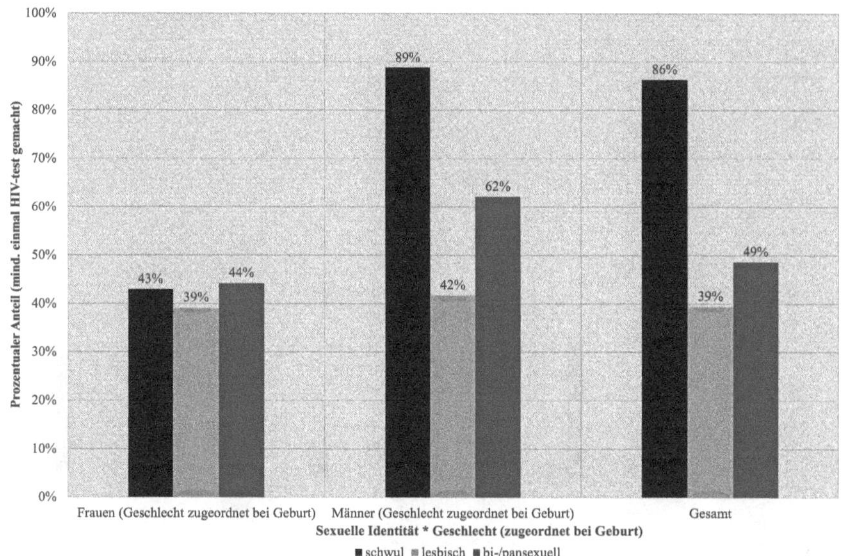

Abbildung 21: HIV-Testung, differenziert nach sexueller Identität und Geschlecht (zugeordnet bei Geburt); unadjustierte Schätzungen (Daten: ‹LGBT Health›)

4.3.1.7 Zwischenfazit: Sexualverhalten und Schutzstrategien

Die Ergebnisse unterstützen (außer bei der PrEP) die vorhandenen schweizerischen und internationalen Befunde (vgl. Kap. 2.3). LGB-Personen gaben signifikant häufiger als die übrige Bevölkerung an, mit mehr als einer Person in den letzten 12 Monaten Sex gehabt zu haben, wobei schwule Männer dies am häufigsten angaben. Betrachtet man den letzten sexuellen Kontakt zum Zeitpunkt der Befragung, zeigt sich, dass fast die Hälfte der schwulen Männer angab, beim letzten Sex ein Kondom verwendet zu haben, während etwa ein Drittel der bisexuellen und gut ein Fünftel der heterosexuellen Personen dies getan haben. Hierbei zeigte sich ein Alterseffekt, wobei jüngere Personen (16-29 Jahre) beim letzten Sex deutlich häufiger ein Kondom verwendet hatten als die älteren Alterskohorten (30-49 Jahre; ab 50 Jahre). Die Ergebnisse der ‹LGBT Health› zeigen, dass signifikante Unterschiede in der Anwendung von HIV/STI-Schutzstrategien zwischen den LGB-Gruppen bestehen. Erwartungsgemäß wurden die Schutzstrategien beim Sex mit Gelegenheitspartner*innen deutlich häufiger angewendet als beim letzten Sexualkontakt in einer Partnerschaft.

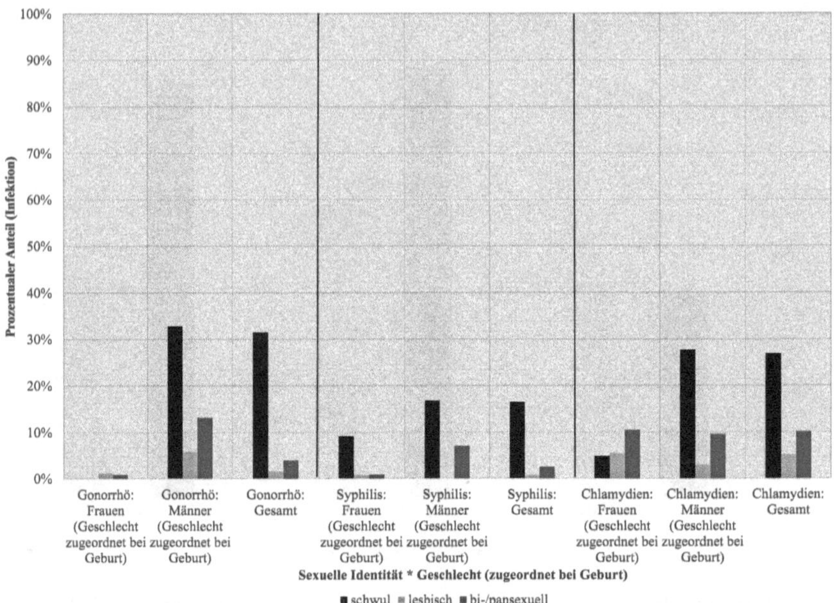

Abbildung 22: Ausgewählte sexuell übertragbare Krankheiten (Infektion), differenziert nach sexueller Identität und Geschlecht (zugeordnet bei Geburt); unadjustierte Schätzungen (Daten: ‹LGBT Health›)

Darüber hinaus verwendeten etwa trans und non-binäre LGB-Personen im Vergleich zu den befragten cis LGB-Personen deutlich häufiger desinfizierte, mit Kondom geschützte oder neue Sextoys. Eine Präexpositionsprophylaxe (PrEP) nutzten dagegen in erster Linie die befragten schwulen Personen und Personen, denen bei Geburt ein männliches Geschlecht zugewiesen worden war, um sich beim Sex mit Gelegenheitspartner*innen vor HIV zu schützen. Auch in Bezug auf die Lebenszeitprävalenz der Verwendung der PrEP waren die schwulen Männer mit 20 Prozent in der Mehrheit.[263] Auch hier zeigte sich ein Alterseffekt: Jüngere Personen (15-29-Jährige) hatten eine deutlich geringere Wahrscheinlichkeit, in ihrem Leben bereits eine PrEP verwendet zu haben als die älteren LGB-Personen. Die Ergebnisse zur PrEP-Nutzung der schwulen Männer unterscheiden sich deutlich von den nationalen und internationalen Reviews

263 Personen, denen bei Geburt ein männliches Geschlecht zugewiesen wurde, und die sich selbst als ‹schwul/gay› identifiziert haben.

(vgl. Kap. 2.3). Bei der EMIS-2017 gaben jeweils etwa vier Prozent der HIV-negativen MSM an, jemals oder aktuell zum Zeitpunkt der Befragung die PrEP genutzt zu haben (Weber et al., 2019, S. 59f.). 39 Prozent aller MSM antworteten, dass sie die PrEP einnehmen würden, wenn diese verfügbar und bezahlbar wäre (ebd., S. 71). Es stellt sich die Frage, ob sich die 2017 festgestellte hohe Einnahmebereitschaft von PrEP nun in 2021 in entsprechend höheren Nutzungszahlen bei MSM in der Schweiz zeigt, u. a. auch beeinflusst durch das Programm ‹SwissPrEPaired›[264], in dem mittlerweile über 4 000 MSM (Stand November 2021) eingeschlossen wurden und PrEP in medizinischer Begleitung einnehmen.[265]

Sowohl in Bezug auf die letzten 12 Monate als auch länger zurückliegend zeigten sich signifikante Unterschiede in Bezug auf das HIV-Testverhalten. LGB-Personen haben deutlich häufiger einen HIV-Test gemacht als heterosexuelle Personen. Die schwulen Männer hatten im Vergleich zur übrigen Bevölkerung eine 7-mal so hohe Wahrscheinlichkeit, bereits mindestens einmal einen HIV-Test gemacht zu haben, bisexuelle Personen eine 3-mal so hohe. Die Daten der ‹LGBT Health› zeigen, dass schwule Personen sich von den befragten LGB-Gruppen am häufigsten und lesbische Personen am seltensten auf HIV testen ließen. 4 Prozent der Personen der ‹LGBT Health›-Befragung gaben an, HIV-positiv zu sein. Der größte Anteil positiv getesteter Personen – kongruent mit nationalen und internationalen Studienergebnissen – lag bei den schwulen Männern (7,2 %). Nimmt man zur Kenntnis, dass 0,2 Prozent[266] der Schweizer Bevölkerung Träger*innen des HI-Virus sind, muss man davon ausgehen, dass bei schwulen und bi-/pansexuellen Personen in der Schweiz deutlich höhere HIV-Prävalenzen vorliegen als bei der restlichen Bevölkerung. Bezüglich der Testung und der Lebenszeitprävalenzen von anderen STI zeigt sich, dass sich mehr als zwei Drittel der LGBT-Personen bereits einmal in ihrem Leben auf Chlamydien, Syphilis und/oder Gonorrhö testen ließen; von den jemals Getesteten waren jeweils etwa 16 Prozent mindestens einmal positiv auf Chlamydien bzw. Gonorrhö getestet worden, bei 9 Prozent konnte Syphilis nachgewiesen werden. Bei schwulen Personen wurde

264 https://www.swissPrEPared.ch/

265 Das BAG (2021b, S. 22) führt neben der Reduktion der sexuellen Kontakte aufgrund der COVID-19-Pandemie den überproportionalen Rückgang der HIV-Diagnosen bei MSM im Jahr 2020 u. a. auch auf SwissPrEPaired zurück.

266 https://www.bag.admin.ch/bag/de/home/strategie-und-politik/nationale-gesundheitsstrategien/nationales-programm-hiv-und-andere-sexuell-uebertragbare-infektionen/gesamtbevoelkerung-achse1.html

deutlich häufiger eine der drei genannten STI diagnostiziert als bei den anderen Gruppen.

Im Jahr 2020 ist die Anzahl der HIV-Infektionen (-28 %), Chlamydiose (-15 %), Gonorrhö (-25 %) und Syphilis (-36 %) – gegenüber den durchschnittlichen jährlichen Inzidenzen von 2015 bis 2019 – zurückgegangen (Bundesamt für Gesundheit [BAG], 2021a, S. 9). Die Gründe könnten sein, dass die Anzahl sexueller Kontakte aufgrund der Kontaktbeschränkungen während der COVID-19-Pandemie gegenüber der Zeit davor eher zurückgegangen sind, oder dass bei gleicher Inzidenz von STI weniger Fälle gemeldet wurden (BAG, 2021a, S. 11). Inwieweit diese Entwicklung auch für LGBT-Personen in der Schweiz gilt, ist nicht bekannt. Bei der Interpretation der Befunde ist jedoch das unterschiedliche Testverhalten zu berücksichtigen.

4.3.1.8 Inanspruchnahme von Gesundheitsleistungen

Hinsichtlich der Inanspruchnahme von Gesundheitsleistungen durch LGBT-Personen und durch die übrige Bevölkerung in der Schweiz wurden im Rahmen beider Befragungen (SGB, ‹LGBT Health›) die folgenden Indikatoren berücksichtigt:
- Anzahl der Arztbesuche (insgesamt, Generalist*innen, Spezialist*innen, Psycholog*innen/Psychiater*innen, Notfall)
- Wahrnehmen von Untersuchungen zur Krebsvorsorge
- Hormonersatzbehandlung im Zusammenhang mit den Wechseljahren (Frauen ab 35 Jahren [Geschlecht laut Register bzw. zugeordnet bei Geburt])

Im Rahmen der ‹LGBT Health› wurden trans/non-binäre Personen zudem nach einer allfälligen Hormonersatzbehandlung im Rahmen einer Transition sowie nach weiteren bereits durchgeführten und geplanten geschlechtsangleichenden Maßnahmen gefragt. Alle Befragten der ‹LGBT Health› wurden zudem gebeten, anzugeben, wie häufig sie Endokrinolog*innen besucht haben und ob sie bereits einen Coronatests gemacht haben.

Arztbesuche

Die Mehrheit der im Rahmen der SGB (2012, 2017) befragten Personen (78,7 %) war im Verlauf des Jahres vor der Erhebung bei **einem Arzt bzw.**

einer Ärztin gewesen.[267] Beim Vergleich zwischen den Subgruppen zeigte sich, dass im Vergleich zu heterosexuellen Personen (78,7 %) schwule Männer (74,7 %) etwas seltener und lesbische Frauen (83,1 %) und bisexuelle Personen (83,5 %) häufiger einen Arzt bzw. eine Ärztin aufgesucht haben (vgl. Abb. 23).[268] Unter Berücksichtigung des Alters, Geschlechts (laut Register), Bildungsstatus und des persönlichen Nettoeinkommens der Befragten sowie des selbstwahrgenommenen Gesundheitszustands war dieser Zusammenhang zwischen Sexualverhalten bzw. sexueller Identität und Arztbesuchen jedoch statistisch nicht mehr signifikant. Einen stärkeren Einfluss als das Sexualverhalten bzw. die sexuelle Identität hatte das Geschlecht der Befragten (laut Register), wobei Frauen im Vergleich zu Männern eine etwa 3-mal so hohe Wahrscheinlichkeit hatten, beim Arzt bzw. bei einer Ärztin gewesen zu sein ($OR = 2{,}85$).[269] Darüber hinaus hatte erwartungsgemäß der selbstwahrgenommene Gesundheitszustand und das Alter der Befragten einen starken Einfluss auf Arztbesuche im letzten Jahr vor der Befragung, wobei Personen, die ihren Gesundheitszustand als (sehr) gut bezeichneten, im Vergleich zu solchen, die ihn als mittelmäßig oder (eher) schlecht bezeichneten, eine geringere Wahrscheinlichkeit hatten, bei einem Arzt bzw. einer Ärztin gewesen zu sein ($OR = 0{,}23$), Personen ab 50 Jahren hatten im Vergleich zu 16-29-Jährigen hingegen eine signifikant höhere Wahrscheinlichkeit ($OR = 1{,}20$).[270]

Etwas deutlicher wurden die Unterschiede zwischen den Subgruppen, wenn zwischen Besuchen bei Generalist*innen und Spezialist*innen im letzten Jahr unterschieden wurde. Insgesamt waren zwei Drittel (66,3 %) aller Befragten der SGB (2012, 2017) bei einer bzw. einem **Allgemeinmediziner*in (inkl. Hausarzt/Hausärztin)** gewesen.[271] Es waren mehr lesbische Frauen (76,3 %) und etwas mehr bisexuelle Personen (70,5 %) bei einem bzw. einer Allgemeinmediziner*in gewesen als heterosexuelle Personen (66,1 %) und schwule Männer (67,8 %) (vgl. Abb. 23).[272] Unter Berücksichtigung des Alters, Geschlechts (laut Register), Bildungsstatus und des persönlichen Nettoeinkommens der Befragten sowie des subjektiv wahrgenommenen Gesundheitszustands zeigte sich, dass bisexuelle Perso-

---

267 Eingeschlossen wurden Arztbesuche (ohne Frauenarztbesuche); hierzu lagen Angaben von 29 815 Personen (gewichtet) vor.

268 $\chi^2(3) = 12{,}187, p = .007$

269 $p < .001$

270 Jeweils $p < .001$

271 Insgesamt haben 29 850 Personen (gewichtet) diese Frage beantwortet.

272 $\chi^2(3) = 9{,}410, p = .024$

nen (*OR* = 1,24)[273] und lesbische Frauen (*OR* = 1,69)[274] im Vergleich zu heterosexuellen Personen eine etwas höhere Wahrscheinlichkeit hatten, bei einem bzw. einer Allgemeinmediziner*in im Jahr vor der Befragung gewesen zu sein. Bei **einem Spezialisten bzw. einer Spezialistin** waren im Jahr vor der Befragung insgesamt deutlich weniger Personen gewesen (38,6 %).[275] Im Vergleich zu heterosexuellen Personen (38,4 %) waren LGB-Personen jedoch deutlich häufiger bei Spezialist*innen gewesen (40,8-58,5 %) (vgl. Abb. 23).[276] Dieser Zusammenhang war auch unter Berücksichtigung der genannten Merkmale statistisch signifikant.[277] In Bezug auf die Inanspruchnahme eines Spezialisten bzw. einer Spezialistin zeigten sich außerdem ein signifikanter Geschlechter-, Alters- und Bildungseffekt, wobei Frauen im Vergleich zu Männern (Geschlecht laut Register) (*OR* = 1,16), ältere (ab 50 Jahre) gegenüber jüngeren (16-29 Jahre) Personen (*OR* = 1,44) und Personen mit einem tertiären Bildungsabschluss gegenüber Personen mit keinem oder einem obligatorischen Schulabschluss (*OR* = 1,63) eine höhere Wahrscheinlichkeit hatten, eine*n Spezialisten bzw. Spezialistin im letzten Jahr aufgesucht zu haben.[278]

Knapp 8 Prozent der im Rahmen der SGB (2012, 2017) Befragten hatten im letzten Jahr vor der Befragung eine*n **Psycholog*in oder Psychiater*in** aufgesucht (7,5 %).[279] Dabei waren LGB-Personen (12,1-19,0 %) deutlich häufiger bei einer bzw. einem Psycholog*in oder Psychiater*in gewesen als die übrige Bevölkerung (7,1 %) (vgl. Abb. 23).[280] Unter Berücksichtigung des Erhebungsjahres, Alters, Geschlechts (laut Register), Bildungsstatus und des persönlichen Nettoeinkommens der Befragten sowie des subjektiven Gesundheitszustands hatten schwule Männer (*OR* = 1,75),[281] lesbische Frauen (*OR* = 2,39)[282] und bisexuelle Personen (*OR* = 2,94)[283] im Vergleich zu heterosexuellen Personen eine (tendenziell) höhere Wahrscheinlichkeit, eine*n Psychologen*in oder Psychiater*in im

273 $p = .020$
274 $p = .054$ (tendenziell statistisch signifikant)
275 Die Frage haben 29 857 Personen beantwortet.
276 $\chi^2(3) = 23{,}573$, $p < .001$
277 Schwule Männer: *OR* = 1,55; $p = .002$; lesbische Frauen: *OR* = 2,03; $p = .003$; bisexuelle Personen: *OR* = 1,28; $p = .005$
278 Jeweils $p < .001$
279 Hierzu lagen Informationen von 29 791 Personen (gewichtet) vor.
280 $\chi^2(3) = 153{,}753$, $p < .001$
281 $p = .077$
282 $p < .001$
283 $p < .001$

letzten Jahr aufgesucht zu haben. Zudem zeigte sich unter Berücksichtigung der genannten Merkmale und der Gruppenzugehörigkeit ein signifikanter Geschlechter- und Alterseffekt. So hatten Frauen im Vergleich zu Männern (Geschlecht laut Register) eine höhere Wahrscheinlichkeit (*OR* = 1,63) und Personen über 50 Jahre gegenüber jüngeren Personen (15-29 Jahre) eine geringere Wahrscheinlichkeit (*OR* = 0,66), ein*e Psycholog*in/Psychiater*in im letzten Jahr vor der Befragung aufgesucht zu haben.[284] Darüber hinaus hatten Personen mit einem tertiären Bildungsabschluss im Vergleich zu Personen mit keinem oder obligatorischem Schulabschluss eine höhere Wahrscheinlichkeit (*OR* = 1,49),[285] im letzten Jahr bei eine*r Psycholog*in/Psychiater*in gewesen zu sein.

Von den im Rahmen der SGB (2012, 2017) befragten Frauen (Geschlecht laut Register) haben zwei Drittel (64,7 %) im letzten Jahr ein*e **Frauenarzt/-ärztin** besucht.[286] Im Vergleich zu lesbischen (60,3 %) und heterosexuellen Frauen (64,6 %) hatten bisexuelle Frauen (69,9 %) tendenziell häufiger eine*n Frauenarzt/-ärztin im letzten Jahr besucht (vgl. Abb. 23).[287]

Dass lesbische Frauen im Vergleich zu heterosexuellen Frauen deutlich seltener bei einem bzw. einer Frauenarzt/-ärztin waren, überrascht nicht vor dem Hintergrund negativer Erfahrungen, wie z. B. unnötigen Tests (vgl. Kap. 4.2.2 und 2.1). Unter Berücksichtigung des Erhebungsjahres, Alters, Bildungsabschlusses und des persönlichen Nettoeinkommens der Befragten war dieser Zusammenhang jedoch statistisch nicht mehr signifikant.[288]

Etwa elf Prozent der im Rahmen der SGB (2012, 2017) befragten Personen musste im letzten Jahr vor der Befragung **notfallmäßig ins Spital** (10,5 %).[289] Im Vergleich zu lesbischen Frauen (9,8 %), bisexuellen (10,6 %) und heterosexuellen Personen (10,5 %) waren schwule Männer (4,7 %) deutlich seltener notfallmäßig im Spital gewesen (vgl. Abb. 23).[290] Jedoch war dieser Unterschied unter Berücksichtigung des Alters, Geschlechts (laut Register), Bildungsstatus und des persönlichen Nettoein-

284 Jeweils $p < .001$
285 $p < .001$
286 Insgesamt haben 14 530 Frauen (Geschlecht laut Register) (gewichtet) diese Frage beantwortet.
287 $\chi^2(3) = 5{,}647; p = .059$
288 Lesbische Frauen: $p = .199$; bisexuelle Frauen: $p = .479$
289 Die Frage haben 29 835 Personen (gewichtet) beantwortet.
290 $\chi^2(3) = 8{,}221, p = .042$

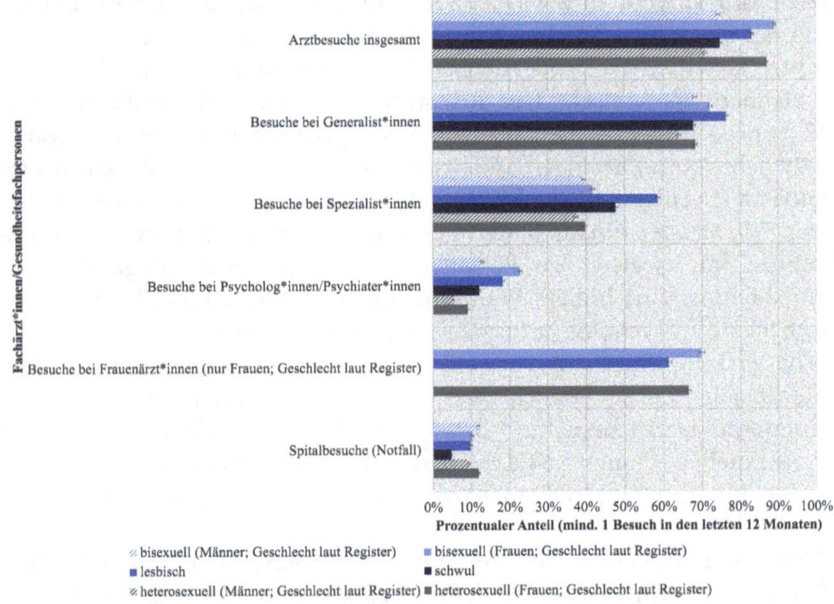

*Abbildung 23: Besuche bei verschiedenen Fachärzt*innen/Gesundheitsfachpersonen im letzten Jahr vor der Befragung, differenziert nach Vergleichsgruppen und Geschlecht (laut Register); unadjustierte Schätzungen (95 % KI) (Daten: SGB 2012, 2017)*

kommens der Befragten sowie des subjektiven Gesundheitszustands statistisch nur tendenziell signifikant.[291]

In der ‹LGBT Health› haben ebenfalls etwas mehr als zwei Drittel (71,0 %) aller Teilnehmenden angegeben, dass sie im letzten Jahr mindestens einmal bei einem*r **Allgemeinmediziner*in (inkl. Hausarzt/Hausärztin)** gewesen sind.[292] Es haben signifikant mehr trans/non-binäre Personen und schwule cis Männer als bisexuelle cis Personen und lesbische cis Frauen angegeben, dass sie im letzten Jahr vor der Erhebung mindestens einmal bei eine*r Allgemeinmediziner*in gewesen sind (vgl. Abb. 24).[293] Unter Berücksichtigung von Alter, Geschlecht (zugeordnet bei Geburt), Bildungsstatus und der Nationalität der Befragten sowie der Veränderung des Gesundheitszustands durch die COVID-19-Pandemie erwies sich die-

291 $p = .071$
292 Insgesamt haben 2 032 Personen diese Frage beantwortet.
293 $\chi^2(3) = 8{,}256\ p = .041$

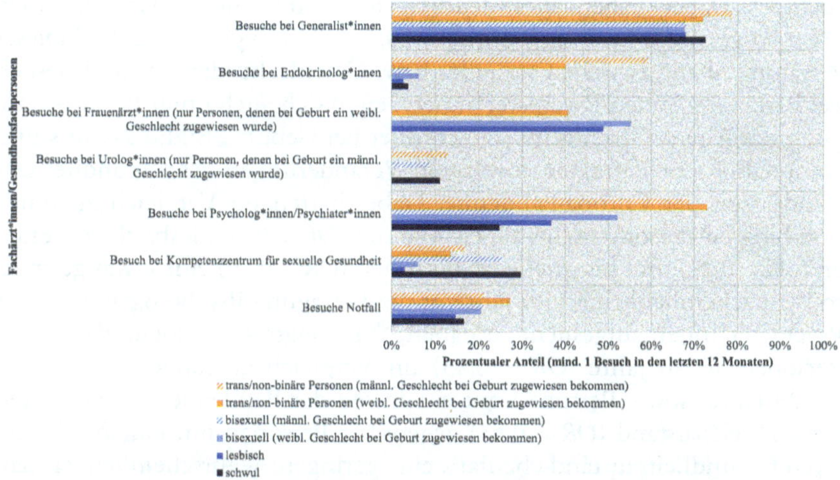

*Abbildung 24: Besuche bei verschiedenen Fachärzt*innen/Gesundheitsfachpersonen im letzten Jahr vor der Befragung, differenziert nach Vergleichsgruppen und Geschlecht (zugeordnet bei Geburt); unadjustierte Schätzungen (Daten: ‹LGBT Health›)*

ser Zusammenhang zwischen sexueller Identität bzw. Geschlechtsidentität und der Inanspruchnahme von Allgemeinmediziner*innen jedoch als statistisch nicht mehr signifikant. Vielmehr zeigte sich, dass Personen, deren Gesundheitszustand im Vergleich zur Zeit vor der Corona-Pandemie gleich geblieben war, eine signifikant geringere Wahrscheinlichkeit (*OR* = 0,68)[294] hatten, im letzten Jahr vor der Erhebung Leistungen der Allgemeinmedizin in Anspruch genommen zu haben, als Personen deren Gesundheitszustand sich verschlechtert hatte. Erwartungsgemäß zeigte sich außerdem ein signifikanter Alterseffekt, wobei ältere Personen (ab 50 Jahre) gegenüber jüngeren Personen (15-29 Jahre) eine höhere Wahrscheinlichkeit (*OR* = 1,77)[295] hatten, im letzten Jahr vor der Erhebung eine*n Allgemeinmediziner*in besucht zu haben.

44 Prozent im Rahmen der ‹LGBT Health› Befragten haben im letzten Jahr vor der Befragung aufgrund eines psychischen Problems eine*n **Psycholog*in** (35,9 %) **und/oder eine*n Psychiater*in** (24,6 %) aufge-

294 $p = .001$
295 $p < .001$

sucht.[296] Dabei haben dies deutlich mehr trans/non-binäre Personen (71,0 %) getan als LGB cis Personen (24,8-47,5 %) (vgl. Abb. 24).[297] Dieser Zusammenhang zwischen sexueller bzw. Geschlechtsidentität und Besuch bei Psycholog*innen/Psychiater*innen zeigte sich auch unter Berücksichtigung des Alters, Geschlechts (zugeordnet bei Geburt), Bildungsstatus und Nationalität der Befragten sowie von Veränderungen des Gesundheitszustandes seit der Corona-Pandemie. Dabei hatten im Vergleich zu trans/non-binären Personen schwule cis Männer (*OR* = 0,16), lesbische cis Frauen (*OR* = 0,22) und bisexuelle cis Personen (*OR* = 0,30) eine etwas geringere Wahrscheinlichkeit,[298] im Jahr vor der Befragung Psycholog*innen oder Psychiater*innen aufgesucht zu haben.[299] Es zeigte sich zudem, dass ältere Personen ab 50 Jahre (*OR* = 0,43) im Vergleich zu jüngeren Personen (15-29 Jahre) sowie Personen mit einem seit der Pandemie unveränderten Gesundheitszustand (*OR* = 0,64) gegenüber Personen mit einem schlechteren Gesundheitszustand ebenfalls eine geringere Wahrscheinlichkeit hatten,[300] im letzten Jahr ein*e Psycholog*in oder Psychiater*in aufgesucht zu haben. Die Unterschiede zwischen trans/non-binären Personen im Vergleich zu LGB cis Personen sind vermutlich mit geplanten oder laufenden Maßnahmen zur Geschlechtsangleichung der befragten trans/non-binären Personen zu erklären, die eine Konsultation bei einem bzw. einer Psycholog*in bzw. Psychiater*in voraussetzen. Dies unterstreicht auch ein Vergleich nach Geschlechtsidentität der Befragten: So hatten im Vergleich zu cis Personen (33,5 %) deutlich mehr trans (71,7 %) und non-binäre (70,0 %) Personen angegeben, dass sie psychologische oder psychiatrische Leistungen im Jahr vor der Erhebung in Anspruch genommen haben. Unter zusätzlicher Berücksichtigung der Planung von medizinischen Maßnahmen zur Geschlechtsangleichung war der Zusammenhang zwischen den LGB cis Gruppen und den trans/non-binären Personen auch nicht mehr statistisch signifikant. Allein die befragten schwulen cis Männer hatten im Vergleich zu trans/non-binären Personen noch eine tendenziell signifikant geringere Wahrscheinlichkeit (*OR* = 0,12),[301] ein*e Psycholog*in bzw. Psychiater*in im letzten Jahr aufgesucht zu haben. Trans und non-binäre Personen gehen demnach nicht häufiger aufgrund psychischer

---

296 Insgesamt haben 1 913 Personen diese Frage beantwortet.
297 $\chi^2(3) = 245{,}384, p < .001$
298 Jeweils $p < .001$
299 Jeweils $p < .001$
300 Jeweils $p < .001$
301 $p = .064$

Probleme zu Psycholog*innen bzw. Psychiater*innen, sondern aufgrund geplanter Maßnahmen zur Geschlechtsangleichung.[302] Entsprechend hatten Personen, die zum Zeitpunkt der Erhebung medizinische Maßnahmen zur Geschlechtsangleichung geplant haben, eine deutlich höhere Wahrscheinlichkeit (*OR* = 2,27),[303] ein*e Psycholog*in bzw. Psychiater*in im letzten Jahr aufgesucht zu haben, als Personen, die keine solchen Maßnahmen geplant haben. Insgesamt wurden Psycholog*innen bzw. Psychotherapeut*innen (35,4 %) häufiger als Psychiater*innen (24,6 %) von den befragten LGBT-Personen besucht. Dies zeigte sich auch für trans und nonbinäre Personen. Von ihnen hatten 56 bzw. 61 Prozent psychologische oder psychotherapeutische Dienste in Anspruch genommen und jeweils weniger als die Hälfte psychiatrische (47,5 % bzw. 42,5 %).

Im Vergleich zur LGB-Stichprobe der SGB hat in der ‹LGBT Health› ein deutlich höherer Anteil an Personen eine*n Psycholog*in oder Psychiater*in aufgesucht. Dieser Unterschied lässt sich durch verschiedene Faktoren erklären. Zum einen dürfte die höhere psychische Belastung durch die Corona-Pandemie eine Rolle gespielt haben. Daneben wurde in der SGB nach einer *Behandlung* bei Psychotherapeut*innen bzw. Psychiater*innen gefragt, während in der ‹LGBT Health› gefragt wurde, ob die Befragten bei einer solchen Fachperson gewesen sind, was Beratungen miteinschließen würde. Entscheidender dürfte aber der hohe Anteil an trans/non-binären Personen in der Stichprobe der ‹LGBT Health› sein. Eine Personengruppe, die im Rahmen einer Transition eine*n Psychotherapeut*in oder Psychiater*in aufsuchen muss.

Dieser Effekt zeigte sich ebenso bei Besuchen von **Endokrinolog*innen.** Insgesamt hatten 15 Prozent der Teilnehmer*innen der ‹LGBT Health› im letzten Jahr eine*n Endokrinologen/-in besucht.[304] Allerdings traf dies nur auf 3-6 Prozent der befragten LGB cis Personen zu, während fast die Hälfte der befragten trans/non-binären Personen eine*n Endokrinologen/-in aufgesucht hatten (47,0 %) (vgl. Abb. 24).[305] Dieser Zusammenhang zwischen sexueller bzw. Geschlechtsidentität und dem Besuch einer bzw. eines Endokrinologen/-in war auch unter Berücksichtigung des Alters, Geschlechts (zugeordnet bei der Geburt), Bildungsstatus und der

302 Zwar wurde explizit nach Besuchen bei Psycholog*innen/Psychiater*innen aufgrund von psychischen Problemen gefragt, dies schließt jedoch nicht aus, dass Befragte, die aufgrund der gesetzlichen Vorgaben eine*n Psychiater*in aufsuchen, diese Besuche hier angegeben haben.

303 $p < .001$

304 Insgesamt haben 1 869 Personen diese Frage beantwortet.

305 $\chi^2(3) = 519{,}342$, $p < .001$

Nationalität der Befragten sowie der Einnahme von Hormonpräparaten und des Gesundheitszustands der Befragten im Vergleich zur Zeit vor der Corona-Pandemie signifikant. So hatten lesbische cis Frauen (*OR* = 0,06), schwule cis Männer (*OR* = 0,10) und bisexuelle cis Personen (*OR* = 0,15) im Vergleich zu trans/non-binären Personen eine deutlich geringere Wahrscheinlichkeit,[306] im Jahr vor der Befragung eine*n Endokrinologen/-in aufgesucht zu haben. Es zeigte sich erwartungsgemäß zudem deutlich, dass Personen, die Hormonpräparate einnahmen, eine höhere Wahrscheinlichkeit (*OR* = 7,20)[307] hatten, im letzten Jahr ein*e Endokrinologen/-in aufgesucht zu haben, als Personen, die keine solchen Präparate einnahmen. Dass die gefundenen Unterschiede weniger auf die sexuelle Identität der Befragten zurückzuführen sind, sondern auf deren Geschlechtsidentität, zeigt auch ein Vergleich der Inanspruchnahme von Endokrinolog*innen von cis, trans und non-binären Personen. Dabei zeigte sich, dass – unter Berücksichtigung der genannten Merkmale –, trans (*OR* = 20,75) und non-binäre (*OR* = 4,45) gegenüber cis Personen eine 20-mal bzw. fast 5-mal so hohe Wahrscheinlichkeit hatten, im letzten Jahr vor der Erhebung eine*n Endokrinologen/-in aufgesucht zu haben.[308]

16 Prozent aller befragten LGBT-Personen haben im letzten Jahr mindestens einmal ein **Kompetenzzentrum für sexuelle Gesundheit** besucht.[309] Am häufigsten hatten die befragten schwulen cis Männer (29,7 %) dies im Jahr vor der Befragung getan. Von den befragten trans/non-binären und bisexuellen cis Personen hatten 15 bzw. 10 Prozent ein solches Zentrum aufgesucht. Am seltensten hatten dies lesbische cis Frauen (3,0 %) getan (vgl. Abb. 24).[310] Der Unterschied zwischen den schwulen cis Männern zu den trans/non-binären und bisexuellen cis Personen scheint jedoch in erster Linie durch die Einnahme einer PrEP erklärt zu werden. So hatten – unter Berücksichtigung des Alters, Geschlechts (zugeordnet bei Geburt), Bildungs- und Beziehungsstatus und der Nationalität der Befragten – Personen, die eine PrEP eingenommen hatten, im Vergleich zu Personen, die dies nicht getan hatten, eine 10-mal höhere Wahrscheinlichkeit, ein solches Zentrum aufgesucht zu haben (*OR* = 9,90).[311] Im Vergleich zu trans/non-binären Personen hatten einzig lesbische cis

306 Jeweils $p < .001$

307 $p < .001$

308 Jeweils $p < .001$

309 Hierzu zählen Checkpoints, Beratungsstellen für sexuelle Gesundheit, AIDS-Hilfezentren etc.; diese Frage haben 1 881 Personen beantwortet.

310 $\chi^2(3) = 158{,}091, p < .001$

311 $p < .001$

Frauen unter Berücksichtigung der genannten Faktoren (inkl. PrEP) eine signifikant geringere Wahrscheinlichkeit, ein Kompetenzzentrum für sexuelle Gesundheit aufgesucht zu haben (*OR* = 0,32).[312] Auch Personen, die sich in einer festen Partnerschaft befanden, hatten gegenüber Personen ohne feste Partnerschaft eine geringere Wahrscheinlichkeit (*OR* = 0,55),[313] ein Kompetenzzentrum für sexuelle Gesundheit aufgesucht zu haben. Hingegen hatten Männer im Vergleich zu Frauen (Geschlecht zugeordnet bei Geburt) eine signifikant höhere Wahrscheinlichkeit (*OR* = 2,13)[314] für einen Besuch eines Kompetenzzentrums im letzten Jahr.

Von den befragten cis Frauen und trans/non-binären Personen hatte etwas weniger als die Hälfte (45,5 %) im letzten Jahr vor der Erhebung ein*e **Frauenarzt/-ärztin** besucht.[315] Dabei gingen signifikant mehr bisexuelle (58,1 %) und lesbische cis Frauen (49,0 %) im letzten Jahr zu einem bzw. einer Frauenarzt bzw. -ärztin als trans/non-binäre Personen (34,5 %).[316] Unter Berücksichtigung des Alters, Geschlechts (zugeordnet bei Geburt), Bildungsstatus und Nationalität der Befragten zeigte sich, dass bisexuelle cis Frauen gegenüber trans/non-binären Personen eine fast 2-mal so hohe Wahrscheinlichkeit hatten (*OR* = 1,90),[317] im letzten Jahr vor der Erhebung bei eine*r Frauenarzt/-ärztin gewesen zu sein. Schließt man trans und non-binäre Personen, denen bei Geburt ein männliches Geschlecht zugeordnet war, aus den Analysen aus, dann zeigt sich weiterhin ein Unterschied in der Inanspruchnahme gynäkologischer Leistungen, wobei lesbische (48,8 %) und bisexuelle cis Frauen (55,3 %) deutlich häufiger eine*n Frauenarzt/-ärztin im Jahr vor der Befragung aufgesucht hatten als trans und non-binäre Personen (40,7 %).[318] Unter Berücksichtigung des Alters, Bildungsstatus und der Nationalität der Befragten hatten bisexuelle cis Frauen im Vergleich zu trans/non-binären Personen immer noch eine signifikant höhere Wahrscheinlichkeit, im letzten Jahr bei einer bzw. einem Frauenarzt/-ärztin gewesen zu sein (*OR* = 1,69).[319]

---

312 $p = .025$
313 $p < .001$
314 $p = .025$
315 Hierzu lagen Angaben von 1 195 cis Frauen und trans/non-binären Personen vor.
316 $\chi^2(2) = 42{,}554, p < .001$
317 $p <. 001$
318 $\chi^2(2) = 12{,}948, p = .002$
319 $p = .002$

Von denjenigen cis Frauen und trans/non-binären Personen, die im letzten Jahr *nicht* bei eine*r Gynäkolog*in gewesen waren,[320] haben mehr lesbische (51,8 %) und bisexuelle cis Frauen (55,7 %) als trans/non-binären Personen (35,4 %) angegeben, dass ihr letzter Frauenarztbesuch nicht länger als 1-2 Jahre her ist.[321] Im Vergleich zu lesbischen (15,5 %) und bisexuellen (26,1 %) cis Frauen hatten hingegen signifikant mehr trans/non-binäre Personen (38,3 %) angegeben, dass sie noch nie bei eine*r Frauenarzt/-ärztin gewesen waren.[322] Die Unterschiede waren jedoch unter Berücksichtigung des Alters, Geschlechts (zugeordnet bei Geburt), Bildungsstatus und der Nationalität der Befragten statistisch nicht mehr signifikant.

Für den Besuch bei **Urolog*innen** zeigt sich ein anderes Bild: So waren im letzten Jahr vor der Erhebung etwas mehr schwule (11,0 %) und bisexuelle (9,4 %) cis Männer als trans/non-binäre Personen (7,2 %) bei einem bzw. einer Urologen/-in gewesen.[323] Dabei zeigten sich keine signifikanten Unterschiede zwischen den Vergleichsgruppen (vgl. Abb. 24).[324] Dies galt auch unter Berücksichtigung des Alters, Geschlechts (zugeordnet bei Geburt), Bildungsstatus und der Nationalität der Befragten. Es zeigte sich unter Berücksichtigung der genannten Merkmale auch kein Zusammenhang zwischen der Geschlechtsidentität der Befragten und dem Besuch von Urolog*innen.

19 Prozent der Studienteilnehmer*innen der ‹LGBT Health› waren in den letzten 12 Monaten vor der Befragung notfallmäßig auf einer **Notfallstation eines Spitals, Gesundheitszentrums oder Poliklinik** gewesen.[325] Hierbei zeigten sich signifikante Unterschiede zwischen den Vergleichsgruppen (vgl. Abb. 24). So hatten deutlich mehr trans/non-binäre Personen (24,8 %) eine Notfallstation aufgesucht als bisexuelle cis Personen (20,5 %), schwule cis Männer (16,6 %) und lesbische cis Frauen (15,0 %).[326] Unter Berücksichtigung des Alters, Geschlechts (zugeordnet bei Geburt), Bildungsstatus und der Nationalität der Befragten sowie einer allfälligen Veränderung des Gesundheitszustandes seit der Corona-Pandemie hatten lesbische cis Frauen im Vergleich zu trans/non-binären Personen eine signifikant geringere Wahrscheinlichkeit, in den letzten 12 Monaten eine

320 Insgesamt konnten Angaben von 516 Personen berücksichtigt werden.

321 $\chi^2(4) = 33{,}905$, $p < .001$

322 $\chi^2(2) = 26{,}949$, $p < .001$

323 Hierzu lagen Angaben von 1 103 cis Männern und trans/non-binäre Personen vor.

324 $p = .120$

325 Zu dieser Frage lagen Angaben von 1 950 Personen vor.

326 $\chi^2(3) = 18{,}483$, $p < .001$

Notfallstation aufgesucht zu haben (*OR* = 0,55)[327]. Für schwule cis Männer (*OR* = 0,70)[328] galt dies tendenziell ebenso. Zudem zeigte sich, dass Personen ab 50 Jahre gegenüber jüngeren Personen (15-29 Jahre) (*OR* = 0,66)[329] eine geringere Wahrscheinlichkeit hatten, im letzten Jahr notfallmäßig auf einer Notfallstation eines Spitals, Gesundheitszentrums oder Poliklinik gewesen zu sein.

Krebsvorsorge

In der SGB (2012, 2017) hat die Mehrheit (87,2 %) der befragten Frauen (Geschlecht laut Register) ab 20 Jahren mindestens einmal im Leben einen **Gebärmutterhalsabstrich** machen lassen.[330] Dabei zeigten sich leichte Unterschiede zwischen den Vergleichsgruppen (vgl. Abb. 25), die allerdings statistisch nicht signifikant waren.[331] Unter Berücksichtigung des Erhebungsjahres, Alters, Bildungsstatus und des persönlichen Nettoeinkommens der befragten Frauen (Geschlecht laut Register) zeigte sich, dass lesbische im Vergleich zu heterosexuellen Frauen eine geringere Wahrscheinlichkeit hatten, bereits einen Gebärmutterhalsabstrich gemacht zu haben (*OR* = 0,51).[332] Eine **Mammografie** hatten im Vergleich zum Gebärmutterhalsabstrich weniger der befragten Frauen (ab 20 Jahren) gemacht (46,3 %).[333] Zwar hatten im Vergleich zu heterosexuellen Frauen (46,8 %) deutlich weniger bisexuelle (32,0 %) und lesbische (34,7 %) Frauen eine Mammografie machen lassen (vgl. Abb. 25).[334] Dieser Zusammenhang scheint aber auf andere Einflussgrößen zurückzuführen zu sein. So war er denn unter Berücksichtigung des Erhebungsjahres, Alters, Bildungsstatus und des persönlichen Nettoeinkommens der Befragten statistisch nicht mehr signifikant.[335] Hingegen hatten im Vergleich zu jüngeren Frauen (16-29 Jahre) Frauen zwischen 30 und 49 Jahren eine 5-mal (*OR* = 5,56)[336] so hohe Wahrscheinlichkeit, eine Mammografie gemacht zu haben, Frau-

327 $p = .002$
328 $p = .068$
329 $p = .039$
330 Insgesamt haben 13 668 Frauen (ab 20 Jahren) (gewichtet) diese Frage beantwortet.
331 $p = .158$
332 $p = .024$
333 Hierzu lagen Angaben zu 13 808 Frauen (ab 20 Jahren) (gewichtet) vor.
334 $\chi^2(2) = 36{,}349, p < .001$
335 Lesbische Frauen: $p = .340$; bisexuelle Frauen: $p = .784$
336 $p < .001$

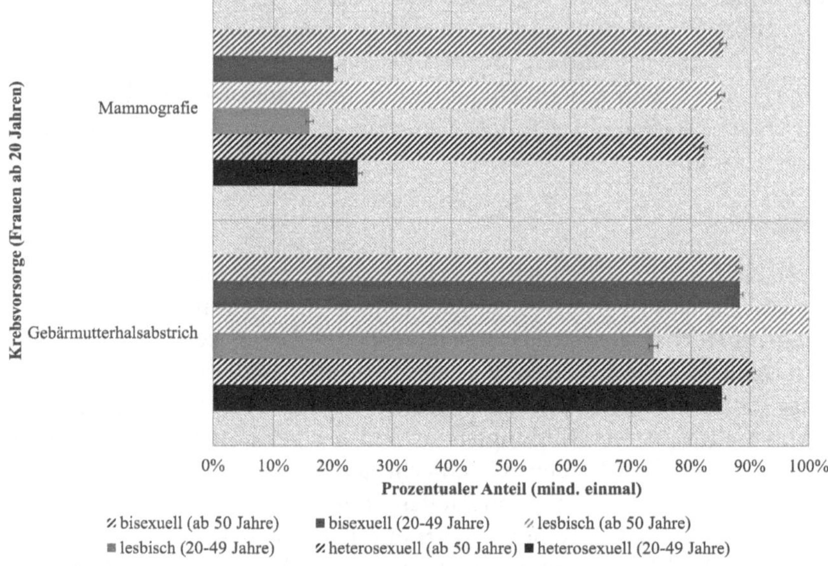

Abbildung 25: Krebsvorsorge (Gebärmutterhalsabstrich, Mammografie) (Lebenszeitprävalenz; Personen ab 20 Jahren mit weiblichen Geschlecht laut Registereintrag), differenziert nach Vergleichsgruppen und Alter; unadjustierte Schätzungen (95 % KI) (Daten: SGB 2012, 2017)

en ab 50 Jahren sogar eine fast 60-mal so hohe (*OR* = 59,75).[337] Dies überrascht nicht vor dem Hintergrund, dass eine Mammografie ab einem Alter von 50 Jahren empfohlen wird.

In der ‹LGBT Health› haben mehr als drei Viertel der Personen (79,9 %), denen bei Geburt ein weibliches Geschlecht zugeordnet worden war und die mindestens 20 Jahre alt waren, angegeben, dass sie bereits einmal im Leben einen **Gebärmutterhalsabstrich** gemacht haben.[338] Bisexuelle cis

337 $p = .000$

338 Insgesamt haben 953 Personen ab 20 Jahren, denen bei der Geburt ein weibliches Geschlecht zugewiesen worden war, diese Frage beantwortet. Im Unterschied zur SGB (2012, 2017) wurden den Teilnehmer*innen zwei Fragen zum Gebärmutterhalsabstrich gestellt. So wurden die Frauen (Geschlecht zugeordnet bei Geburt), die auf die erste Frage hin angegeben hatten, dass dies noch nie bei ihnen gemacht worden sei oder die sich diesbezüglich unsicher waren, darüber aufgeklärt, dass dies in der Regel Teil der jährlichen Kontrolluntersuchungen

Frauen (84,1 %) und lesbische cis Frauen (82,9 %) haben dabei deutlich häufiger als trans/non-binäre Personen (69,1 %) angegeben, dass bei ihnen bereits mindestens einmal ein Gebärmutterhalsabstrich gemacht worden ist (vgl. Abb. 26).[339] Unter Berücksichtigung des Alters, Bildungsstatus und der Nationalität der Befragten hatten bisexuelle cis Frauen im Vergleich zu trans/non-binären Personen eine deutlich höhere Wahrscheinlichkeit, bereits einen Gebärmutterhalsabstrich gemacht zu haben als nicht ($OR = 2{,}28$).[340] Darüber hinaus hatte das Alter der Befragten einen signifikanten Einfluss auf das Vornehmen eines Gebärmutterhalsabstriches. So hatten fast alle befragten Frauen (Geschlecht bei Geburt zugeordnet) der Alterskohorten ‹30-49 Jahre› und ‹ab 50 Jahre› (92,0 % bzw. 92,1 %) bereits einen solchen Abstrich machen lassen. Von den 20-29-Jährigen waren es hingegen nur knapp zwei Drittel (66,1 %). Werden die Vergleichsgruppen nach Geschlechtsidentität betrachtet, so zeigte sich, dass trans (65,6 %) Personen signifikant seltener als cis (84,5 %) und non-binäre Personen (71,2 %) angegeben haben, dass bei ihnen bereits ein Gebärmutterhalsabstrich gemacht worden ist. Die Unterschiede blieben auch unter Berücksichtigung des Alters, Bildungsstatus und der Nationalität der Befragten signifikant ($OR = 0{,}45$).[341]

Knapp ein Viertel (23,4 %) der im Rahmen der ‹LGBT Health› befragten Frauen ab 20 Jahren (zugeordnetes Geschlecht bei Geburt) hatte bereits einmal im Leben eine **Mammografie** machen lassen.[342] Es haben etwas mehr lesbische (28,6 %) als bisexuelle cis Frauen (17,9 %) und trans/non-binäre Personen (19,2 %) eine Mammografie machen lassen (vgl. Abb. 26).[343] Unter Berücksichtigung des Alters, Bildungsstatus und der Nationalität der Befragten war der Zusammenhang zwischen sexueller bzw. Geschlechtsidentität und einer Mammografie jedoch statistisch nicht signifikant. Wieder hatten ältere Frauen diese Untersuchung häufiger vornehmen lassen. So hatten Frauen ab 50 Jahren im Vergleich zu den 20-29-Jährigen eine 33-mal so hohe Wahrscheinlichkeit, bereits einmal eine Mammografie gemacht zu haben ($OR = 33{,}19$), 30-49-Jährige eine

ist. Daraufhin wurden sie noch einmal gefragt, ob ein Abstrich bei ihnen gemacht worden ist.

339 $\chi^2(2) = 22{,}320, p < .001$

340 $p < .001$

341 $p = .003$

342 Insgesamt haben 953 Personen ab 20 Jahren, denen bei Geburt das weibliche Geschlecht zugewiesen worden war, diese Frage beantwortet.

343 $\chi^2(2) = 13{,}769, p = .001$

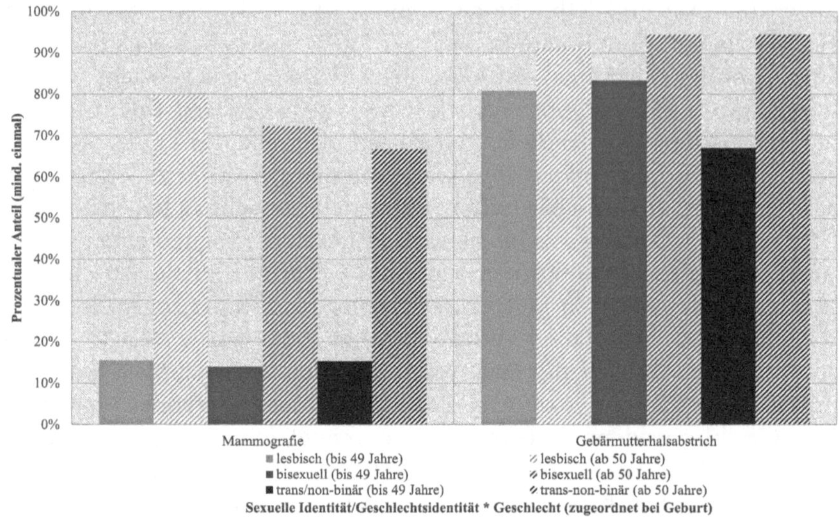

Abbildung 26: Krebsvorsorge (Gebärmutterhalsabstrich, Mammografie) (Personen ab 20 Jahren, denen bei Geburt ein weibliches Geschlecht zugeordnet worden war), differenziert nach Vergleichsgruppen und Alter; unadjustierte Schätzungen (Daten: ‹LGBT Health›)

knapp 3-mal so hohe (*OR* = 2,70).[344] Auch Personen mit einer Schweizer Staatsangehörigkeit hatten im Vergleich zu Personen mit keiner oder einer ausländischen Staatsangehörigkeit eine höhere Wahrscheinlichkeit (*OR* = 1,94),[345] bereits einmal eine Mammografie in Anspruch genommen zu haben.

Gut die Hälfte (51,1 %) der über 40-jährigen Männer (Geschlecht laut Register) hat in der SGB (2012, 2017) angegeben, dass sie mindestens einmal in ihrem Leben eine **Prostatauntersuchung** haben machen lassen.[346] Im Vergleich zu heterosexuellen (50,9 %) hatten mehr bisexuelle Männer (61,9 %) aber in etwa ebenso viele schwule Männer (50,4 %) bereits eine Prostatauntersuchung gemacht (vgl. Abb. 27).[347] Dieser Zusammenhang zeigte sich auch unter Berücksichtigung des Erhebungsjahres sowie des Alters, Bildungsstatus und des persönlichen Nettoeinkommens

344 Jeweils $p < .001$

345 $p = .012$

346 Insgesamt haben 9 035 der Männer (Geschlecht laut Register) ab 40 Jahren (gewichtet) diese Frage beantwortet.

347 $\chi^2(2) = 7{,}080$, $p = .029$

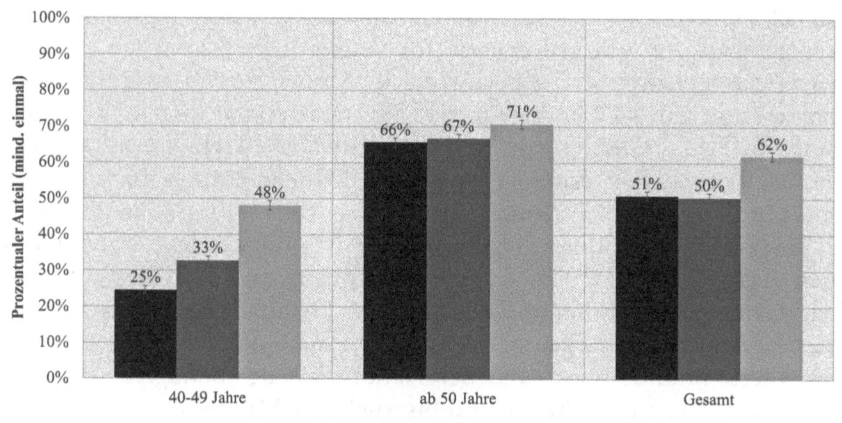

Abbildung 27: Krebsvorsorge (Prostatauntersuchung) (Lebenszeitprävalenz; Männer ab 40 Jahren [Geschlecht laut Register]), differenziert nach Vergleichsgruppen und Alter; unadjustierte Schätzungen (95 % KI) (Daten: SGB 2012, 2017)

der Befragten, wobei bisexuelle im Vergleich zu heterosexuellen Männern eine höhere Wahrscheinlichkeit hatten, bereits eine Prostatakrebsvorsorge wahrgenommen zu haben (*OR* = 1,66).[348] Außerdem zeigte sich – wie bei der Krebsvorsorge durch die befragen Frauen (Geschlecht laut Register) – ein starker Alterseffekt, wobei Männer ab 50 Jahren im Vergleich zu jüngeren Männern (40-49 Jahre) eine 6-mal höhere Wahrscheinlichkeit hatten, bereits eine Prostatakrebsvorsorgeuntersuchung wahrgenommen zu haben (*OR* = 6,09).[349]

Im Rahmen der ‹LGBT Health› wurden alle Personen ab 40 Jahren, denen bei Geburt das männliche Geschlecht zugeordnet worden war, bezüglich Prostata-, Hoden- und Analkrebsvorsorgeuntersuchungen befragt. Insgesamt hatten 45 Prozent bereits mindestens einmal eine Prostatakrebsvorsorgeuntersuchung wahrgenommen,[350] eine Vorsorgeuntersuchung be-

348 $p = .014$

349 $p < .001$

350 Insgesamt haben 369 Personen ab 40 Jahren, denen bei der Geburt das männliche Geschlecht zugewiesen worden war, diese Frage beantwortet.

züglich Hodenkrebs (32,7 %)[351] und Analkrebs (27,1 %)[352] hatten nochmal weniger Befragte wahrgenommen. Im Vergleich zu bisexuellen cis Männern (63,6 %) hatten weniger schwule cis Männer (46,0 %) und trans/nonbinäre Personen (40,7 %) bereits eine Prostatakrebsvorsorgeuntersuchung gemacht.[353] Das Gleiche galt für Hoden- und Analkrebsvorsorgeuntersuchungen. Auch hier hatten schwule cis Männer (35,2 % bzw. 30,6 %) und trans/non-binäre Personen (20,8 % bzw. 14,3 %) signifikant seltener als bisexuelle cis Männer (54,5 % bzw. 40,0 %) eine solche wahrgenommen (vgl. Abb. 28).[354] Dieser Zusammenhang zwischen der sexuellen bzw. Geschlechtsidentität und der Inanspruchnahme einer Prostata-, Anal- oder Hodenkrebsvorsorgeuntersuchung war auch unter Berücksichtigung des Alters, Bildungsstatus und der Nationalität der Befragten statistisch signifikant. So hatten schwule und bisexuelle cis Männer gegenüber trans/non-binären Personen eine deutlich höhere Wahrscheinlichkeit, bereits mindestens einmal eine Prostatakrebsvorsorgeuntersuchung (*OR* = 1,87 bzw. *OR* = 6,38),[355] Analkrebsvorsorgeuntersuchung (*OR* = 3,09 bzw. *OR* = 6,00)[356] und Hodenkrebsvorsorgeuntersuchung (*OR* = 2,30 bzw. *OR* = 5,24)[357] wahrgenommen zu haben. Wie bei den Frauen scheint jedoch auch bei den Männern (Geschlecht laut Register) das Alter der Befragten einen größeren Einfluss auf die Frage nach dem Wahrnehmen von Krebsvorsorgeuntersuchungen zu haben. So hatten unter Berücksichtigung der genannten Merkmale sowie des Sexualverhaltens bzw. der sexuellen Identität Männer ab 50 Jahren im Vergleich zu jüngeren Männern (40-49 Jahre) eine knapp 9-mal so hohe Wahrscheinlichkeit, bereits eine Prostatakrebsvorsorgeuntersuchung wahrgenommen zu haben (*OR* = 8,70).[358] Darüber hinaus hatten sie im Vergleich zu den jüngeren Männern eine deutlich höhere Wahrscheinlichkeit, eine Hodenkrebs-

351 Insgesamt haben 352 Personen ab 40 Jahren, denen bei der Geburt das männliche Geschlecht zugewiesen worden war, diese Frage beantwortet.

352 Insgesamt haben 362 Personen ab 40 Jahren, denen bei der Geburt das männliche Geschlecht zugewiesen worden war, diese Frage beantwortet.

353 $p = .321$

354 Hodenkrebs: $\chi^2(2) = 8{,}127$, $p = .017$; Analkrebs: $\chi^2(2) = 9{,}489$, $p = .009$ (Jeweils eine Zelle hatte erwartete Häufigkeiten kleiner 5)

355 $p = .032$ (schwule cis Männer); $p = .014$ (bisexuelle cis Männer)

356 $p = .001$ (schwule cis Männer); $p = .017$ (bisexuelle cis Männer)

357 $p = .010$ (schwule cis Männer); $p = .016$ (bisexuelle cis Männer)

358 $p < .001$

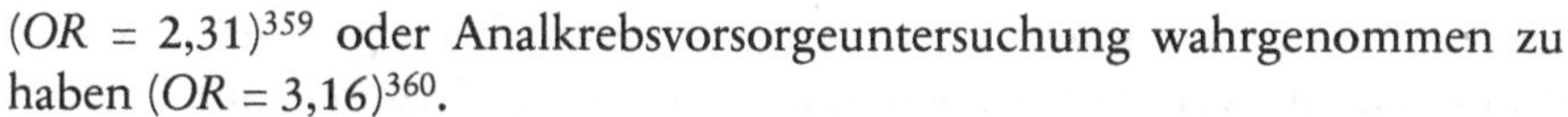

(*OR* = 2,31)[359] oder Analkrebsvorsorgeuntersuchung wahrgenommen zu haben (*OR* = 3,16)[360].

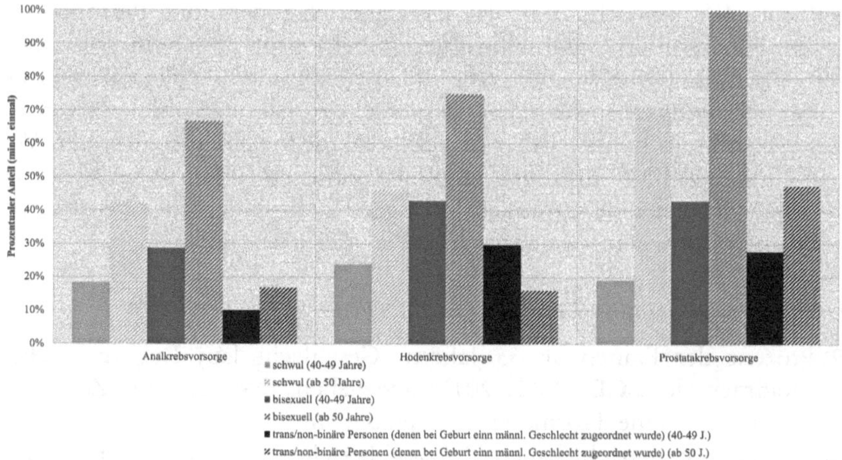

Abbildung 28: Krebsvorsorge (Prostata-, Hoden- und Analkrebs) (Personen ab 40 Jahren, denen bei Geburt ein männliches Geschlecht zugewiesen worden war), differenziert nach Vergleichsgruppen und Alter; unadjustierte Schätzungen (Daten: ‹LGBT Health›)

Corona-Test

79 Prozent aller Befragten der ‹LGBT Health› hatte bereits mindestens einen Corona-Test gemacht.[361] Gut die Hälfte (52,3 %) dieser Personen hatte sich bereits mehr als dreimal auf das Coronavirus testen lassen.[362] Dabei zeigten sich signifikante Unterschiede zwischen den Vergleichsgruppen.[363] So hatten schwule cis Männer (81,4 %) und lesbische cis Frauen (80,7 %) etwas häufiger als bisexuelle cis (78,4 %) und trans/non-binäre (73,7 %) Personen angegeben, dass sie bereits einmal einen Corona-Test gemacht haben. Unter Berücksichtigung des Alters, Geschlechts (zugeordnet bei Geburt), Bildungsstatus und Nationalität der Befragten sowie dem

---

359 $p < .001$

360 $p < .001$

361 Insgesamt haben 2 004 Personen diese Frage beantwortet.

362 1 577 Personen haben Angaben zur Zahl der Corona-Tests gemacht.

363 $\chi^2(3) = 11{,}599, p = .009$

Vorliegen einer chronischen Erkrankung hatten aber allein die schwulen cis Männer im Vergleich zu den trans/non-binären Personen eine deutlich höhere Wahrscheinlichkeit, bereits mindestens einen Corona-Test (*OR* = 1,74)[364] gemacht zu haben. Es zeigte sich zudem, dass Personen mit einem höheren Bildungsabschluss gegenüber Personen mit einem geringeren Abschluss (*OR* = 1,32)[365] eine höhere Wahrscheinlichkeit hatten, bereits mindestens einen Corona-Test gemacht zu haben. Bemerkenswert ist, dass obwohl ein höheres Alter als Risikofaktor für einen schwereren Verlauf einer COVID-19-Erkrankung gilt, Personen ab 50 Jahren im Vergleich zu 15-29-Jährigen eine signifikant geringere Wahrscheinlichkeit hatten, bereits einen Corona-Test gemacht zu haben (*OR* = 0,54).[366]

Hormonersatzbehandlung und geschlechtsangleichende Maßnahmen

9 Prozent der Frauen ab 35 Jahren (Geschlecht laut Register) haben im Rahmen der SGB (2012, 2017) angegeben, dass sie zum Zeitpunkt der Befragung eine Hormonersatztherapie im Zusammenhang mit den Wechseljahren gemacht haben.[367] Dabei berichteten im Vergleich zu heterosexuellen (9,3 %) etwas mehr lesbische (12,2 %) und bisexuelle (11,9 %) Frauen davon (vgl. Abb. 29). Dieser Unterschied war statistisch jedoch nicht signifikant.[368] Unter Berücksichtigung des Erhebungsjahres, Alters, Bildungsstatus und des persönlichen Nettoeinkommens der Befragten hatten homo- und bisexuelle Frauen im Vergleich zu heterosexuellen Frauen hingegen eine deutlich höhere Wahrscheinlichkeit, eine Hormonersatztherapie zu machen (*OR* = 1,81).[369] Das Alter der Befragten hatte jedoch erwartungsgemäß einen stärkeren Einfluss auf die Durchführung einer Hormonersatztherapie im Zusammenhang mit den Wechseljahren, wobei Frauen ab 50 Jahren im Vergleich zu jüngeren Frauen (35-49 Jahren) eine signifikant höhere Wahrscheinlichkeit hatten (*OR* = 3,28), eine Hormonersatztherapie im Zusammenhang mit den Wechseljahren durchzuführen.[370]

Ein ähnliches Bild zeigte sich auch im Rahmen der ‹LGBT Health›. Hier führten 8 Prozent der befragten Frauen (zugeordnetes Geschlecht bei Ge-

---

364 $p = .003$

365 $p = .037$

366 $p < .001$

367 Insgesamt haben 9 908 Frauen (Geschlecht laut Register) (gewichtet) diese Frage beantwortet.

368 $p = .375$

369 $p = .007$; aufgrund der geringen Anzahl wurden lesbische und bisexuelle Frauen für die Analysen zu einer Gruppe zusammengenommen.

370 $p < .001$

burt) ab 35 Jahren eine Hormonersatzbehandlung im Zusammenhang mit den Wechseljahren durch.[371] Wenig erstaunlich erscheint der Befund, dass keine der befragten trans/non-binären Personen eine solche Behandlung durchgeführt hatte. Von den befragten lesbischen (9,1 %) und bisexuellen cis Frauen (10,3 %) taten dies jeweils etwa 10 Prozent.

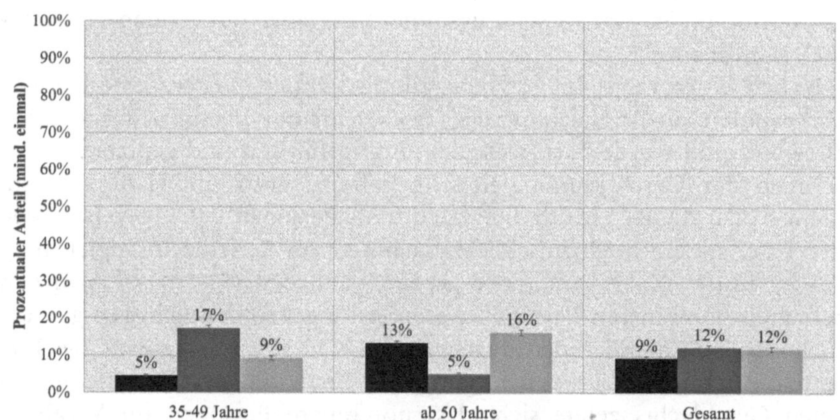

Abbildung 29: Hormonersatzbehandlung im Zusammenhang mit den Wechseljahren (Frauen ab 35 Jahren [Geschlecht laut Register]), differenziert nach Vergleichsgruppen; unadjustierte Schätzungen (95 % KI) (Daten: SGB 2012, 2017)

Im Rahmen der ‹LGBT Health› wurde neben einer Hormonersatzbehandlung im Zusammenhang mit den Wechseljahren auch nach einer Hormonersatztherapie im Rahmen einer Transition gefragt. Hier zeigte sich, dass sich 80 Prozent aller trans und 15 Prozent aller non-binären Personen zum Zeitpunkt der Erhebung in einer Hormonersatzbehandlung im Zusammenhang mit der Transition befanden.[372] Unter Berücksichtigung des Alters und Geschlechts (zugeordnet bei der Geburt) hatten trans Personen gegenüber non-binären Personen eine 21-mal höhere Wahrscheinlichkeit (*OR* = 21,28),[373] sich zum Zeitpunkt der Erhebung in einer Hor-

371 Insgesamt haben 323 Frauen ab 35 Jahren (Geschlecht zugeordnet bei Geburt) diese Frage beantwortet.

372 Insgesamt haben 512 Personen diese Frage beantwortet.

373 $p < .001$

monersatzbehandlung im Rahmen einer Transition befunden zu haben. Darüber hinaus hatten mehr Personen angegeben, sich in einer Hormonersatzbehandlung im Rahmen einer Transition zu befinden, denen bei der Geburt ein männliches Geschlecht zugeordnet worden war (67,3 %), als Personen, denen ein weibliches Geschlecht zugewiesen worden war (40,0 %). Unter Berücksichtigung des Alters und der Geschlechtsidentität (trans, non-binär) war dieser Zusammenhang aber nur tendenziell statistisch signifikant.[374]

Neben einer Hormonersatzbehandlung können weitere medizinische Maßnahmen zur Angleichung des Geschlechts durchgeführt werden. Aus diesem Grund wurde nach weiteren durchgeführten und geplanten Maßnahmen zur Geschlechtsangleichung gefragt. Etwa die Hälfte der im Rahmen der ‹LGBT Health› befragten trans Personen hat angegeben, weitere bzw. andere medizinische Maßnahmen zur Geschlechtsangleichung durchgeführt (66,4 %) und/oder geplant zu haben (51,7 %).[375] Von den befragten non-binären Personen waren es hingegen deutlich weniger, die entsprechende Maßnahmen durchgeführt (23,8 %) oder geplant (36,3 %) hatten. Auch unter Berücksichtigung des Alters und bei Geburt zugeordneten Geschlechts zeigte sich, dass non-binäre Personen im Vergleich zu trans Personen sowohl eine geringere Wahrscheinlichkeit hatten, bereits medizinische Maßnahmen zur Geschlechtsangleichung durchgeführt (OR = 0,17) zu haben als auch solche geplant (OR = 0,46) zu haben.[376] Betrachtet man die geplanten und durchgeführten Maßnahmen im Einzelnen zeigt sich, dass die Befragten am häufigsten eine Hormontherapie und/oder eine geschlechtsangleichende Operation (ohne Brust, Stimme und Gesicht; z. B. Entfernung der Gebärmutter, Eierstöcke, Hoden, Penis) geplant hatten. Dies galt sowohl für Personen, denen bei Geburt ein weibliches (33,0 % bzw. 33,9 %) als auch für Personen, denen ein männliches Geschlecht zugewiesen worden war (22,7 % bzw. 62,5 %) (vgl. Abb. 30, 31). Auch bei den bereits durchgeführten medizinischen Maßnahmen zur Geschlechtsangleichung zählten eine Hormontherapie und geschlechtsangleichende Operationen zu den häufigsten genannten Maßnahmen.[377]

---

374 $p = .065$

375 Jeweils 498 trans/non-binäre Personen haben Angaben zu durchgeführten und geplanten Maßnahmen zur Geschlechtsangleichung gemacht.

376 Jeweils $p < .001$

377 Insgesamt haben 222 trans/non-binäre Personen Angaben zu bereits durchgeführten medizinischen Maßnahmen zur Geschlechtsangleichung gemacht. Daneben haben 203 trans/non-binäre Personen Angaben zu geplanten Maßnahmen gemacht (Mehrfachantworten waren in beiden Fällen möglich).

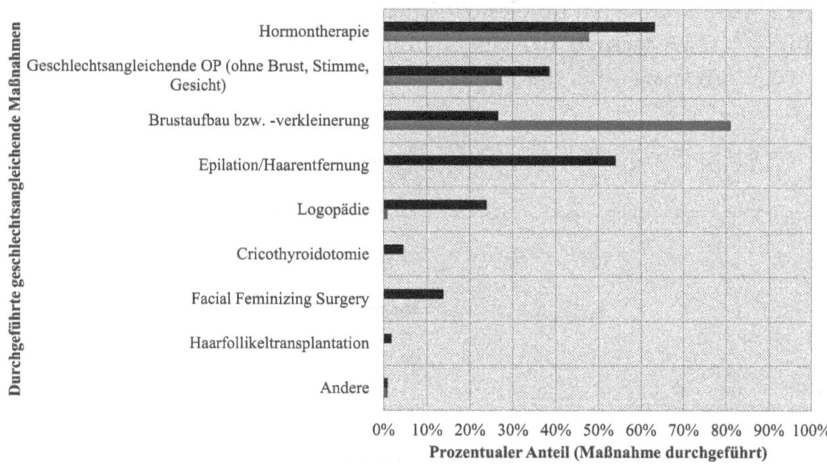

Abbildung 30: Durchgeführte geschlechtsangleichende medizinische Maßnahmen (trans/non-binäre Personen), differenziert nach Maßnahme und bei Geburt zugeordnetem Geschlecht; unadjustierte Schätzungen (Mehrfachnennungen möglich) (Daten: ‹LGBT Health›)

Ein Großteil der befragten trans und non-binären Personen,[378] denen bei Geburt ein weibliches Geschlecht zugewiesen worden war, hatte eine Brustverkleinerung (Mastektomie) entweder durchgeführt (81,4 %), oder plante (77,4 %) diese. Darüber hinaus zählten eine Hormontherapie (durchgeführt: 47,8 %; geplant: 33,0 %) und weitere geschlechtsangleichende Operationen (durchgeführt: 27,4 %; geplant: 33,9 %) zu den am häufigsten genannten Maßnahmen. Trans und non-binäre Personen, denen bei Geburt ein männliches Geschlecht zugewiesen worden war, haben hingegen mehr geplante und/oder durchgeführte medizinische Maßnahmen zur Geschlechtsangleichung genannt. Hier zählten zu den am häufigsten genannten geplanten oder durchgeführten Maßnahmen: Hormontherapie, Epilation, Brustaufbau mit Hilfe von Implantaten, weitere geschlechtsangleichende Operationen, Logopädie, ‹Facial Feminizing Surge-

378 Insgesamt lagen zu der Frage der medizinischen Maßnahmen Angaben von 113 (durchgeführt) bzw. 115 (geplant) Personen mit weiblichem Geschlecht (zugeordnet bei Geburt) vor. 109 bzw. 88 Personen, denen bei Geburt ein männliches Geschlecht zugeordnet war, haben Angaben zu durchgeführten bzw. geplanten Maßnahmen gemacht.

ry› (FFS; ‹verweiblichende Gesichtsoperation›) sowie eine ‹Cricothyroidotomie›.[379] Eher wenige Befragte hatten eine Haarfollikeltransplantation durchführen lassen oder planten dies (vgl. Abb. 30, 31).

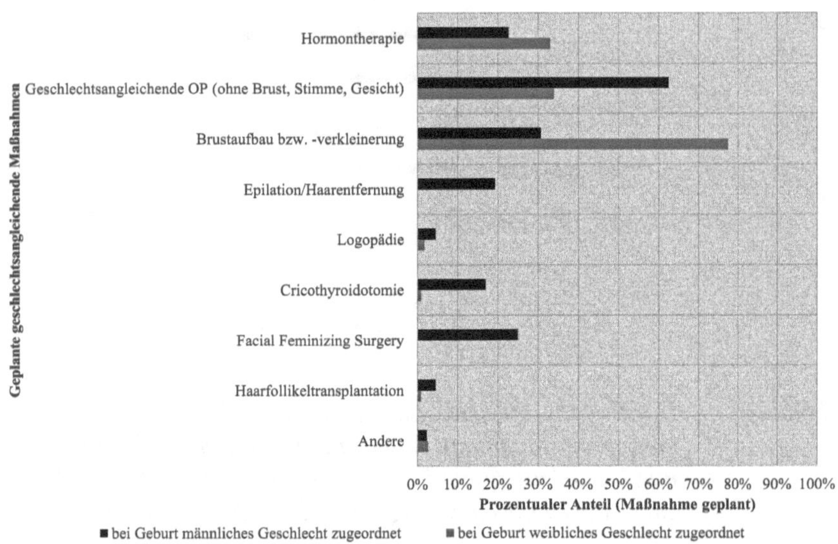

Abbildung 31: Geplante geschlechtsangleichende medizinische Maßnahmen (trans/non-binäre Personen), differenziert nach Maßnahme und bei Geburt zugeordnetem Geschlecht; unadjustierte Schätzungen (Mehrfachnennungen möglich) (Daten: ‹LGBT Health›)

4.3.1.9 Zwischenfazit: Inanspruchnahme von Gesundheitsleistungen

Im Vergleich zur übrigen Bevölkerung haben LGB-Personen deutlich häufiger Allgemeinmediziner*innen, Spezialist*innen, Psycholog*innen und/oder Psychiater*innen aufgesucht. Die ‹LGBT Health› zeigt zudem deutliche Unterschiede zwischen LGBT-Personen hinsichtlich der Inanspruchnahme von Leistungen durch Spezialist*innen, die die verschiedenen Bedarfe widerspiegeln. So suchten die befragten trans/non-binären Personen deutlich häufiger als die befragten LGB cis Personen Endokrinolog*innen sowie Psycholog*innen und/oder Psychiater*innen auf. Hintergrund waren häufig geplante oder laufende geschlechtsangleichende Maßnahmen

379 Larynxreduktionsplastik zur Stimmerhöhung/Reduktion des Adamsapfels.

(z. B. Hormonersatzbehandlung). Das heißt, allein aufgrund der häufigeren Inanspruchnahme von Psycholog*innen oder Psychotherapeut*innen durch trans/non-binäre Personen kann nicht auf eine stärkere psychische Belastung derselben geschlossen werden. Hierauf wird in Kapitel 4.4.2 weiter eingegangen. Auch das häufigere Aufsuchen von Kompetenzzentren für sexuelle Gesundheit durch schwule cis Männer verweist auf einen spezifischen Bedarf: So hingen diese Besuche häufig mit der Einnahme einer PrEP zur HIV-Prophylaxe zusammen, eine Schutzstrategie, die vor allem von schwulen Männern genutzt wird (vgl. Kap. 4.3.1.6).

Zwar hängt das Wahrnehmen von Krebsvorsorgeuntersuchungen in erster Linie mit dem Alter einer Person zusammen, wobei ältere Personen häufiger zur Krebsvorsorge gehen als jüngere. Dennoch zeigten sich auch hier deutliche Unterschiede zwischen LGB-Personen und der übrigen Bevölkerung sowie zwischen LGB cis Männern und cis Frauen auf der einen und trans/non-binären Personen auf der anderen Seite. Dabei fällt auf, dass bisexuelle Personen häufiger zur Krebsvorsorge gehen – dies galt insbesondere für die Inanspruchnahme einer Prostatakrebsvorsorgeuntersuchung bei Männern (Geschlechts laut Register bzw. bei Geburt). Die ‹LGBT Health› zeigte zudem, dass trans/non-binäre Personen gegenüber cis Personen deutlich weniger oft geschlechtsspezifische Krebsvorsorgeuntersuchungen in Anspruch nehmen.

Insgesamt widersprechen die vorliegenden Befunde damit den Erkenntnissen anderer Studien, wonach LGBT-Personen grundsätzlich seltener Gesundheitsleistungen in Anspruch nehmen als die übrige Bevölkerung (vgl. Kap. 2.1). Hält man sich jedoch die höhere gesundheitliche Belastung der LGBT-Bevölkerung vor Augen, wird deutlich, dass dies nicht zwingend bedeutet, dass sie seltener auf Gesundheitsleistungen verzichten. Dies insbesondere auch aufgrund von Diskriminierungs- und Gewalterfahrungen in der Gesundheitsversorgung (vgl. Kap. 4.2.1, 4.2.2). Zusammen mit vorliegenden Befunden zu eben diesen Diskriminierungserfahrungen und den Verzichtsgründen zeigen die Ergebnisse zur Inanspruchnahme von Gesundheitsleistungen vielmehr den Bedarf an entsprechenden Weiterbildungen für Gesundheitsfachpersonen sowie an weiterer Forschung zu LGBT-spezifischen Behandlungsansätzen.

Ein besonderer Aspekt ergibt sich durch den eingeschränkten Zugang zu Gesundheitsleistungen während der Corona-Pandemie. Auch hier besteht ein besonderes Risiko für trans und non-binäre Personen, die geschlechtsangleichende medizinische Maßnahmen während einer solchen Situation planen oder durchführen. So zeigt eine aktuelle deutsche Studie, dass viele der befragten 1 101 trans Personen, die zum Befragungszeitpunkt medizinische Maßnahmen zur Geschlechtsangleichung wahrnahmen, aufgrund der Corona-Maßnahmen nur eingeschränkten Zugang zu diesen Maßnahmen hatten (z. B. Epilation, Nachsorge nach geschlechtsangleichender Operation, Hormonersatztherapie). Gut die Hälfte der 1 392 befragten trans Personen, die derartige Maßnahmen planten oder in Anspruch nahmen, machten sich Sorgen über zukünftige Einschränkungen aufgrund der Pandemie (Szücs et al., 2021). Eine Situation, die eine zusätzliche Belastung darstellt, und die es bei der Planung von Maßnahmen zur Pandemiebekämpfung zu berücksichtigen gilt.

4.3.2 Soziale und Gemeinschaftsebene: Risiko- und Schutzfaktoren

Auf sozialer und Gemeinschaftsebene wurden Informationen zu ausgewählten Schutz- und Risikofaktoren erhoben. Das heißt Faktoren, die sich auf das Wohlbefinden und die Gesundheit der Menschen auswirken, indem sie das Risiko für Erkrankungen erhöhen, oder indem sie das Risiko senken können. Im Einzelnen wurden in beiden Befragungen (SGB, ‹LGBT Health›) die folgenden Indikatoren erfasst:
- Einsamkeitsgefühle
- Soziale Unterstützung[380]
- Zivilstand

Im Rahmen der ‹LGBT Health› wurde zudem die **Beziehungsform** erfasst sowie danach gefragt, inwieweit die Befragten mit verschiedenen Personengruppen über ihre sexuelle Orientierung und/oder Transgeschlechtlichkeit bzw. non-binäre Geschlechtsidentität gesprochen haben (**äußeres Coming-Out**). Sofern die Befragten angegeben haben, dass sie sich Gesundheitsfachpersonen gegenüber geoutet haben, wurden ihnen weitere Fragen zum **offenen Umgang** mit ihrer sexuellen Orientierung bzw. Geschlechtsidentität gestellt.

380 Diese wurde mit Hilfe der sog. Oslo-Skala erfasst (u. a. Dalgard, Bjørk & Tambs, 1995); da die drei dem Index zugrunde liegenden Fragen 2017 modifiziert wurden, wurden die Daten der SGB 2012 und 2017 separat ausgewertet.

4.3.2.1 Einsamkeitsgefühle

63 Prozent der im Rahmen der SGB (2012, 2017) befragten Personen hatte nie Einsamkeitsgefühle.[381] Knapp ein Drittel (32,6 %) hatte gelegentlich solche Gefühle und die restlichen 4 Prozent fühlten sich ziemlich bzw. sehr häufig einsam. Dabei zeigten sich deutliche Unterschiede zwischen den Vergleichsgruppen, wobei heterosexuelle Personen (36,4 %) am seltensten zumindest manchmal Einsamkeitsgefühle verspürten, schwule Männer (45,1 %) und bisexuelle Personen (47,3 %) etwas häufiger und lesbische Frauen am häufigsten (53,7 %) (vgl. Abb. 32).[382] Dies galt auch unter Berücksichtigung des Erhebungsjahrs, Alters, Geschlechts (laut Register) und Bildungsstatus der Befragten. Demnach hatten schwule Männer (*OR* = 1,84) und bisexuelle Personen (*OR* = 1,46) im Vergleich zur übrigen Bevölkerung eine deutlich höhere Wahrscheinlichkeit, zumindest manchmal Einsamkeitsgefühle zu empfinden als nie.[383] Lesbische Frauen hatten im Vergleich zur übrigen Bevölkerung eine tendenziell höhere Wahrscheinlichkeit (*OR* = 1,50).[384]

Die ‹LGBT Health› zeichnet ein anderes Bild: Hier hatten 84 Prozent der befragten LGBT-Personen zumindest manchmal Einsamkeitsgefühle.[385] Dabei hatten trans/non-binäre Personen (46,2 %) und bisexuelle cis Personen (36,9 %) deutlich häufiger ziemlich bis sehr häufig Einsamkeitsgefühle als lesbische cis Frauen (21,4 %) und schwule cis Männer (26,1 %) (vgl. Abb. 33).[386] Dies galt auch unter Berücksichtigung des Alters, Geschlechts (zugeordnet bei Geburt), Bildungsstatus und des persönlichen Nettoeinkommens der Befragten. Demnach hatten lesbische cis Frauen (*OR* = 0,49), schwule cis Männer (*OR* = 0,46) und bisexuelle cis Personen (*OR* = 0,71) im Vergleich zu trans/non-binären Personen eine deutlich geringere Wahrscheinlichkeit,[387] sich ziemlich bis sehr häufig einsam zu fühlen als nie bzw. manchmal. Darüber hinaus hatte das persönliche Nettoeinkommen der Befragten einen signifikanten Einfluss auf die empfundenen Einsamkeitsgefühle, wobei Personen mit einem höheren persönlichen Nettoeinkommen (mehr als 4 500 SFr./Monat) gegenüber Personen mit einem

381 Insgesamt haben 29 882 Personen (gewichtet) diese Frage beantwortet.
382 $\chi^2(3) = 50{,}035; p < .001$
383 Jeweils $p < .001$
384 $p = .073$
385 Hierzu lagen Angaben von 2 061 Personen vor.
386 $\chi^2(6) = 108{,}052; p < .001$
387 Jeweils $p < .001$

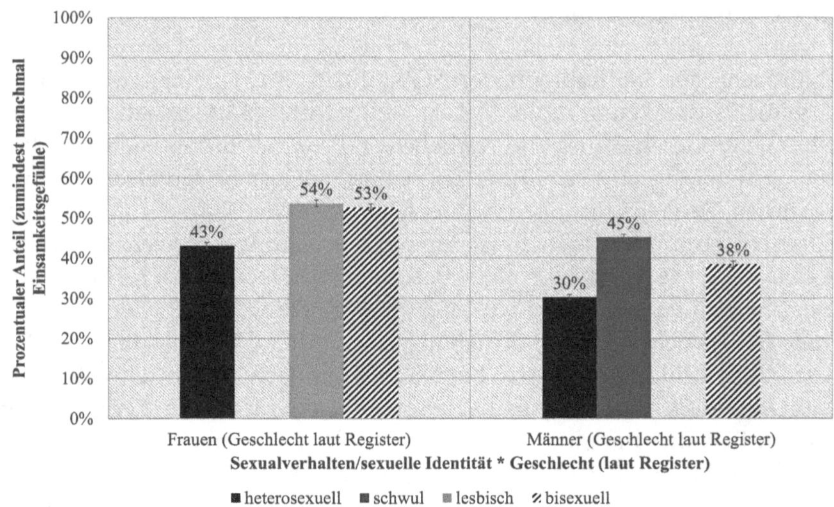

Abbildung 32: Einsamkeitsgefühle (zumindest manchmal), differenziert nach Vergleichsgruppen und Geschlecht (laut Registereintrag); unadjustierte Schätzungen (95 % KI) (Daten: SGB 2012, 2017)

tieferen Nettoeinkommen (weniger als 4 500 SFr./Monat) (*OR* = 0,46)[388] eine geringere Wahrscheinlichkeit hatten, sich (sehr/ziemlich) häufig einsam zu fühlen als nie bzw. manchmal. Hingegen hatten Männer im Vergleich zu Frauen (Geschlecht zugeordnet bei Geburt) eine deutlich höhere Wahrscheinlichkeit (*OR* = 1,77)[389] hierfür. Die Befunde der ‹LGBT Health› zeigen somit, dass die stärkere Belastung der befragten LGBT-Personen zum einen mit ihrer sexuellen Identität bzw. ihrer Geschlechtsidentität verknüpft ist. Zum anderen ist bei der Interpretation der Ergebnisse jedoch zu berücksichtigen, dass die Befragung zu einem Zeitpunkt stattfand, in der sich mehr Menschen aufgrund der Maßnahmen zur Bekämpfung der Corona-Pandemie häufig einsam fühlten (vgl. COVID-19 Social Monitor)[390].

388 $p < .001$
389 $p < .001$
390 https://covid19.ctu.unibe.ch/

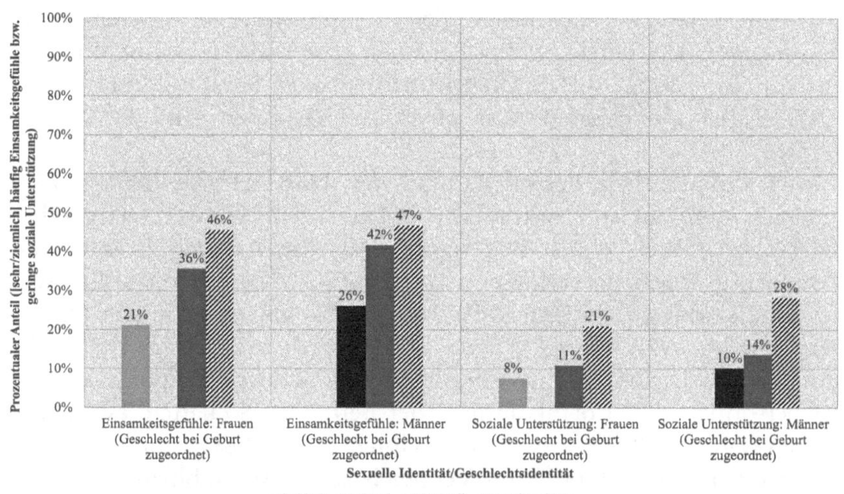

Abbildung 33: Einsamkeitsgefühle ([sehr/ziemlich] häufig) und soziale Unterstützung (geringe), differenziert nach Vergleichsgruppen und Geschlecht (zugeordnet bei Geburt); unadjustierte Schätzungen (Daten: ‹LGBT Health›)

4.3.2.2 Soziale Unterstützung

Sowohl 2012 als auch 2017 verfügte die Mehrheit der Befragten über eine mittlere bis starke soziale Unterstützung (90,1 % bzw. 91,1 %).[391] Dabei zeigten sich keine signifikanten Unterschiede zwischen den Vergleichsgruppen.[392] Unter Berücksichtigung des Alters, Geschlechts (laut Register) und Bildungsstatus der Befragten,[393] zeigte sich jedoch sowohl 2012 als auch 2017, dass bisexuelle im Vergleich zu heterosexuellen Personen eine etwas geringere Wahrscheinlichkeit hatten, auf eine mittlere bis starke soziale Unterstützung zurückgreifen zu können (2012: OR = 0,73;

---

391 2012 lagen Angaben zu insgesamt 12 874 Personen vor (gewichtet), 2017 zu 16 052 Personen (gewichtet).

392 2012: $p = .161$, wobei eine Zelle erwartete Häufigkeiten von weniger als 5 hatte, so dass die Ergebnisse fehlerbehaftet sein können. Allerdings waren die Unterschiede zwischen den Vergleichsgruppen auch 2017 statistisch nicht signifikant ($p = .120$).

393 Aufgrund der geringen Zellhäufigkeiten wurden schwule Männer und lesbische Frauen zu einer Gruppe zusammengenommen.

2017: *OR* = 0,62).[394] Zu beiden Zeitpunkten zeigte sich außerdem ein signifikanter Alterseffekt, wobei Personen ab 50 Jahren deutlich häufiger nur auf eine geringe soziale Unterstützung zählen konnten (2012: 12,0 %; 2017: 12,0 %) als Personen zwischen 15 und 49 Jahren (2012: 8,9 %; 2017: 6,8 %).[395]

Auch die Mehrheit, der im Rahmen der ‹LGBT Health› befragten Personen, konnte auf eine mittlere bis starke soziale Unterstützung zählen (86,9 %).[396] Dabei zeigten sich signifikante Unterschiede zwischen den Vergleichsgruppen. So verfügten trans/non-binäre Personen deutlich seltener über starke soziale Unterstützung (25,6 %) als die befragten LGB cis Personen (45,5-47,9 %) (vgl. Abb. 33).[397] Dies galt auch unter Berücksichtigung des Alters, Geschlechts (zugeordnet bei Geburt), Bildungsstatus und des persönlichen Nettoeinkommens der Befragten. So hatten lesbische cis Frauen (*OR* = 2,70),[398] schwule cis Männer (*OR* = 2,68)[399] und bisexuelle cis Personen (*OR* = 1,93)[400] im Vergleich zu trans/non-binären Personen eine deutlich höhere Wahrscheinlichkeit, über eine mittlere bis starke soziale Unterstützung zu verfügen. Darüber hinaus zeigten sich ein signifikanter Alters- und Geschlechtereffekt, wobei Männer im Vergleich zu Frauen (*OR* = 0,62) und ältere (ab 50-Jährige: *OR* = 0,57)[401] im Vergleich zu 15-29-Jährigen eine geringere Wahrscheinlichkeit hatten, über eine mittlere bis starke soziale Unterstützung zu verfügen.

4.3.2.3 Zivilstand und Beziehungsform

53 Prozent der im Rahmen der SGB (2012, 2017) befragten Personen waren verheiratet, 35 Prozent waren ledig bzw. unverheiratet und 10 Prozent waren geschieden.[402] Von den restlichen zwei Prozent waren die meisten Personen verwitwet (1,8 %), nur wenige Personen waren in einer eingetragenen oder aufgelösten Partnerschaft (0,4 %). Erwartungsgemäß

---

394 2012: $p = .036$; 2017: $p = .020$

395 2012: $\chi^2(1) = 31{,}482$; $p < .001$; 2017: $\chi^2(1) = 131{,}099$; $p < .001$

396 Insgesamt lagen Angaben zu 1 956 Personen vor.

397 $\chi^2(6) = 102{,}888$; $p < .001$

398 $p < .001$

399 $p < .001$

400 $p = .003$

401 $p = .022$ bzw. $p = .017$

402 Zu 29 911 Personen (gewichtet) lag diese Information vor (Zivilstand laut Register).

zeigten sich dabei deutliche Unterschiede zwischen den Vergleichsgruppen: Während gut die Hälfte der heterosexuellen Personen verheiratet war (54,5 %), war die Mehrheit der LGB-Personen ledig bzw. unverheiratet (57,0-70,8 %). Allerdings waren auch 26 Prozent der bisexuellen Personen verheiratet sowie jeweils 2 Prozent der schwulen Männer und lesbischen Frauen. In einer eingetragenen Partnerschaft waren 22 Prozent der lesbischen Frauen, 23 Prozent der schwulen Männer und 4 Prozent der bisexuellen Personen. Ein Prozent der schwulen Männer war in einer aufgelösten Partnerschaft.

Ein ähnliches Bild zeigte sich in der ‹LGBT Health›. Hier war ebenfalls die Mehrheit der befragten Personen ledig (77,4 %).[403] Etwa 12 Prozent waren in einer eingetragenen Partnerschaft (11,5 %) und knapp 2 Prozent in einer aufgelösten Partnerschaft. Drei Prozent waren verheiratet und knapp fünf Prozent geschieden oder verwitwet. Auch hier zeigten sich deutliche Unterschiede zwischen den Vergleichsgruppen. So waren bisexuelle cis Personen (83,7 %) im Vergleich zu den befragten LG cis und trans/non-binären Personen häufiger ledig (72,4-77,9 %). Schwule cis Männer (17,9 %) und lesbische cis Frauen (17,8 %) waren hingegen häufiger in einer eingetragenen Partnerschaft als bisexuelle cis (4,9 %) und trans/non-binäre Personen (2,3 %). In einer aufgelösten Partnerschaft waren mehr lesbische cis Frauen (3,4 %) als schwule cis Männer (1,5 %), trans/non-binäre (1,2 %) und bisexuelle cis Personen (0,5 %). Es fällt auf, dass trans/non-binäre Personen (7,1 %) häufiger verheiratet waren als bisexuelle cis Personen (3,9 %), schwule cis Männer (1,4 %) und lesbische cis Frauen (1,2 %). Das Gleiche traf auf den Status ‹geschieden oder verwitwet› zu. Dies waren 9 Prozent der trans/non-binären Personen und jeweils weniger als 5 Prozent der befragten LGB cis Personen (1,9-4,4 %).

Zwar waren 77 Prozent der befragten LGBT-Personen ledig, 60 Prozent aller Befragten lebte jedoch zum Zeitpunkt der Erhebung in einer festen Beziehung,[404] wobei knapp 7 Prozent dieser Personen mit mehreren Partner*innen in einer Beziehung war.[405] Weitere 35 Personen lebten in einer offenen oder polyamourösen Beziehung und 31 Befragte waren in einer anderen Beziehungsform (z. B. «Beziehungsanarchie», «Freundschaft+»). 38 Prozent waren hingegen in keiner festen Beziehung. Der Großteil der befragten lesbischen cis Frauen befand sich in einer festen Partnerschaft

403 2 062 Personen haben hierzu Angaben gemacht.

404 Insgesamt haben 1 989 Personen diese Frage beantwortet.

405 Insgesamt waren 1 198 Personen in einer festen Partnerschaft mit einem bzw. einer oder mehreren Partner*innen.

(71,4 %). Dies traf auf weniger als zwei Drittel der schwulen cis Männer (63,1 %) und bisexuellen cis Personen (62,7 %) zu. Trans/non-binäre Personen befanden sich am seltensten in einer festen Partnerschaft (44,0 %). Diese Unterschiede blieben auch unter Berücksichtigung des Alters und Geschlechts (zugeordnet bei Geburt) signifikant. Insgesamt hatten trans/non-binäre Personen gegenüber cis Personen eine signifikant geringere Wahrscheinlichkeit (*OR* = 0,42),[406] sich in einer festen Partnerschaft zu befinden.

4.3.2.4 Äußeres Coming-Out und offener Umgang

In Bezug auf das äußere Coming-Out wurden alle Teilnehmer*innen der ‹LGBT Health› danach gefragt, wie vielen Personen aus verschiedenen Bereichen ihres Lebens (z. B. Familie, Freundeskreis, Arbeit, Gesundheitsfachpersonen) sie von ihrer sexuellen Orientierung erzählt haben.[407] Trans und non-binäre Personen wurden zudem gefragt, mit wie vielen Personen sie über ihre Transgeschlechtlichkeit bzw. ihre non-binäre Geschlechtsidentität gesprochen haben.[408] Dabei ist bemerkenswert, dass die Mehrheit mit einigen wenigen Personen aus den verschiedenen Lebensbereichen über ihre sexuelle Orientierung gesprochen haben (59,2 %), weitere 39 Prozent hatten mit den meisten oder sogar allen Personen darüber gesprochen. Somit hatten sich nur zwei Prozent niemandem gegenüber geoutet. Dabei zeigten sich signifikante Unterschiede zwischen den Vergleichsgruppen. So hatten bisexuelle cis (15,5 %) und trans/non-binäre Personen (22,4 %) deutlich seltener mit den meisten oder allen Personen aus den verschiedenen Lebensbereichen über ihre sexuelle Orientierung gesprochen als die befragten lesbischen cis Frauen (46,2 %) und schwulen cis Männer (49,5 %).[409] Unter Berücksichtigung des Alters, Geschlechts (zugeordnet bei Geburt), Bildungsstatus, Nationalität und des persönlichen Nettoeinkommens der Befragten hatten lesbische cis Frauen (*OR* = 2,14) und schwule cis Männer (*OR* = 2,48) im Vergleich zu trans/non-binären Personen eine deutlich höhere Wahrscheinlichkeit, sich den meisten Personen

---

406 $p < .001$

407 Insgesamt haben 1 634 Personen diese Frage beantwortet.

408 Insgesamt haben 446 der befragten trans/non-binären Personen diese Frage beantwortet.

409 $\chi^2(6) = 138{,}371; p < .001$

gegenüber geoutet zu haben als nur gegenüber wenigen.[410] Bisexuelle cis Personen hatten hingegen eine signifikant geringere Wahrscheinlichkeit (*OR* = 0,55) dies getan zu haben.[411] Darüber hinaus zeigte sich ein signifikanter Alterseffekt, wobei ältere im Vergleich zu jüngeren Personen eine höhere Wahrscheinlichkeit hatten, mit den meisten oder allen Personen über ihre sexuelle Orientierung gesprochen zu haben.[412]

69 Prozent der befragten trans und non-binären Personen hatten mit einigen wenigen Personen aus verschiedenen Lebensbereichen über ihre Transgeschlechtlichkeit bzw. ihre non-binäre Geschlechtsidentität gesprochen.[413] Ein Viertel hatte sich gegenüber den meisten oder sogar allen geoutet, 6 Prozent allerdings gegenüber niemandem. Hierbei zeigten sich deutliche Unterschiede zwischen Personen, denen bei Geburt ein männliches Geschlecht zugewiesen worden war, und denen, denen ein weibliches Geschlecht zugewiesen worden war. So hatten Erstere (33,0 %) sich deutlich häufiger den meisten oder allen Personen aus den verschiedenen Lebensbereichen anvertraut als Letztere (19,2 %). Dieser Zusammenhang war unter Berücksichtigung des Alters, Bildungsstatus, Nationalität und des persönlichen Nettoeinkommens der Befragten jedoch statistisch nicht signifikant.

Die Personen, die mit Gesundheitsfachpersonen (medizinisches und Pflegepersonal) über ihre sexuelle Orientierung und/oder non-binäre Geschlechtsidentität gesprochen hatten, wurden zu ihrer Einschätzung dieses offenen Umgangs befragt. 94 Prozent der Befragten, die sich einer Gesundheitsfachperson gegenüber geoutet hatten, haben die Information freiwillig geteilt,[414] wobei die Information bei 74 Prozent der Befragten relevant für die Behandlung gewesen war.[415] Die meisten befragten LGBT-Personen waren mit der Reaktion der jeweiligen Gesundheitsfachperson bzw. der Mehrheit der Gesundheitsfachpersonen (91,3 %)[416] und den danach gemachten Erfahrungen zufrieden: ihre Behandlung habe sich da-

---

410 Jeweils $p =< .001$

411 $p = .021$

412 Im Vergleich zu den befragten 15-29-Jährigen hatten 30-49-Jährige (*OR* = 2,23) und Personen ab 50 Jahren (*OR* = 1,98) eine etwa 2-mal so hohe Wahrscheinlichkeit, mit den meisten oder allen Personen über ihre sexuelle Orientierung gesprochen zu haben als mit nur wenigen (jeweils $p < .001$).

413 Hierzu lagen Angaben von 445 der befragten 522 trans/non-binären Personen vor.

414 1 277 Personen haben diese Frage beantwortet.

415 1 081 Personen haben diese Frage beantwortet.

416 1 251 Personen haben diese Frage beantwortet.

nach (mehrheitlich) verbessert (62,6 %),[417] nur bei rund 7 Prozent hatte sich die Behandlung anschließend (mehrheitlich) verschlechtert.[418] Acht Prozent wäre es allerdings lieber, die Gesundheitsfachperson(en) hätte(n) nichts von ihrer sexuellen Orientierung und/oder Geschlechtsidentität erfahren,[419] und immerhin knapp sieben Prozent haben anschließend Diskriminierungen erfahren.[420] Dabei zeigten sich bedeutsame Unterschiede zwischen den Vergleichsgruppen, wobei trans/non-binäre Personen deutlich häufiger negative Erfahrungen gemacht hatten als die befragten LGB cis Personen. So hatten im Vergleich zu den befragten LGB cis Personen (92,4-94,9 %) deutlich weniger trans/non-binäre Personen (83,2%) angegeben, dass sie zufrieden mit der Reaktion der Gesundheitsfachperson(en) gewesen seien.[421] Entsprechend hatten trans/non-binäre Personen (14,0 %) im Vergleich zu den befragten LGB cis Personen (5,6-8,0 %) häufiger angegeben, es sei ihnen lieber, die Gesundheitsfachperson(en) hätte(n) nichts von ihrer Geschlechtsidentität erfahren,[422] und sie gaben auch häufiger an, dass sich ihre Behandlung anschließend verschlechtert habe (11,6 % vs. 2,4-6,5 %)[423] und/oder sie diskriminiert worden seien (14,9 % vs. 3,3-5,3 %).[424] Allerdings hatten trans/non-binäre Personen (69,8 %) wie auch schwule cis Männer (65,9 %) im Vergleich zu lesbischen cis Frauen (53,6 %) und bisexuellen cis Personen (56,5 %) häufiger angegeben, dass sich die Behandlung anschließend verbessert habe.[425]

4.3.2.5 Zwischenfazit: Soziale und Gemeinschaftsebene (Risiko- und Schutzfaktoren)

Die Befunde zeigen, dass LGB-Personen über weniger Schutzfaktoren auf sozialer und Gesellschaftsebene verfügen als die übrige Bevölkerung (insb. stärkere Einsamkeitsgefühle, geringere soziale Unterstützung). Dies stimmt mit den Ergebnisse von Studien aus anderen Ländern überein (Eres, Postolovski, Thielking & Lim, 2021). Ebenfalls in Übereinstimmung

417 687 Personen haben diese Frage beantwortet.
418 775 Personen haben diese Frage beantwortet.
419 1 106 Personen haben diese Frage beantwortet.
420 1 015 Personen haben diese Frage beantwortet.
421 $\chi^2(3) = 20{,}881; p < .001$
422 $\chi^2(3) = 13{,}107; p = .004$
423 $\chi^2(3) = 10{,}309; p = .016$
424 $\chi^2(3) = 25{,}153; p < .001$
425 $\chi^2(3) = 11{,}759; p = .008$

mit dem Forschungsstand (Misoch, 2017) zeigte sich, dass insbesondere ältere LGB-Personen weniger auf soziale Unterstützung zählen können. Darüber hinaus verfügten trans/non-binäre Personen im Vergleich zu LGB cis Personen über die wenigsten Schutzfaktoren auf sozialer Ebene. Dabei zeigen internationale Studien, dass soziale Unterstützung und die Akzeptanz der sexuellen Identität bzw. Geschlechtsidentität vor psychischen Erkrankungen und Suizid schützen kann (vgl. Kap. 2.5). Wie sich diese Schutz- und Risikofaktoren auf sozialer Ebene – sowie Schutz- und Risikofaktoren auf psychologischer Ebene (vgl. Kap. 4.3.3) – auf die psychische Gesundheit von LGBT-Personen in der Schweiz auswirken, wird in den Kapiteln 4.4.2 untersucht und diskutiert.

4.3.3 Psychologische Ebene: Risiko- und Schutzfaktoren

Auch auf psychologischer Ebene wurden verschiedene bekannte Schutzfaktoren erfasst, die einen Einfluss auf das Wohlbefinden und die Gesundheit von Menschen haben. Im Einzelnen wurden in beiden Befragungen (SGB, ‹LGBT Health›) die folgenden Faktoren untersucht:
- Wichtigkeit der eigenen Gesundheit
- Kontrollüberzeugungen[426]
- Resilientes Coping-Verhalten[427]
- Allgemeine Selbstwirksamkeit[428]

Im Rahmen der ‹LGBT Health› wurde zudem die Internalisierte Homonegativität (Meyer, 2003) sowie – bei den befragten trans/non-binären Personen – die internalisierte Geschlechtsidentitätsnegativität bzw. Genderidentität-Selbststigmatisierung erfragt (Inderbinen, Schaefer, Schneeberger, Gaab & Garcia Nuñez, 2021).

426 Das sind mentale Prozesse zur Einschätzung der Einflussmöglichkeiten mit Blick auf das Erreichen eines Zielzustandes; die Quellen dieser Kontrolle können dabei in der Person liegen (internal) oder in äußeren Umständen (external) (Heinecke-Müller, 2019a).

427 Resilientes Coping-Verhalten bezieht sich auf die Tendenz, trotz Stress effektiv Probleme zu lösen. Die zugrunde liegende Skala wurde von Sinclair und Wallston (2004) entwickelt.

428 Allgemeine Selbstwirksamkeit bezieht sich auf die Überzeugung oder Erwartung, «mit dem eigenen Verhalten erwünschte Ergebnisse zu befördern» (Heinecke-Müller, 2019b).

4.3.3.1 Wichtigkeit der eigenen Gesundheit

87 Prozent der im Rahmen der SGB (2012, 2017) befragten Personen haben angegeben, dass Gedanken an die Erhaltung ihrer Gesundheit ihren Lebensstil beeinflussen oder gar weitgehend bestimmen.[429] Dabei zeigten sich keine signifikanten Unterschiede zwischen den Vergleichsgruppen. Vielmehr wird die Einstellung in Bezug auf die Wichtigkeit der eigenen Gesundheit vom Geschlecht (laut Register) und Alter beeinflusst. Dabei hatten – unter Berücksichtigung des Erhebungsjahres, Alters, Bildungsstatus, persönlichen Nettoeinkommens sowie des Sexualverhaltens bzw. der sexuellen Identität der Befragten – Frauen im Vergleich zu Männern (Geschlecht laut Register) eine deutlich höhere Wahrscheinlichkeit (OR = 1,73),[430] dass Gedanken an die Erhaltung an ihre Gesundheit ihren Lebensstil zumindest beeinflussen. Das Gleiche galt für Personen zwischen 30 und 49 Jahren (OR = 1,47) und ab 50 Jahren (OR = 2,21) im Vergleich zu den 16-29-Jährigen.[431]

Ein ähnliches Bild zeigte sich in der ‹LGBT Health›. Auch hier hat die Mehrheit (85,6 %) angegeben, dass Gedanken an die Erhaltung ihrer Gesundheit ihren Lebensstil beeinflussen oder gar weitgehend bestimmen.[432] Dabei gaben lesbische cis Frauen (89,2 %) und schwule cis Männer (86,5 %) häufiger als bisexuelle cis (83,8 %) und trans/non-binäre Personen (82,2 %) an, dass Gedanken an die Erhaltung ihrer Gesundheit ihren Lebensstil zumindest beeinflussen.[433] Diese Unterschiede waren aber unter Berücksichtigung des Alters, Geschlechts (zugeordnet bei Geburt), Bildungsstatus und des persönlichen Nettoeinkommens der Befragten nicht mehr statistisch signifikant.

4.3.3.2 Kontrollüberzeugungen

78 Prozent der im Rahmen der SGB (2012, 2017) befragten Personen hatte mittel bis hoch ausgeprägte Kontrollüberzeugungen.[434] Diese Personen haben demnach oft bis sehr oft das Gefühl, die Kontrolle über die

---

429 Insgesamt haben 29 612 Personen (gewichtet) diese Frage beantwortet.

430 $p < .001$

431 Jeweils $p < .001$

432 Insgesamt haben 2 032 Personen diese Frage beantwortet.

433 $\chi^2(3) = 11{,}515; p = .009$

434 Insgesamt lagen Angaben zu 29 040 Personen (gewichtet) vor.

Geschehnisse in ihrem Leben zu haben. Dabei zeigten sich signifikante Unterschiede zwischen den Vergleichsgruppen. So wiesen heterosexuelle Personen (78,4 %) deutlich häufiger mittel bis hoch ausgeprägte Kontrollüberzeugungen auf als LGB-Personen (65,9-70,2 %) (vgl. Abb. 34).[435] Dies galt auch unter Berücksichtigung des Erhebungsjahres, Alters, Geschlechts (laut Register), Bildungsstatus und des persönlichen Nettoeinkommens der Befragten.[436] Die Ergebnisse zeigten zudem einen signifikanten Geschlechter- und Bildungseffekt. Frauen hatten gegenüber Männern (Geschlecht laut Register) eine signifikant geringere Wahrscheinlichkeit,[437] über mittlere bis hohe Kontrollüberzeugungen zu verfügen, ebenso wie geringer gebildete Personen im Vergleich zu höher gebildeten (*OR* = 0,50-0,77)[438].

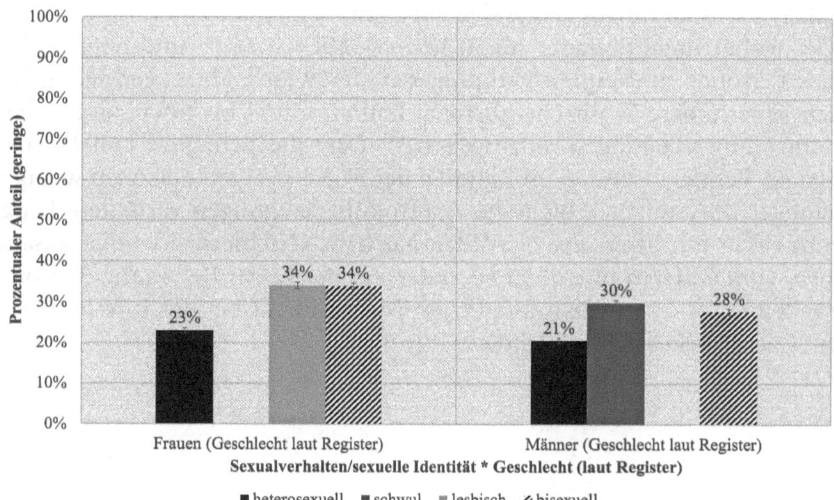

Abbildung 34: Kontrollüberzeugungen (geringe), differenziert nach Vergleichsgruppen und Geschlecht (laut Register); unadjustierte Schätzungen (95 % KI) (Daten: SGB 2012, 2017)

435 $\chi^2(3) = 51{,}989; p < .001$

436 Schwule Männer: *OR* = 0,60; *p* < .001; lesbische Frauen: *OR* = 0,57; *p* = .016; bisexuelle Personen: *OR* = 0,59; *p* < .001

437 *OR* = 0,90, *p* < .001

438 Jeweils *p* < .001

Die Ergebnisse der ‹LGBT Health› zeigen ein etwas anderes Bild als die SGB (2012, 2017). Hier verfügte nur knapp die Hälfte der Befragten (48,1 %) über mittel bis hoch ausgeprägte Kontrollüberzeugungen.[439] Dabei zeigten sich deutliche Unterschiede zwischen den Vergleichsgruppen (vgl. Abb. 35). So hatten trans/non-binäre Personen (27,7 %) deutlich seltener mittel bis hoch ausgeprägte Kontrollüberzeugungen als bisexuelle cis Personen (40,6 %), lesbische cis Frauen (54,6 %) und schwule cis Männer (63,7 %).[440] Auch unter Berücksichtigung des Alters, Geschlechts (zugeordnet bei Geburt), Bildungsstatus und des persönlichen Nettoeinkommens der Befragten zeigte sich, dass schwule cis Männer (*OR* = 3,55), lesbische cis Frauen (*OR* = 2,47) und bisexuelle cis Personen (*OR* = 1,90)[441] im Vergleich zu trans/non-binären Personen eine deutlich höhere Wahrscheinlichkeit hatten, mittel bis hoch ausgeprägte Kontrollüberzeugungen zu haben. Darüber hinaus zeigte sich ein signifikanter Alters- und Bildungseffekt, wobei ältere Befragte (ab 50 Jahren) (*OR* = 1,86)[442] und höher gebildete Personen im Vergleich zu jüngeren (15-29 Jahre) bzw. geringer gebildete eine höhere Wahrscheinlichkeit hatten, mittel bis hoch ausgeprägte Kontrollüberzeugungen aufzuweisen.[443] Dass die befragten LGBT-Personen im Vergleich zu den im Rahmen der SGB befragten Personen weniger häufiger über mittlere bis hohe Kontrollüberzeugungen verfügten, hängt zum einen mit ihrer sexuellen Identität bzw. Geschlechtsidentität zusammen, zum anderen muss hier auch der Zeitpunkt der Befragung (Corona-Pandemie) und somit ein möglicher Corona-Effekt bei der Interpretation der Daten berücksichtigt werden.

---

439 Insgesamt lagen Angaben zu 2 021 Personen vor.

440 $\chi^2(3) = 164{,}082; p < .001$

441 Jeweils $p < .001$

442 $p < .001$

443 $OR = 1{,}34; p = .014$

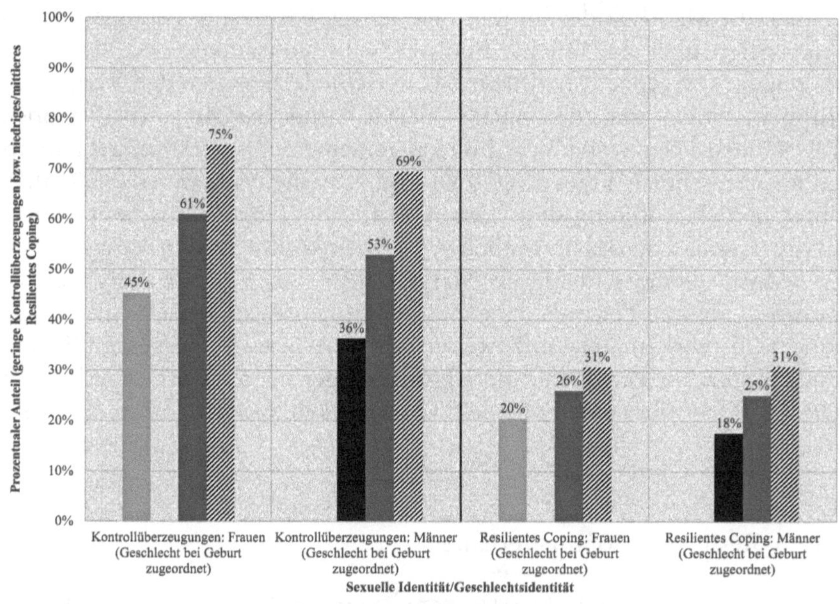

Abbildung 35: Kontrollüberzeugungen (geringe) und Resilientes Coping (niedriges-mittleres), differenziert nach Vergleichsgruppen und Geschlecht (zugeordnet bei Geburt); unadjustierte Schätzungen (Daten: ‹LGBT Health›)

4.3.3.3 Allgemeine Selbstwirksamkeit

Fast alle (97,7 %) im Rahmen der SGB (2017) befragten Personen verfügte über eine mittlere bis hohe Selbstwirksamkeit.[444] Sie waren somit überzeugt, sich in schwierigen Situationen auf ihre Fähigkeiten verlassen zu können. Dabei zeigten sich keine bedeutenden Unterschiede zwischen den Vergleichsgruppen. Unter Berücksichtigung des Alters, Geschlechts (laut Register), Bildungsstatus und des persönlichen Nettoeinkommens der Befragten hatten allerdings bisexuelle im Vergleich zu heterosexuellen Personen eine tendenziell geringere Wahrscheinlichkeit, eine mittel bis hohe Allgemeine Selbstwirksamkeit aufzuweisen ($OR = 0{,}53$).[445]

---

444 Insgesamt lagen Angaben zu 16 384 Personen (gewichtet) vor, die im Rahmen der SGB 2017 befragt worden waren.

445 $p = .066$

Auch die Mehrheit der im Rahmen der ‹LGBT Health› befragten Personen verfügte über eine mittlere bis hohe Selbstwirksamkeit (95,5 %).[446] Dabei zeigten sich jedoch signifikante Unterschiede zwischen den Vergleichsgruppen, wobei trans/non-binäre (68,4 %) und bisexuelle cis Personen (73,1 %) deutlich seltener eine hohe allgemeine Selbstwirksamkeit aufwiesen als lesbische cis Frauen (80,0 %) und schwule cis Männer (87,9 %).[447] Unter Berücksichtigung des Alters, Geschlechts (zugeordnet bei Geburt), Bildungsstatus und des persönlichen Nettoeinkommens der Befragten hatten jedoch alleine schwule cis Männer (OR = 2,19)[448] im Vergleich zu trans/non-binären Personen eine deutlich höhere Wahrscheinlichkeit, eine hohe Selbstwirksamkeit aufzuweisen als eine geringe. Insgesamt hatten trans/non-binäre Personen eine signifikant geringere Wahrscheinlichkeit (OR = 0,66),[449] über eine hohe Selbstwirksamkeit zu verfügen als cis Personen.

4.3.3.4 Resilientes Coping-Verhalten

81 Prozent der im Rahmen der SGB (2017) befragten Personen hatten ein mittel bis stark ausgeprägtes resilientes Coping-Verhalten.[450] Das heißt, sie können selbstbestimmt und reflektiert mit schwierigen Ereignissen umgehen und sich dadurch persönlich weiterentwickeln (vgl. Kap. 2.5). Dabei zeigten sich signifikante Unterschiede zwischen den Vergleichsgruppen, wobei das resiliente Coping-Verhalten von lesbischen Frauen (74,3 %) und bisexuellen Personen (72,8 %) seltener mittel bis stark ausgeprägt war als bei den schwulen Männern (84,8 %) und heterosexuellen Personen (80,7 %) (vgl. Abb. 36).[451] Unter Berücksichtigung des Alters, Geschlechts (laut Register) und Bildungsstatus der Befragten hatten die bisexuellen Personen im Vergleich zu heterosexuellen Personen eine signifikant geringere Wahrscheinlichkeit, mittel bis stark ausgeprägtes resilientes Coping-

446 Insgesamt lagen Angaben zu 2 062 Personen vor.

447 $\chi^2(6) = 83{,}657; p < .001$

448 $p < .001$

449 $p = .002$

450 Insgesamt lagen Angaben zu 16 332 Personen (gewichtet) vor, die im Rahmen der SGB 2017 befragt worden waren.

451 $\chi^2(3) = 12{,}541; p = .006$

Verhalten aufzuweisen (*OR* = 0,65).[452] Tendenziell zeigte sich dies auch für lesbische Frauen (*OR* = 0,62).[453]

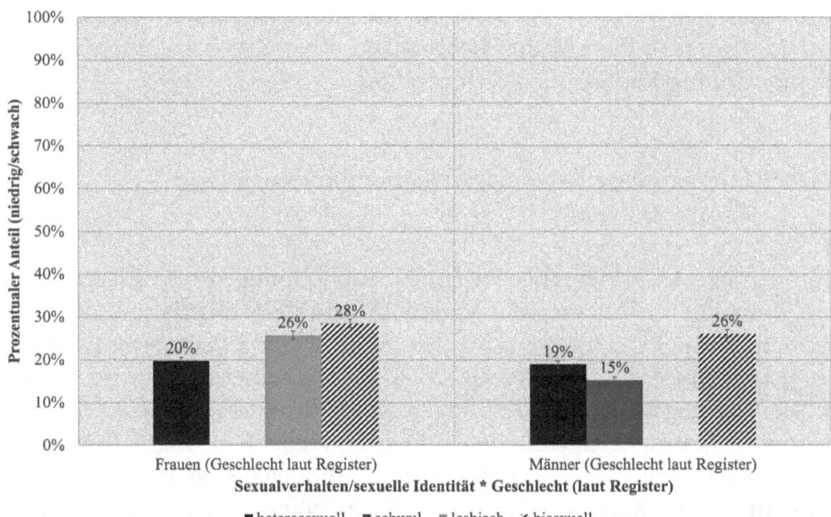

Abbildung 36: Resilientes Coping-Verhalten, differenziert nach Vergleichsgruppen und Geschlecht (laut Register); unadjustierte Schätzungen (95 %) KI) (Daten: SGB 2017)

97 Prozent der im Rahmen der ‹LGBT Health› befragten LGBT-Personen hatte ein mittel bis hoch ausgeprägtes resilientes Coping-Verhalten.[454] Hierbei zeigten sich nur geringe Unterschiede zwischen den Vergleichsgruppen (vgl. Abb. 35). Unter Berücksichtigung des Alters, Geschlechts (zugeordnet bei Geburt), Bildungsstatus und des persönlichen Nettoeinkommens der Befragten zeigte sich aber, dass schwule cis Männer (*OR* = 1,61)[455] im Vergleich zu trans/non-binären Personen eine höhere Wahrscheinlichkeit hatten, ein hoch ausgeprägtes resilientes Coping-Verhalten aufzuweisen als ein niedriges bis mittleres. Dabei scheint sowohl die Geschlechtsidentität als auch die sexuelle Identität bzw. sexuelle Orientierung eine Rolle zu spielen: So zeigte sich unter Berücksichtigung der

452 $p = .004$
453 $p = .083$
454 Insgesamt lagen Angaben zu 2 061 Personen vor.
455 $p = .011$

genannten Merkmale, dass trans/non-binäre Personen im Vergleich zu cis Personen eine signifikant geringere Wahrscheinlichkeit hatten, über ein hoch ausgeprägtes resilientes Coping-Verhalten zu verfügen (*OR* = 0,75).[456] Außerdem hatten MSM* im Vergleich zu bi-/pansexuellen Personen (vgl. Anhang 1) eine höhere Wahrscheinlichkeit, über ein stark ausgeprägtes resiliente Coping-Verhalten zu verfügen (*OR* = 1,50).[457]

4.3.3.5 Internalisierte Homonegativität und internalisierte Transnegativität

Übernehmen LGB-Menschen negative Zuschreibungen und Bewertungen von Individuen, Beziehungen, Verhalten und Gemeinschaften, die nicht der heterosexuellen Norm entsprechen, wird von internalisierter Homonegativität gesprochen (z. B. Meyer, 2003). Diese zumeist unbewusste Internalisierung negativer Zuschreibungen ist als Reaktion auf heteronormative soziale Normen zu verstehen und entsprechenden Stigmatisierungen und Diskriminierungen. Internalisierte Homonegativität ist ein zentrales Element im in Kapitel 2.5 beschriebenen Minoritätenstress-Modell. In verschiedenen Studien konnte gezeigt werden, dass sie sich negativ auf das Wohlbefinden und die Gesundheit von LGB-Personen auswirkt. Die gleichen Prozesse lassen sich für trans Personen und Personen mit einer non-binären Geschlechtsidentität beschreiben. Entsprechend lässt sich von einer internalisierten Transnegativität sprechen, wenn trans/non-binäre Personen negative Zuschreibungen und Bewertungen von Individuen, Beziehungen, Verhalten und Gemeinschaften übernehmen (Garcia Nuñez & Schneeberger, 2018). Und auch diese wirkt sich negativ auf das Wohlbefinden und die Gesundheit von trans bzw. non-binären Menschen aus (Garcia Nuñez & Schneeberger, 2018).

Die Mehrheit, der im Rahmen der ‹LGBT Health› befragten LGB-Personen hatte eine eher gering ausgeprägte **Internalisierte Homonegativität** (91,1 %).[458] Neun Prozent wiesen jedoch eine mittel bis hoch ausgeprägte Internalisierte Homonegativität auf. Dabei zeigten sich deutliche Unterschiede je nach sexueller Identität der Befragten (unabhängig von ihrer Geschlechtsidentität). So hatten schwule (11,3 %) und bi-/pansexuelle Personen (9,5 %) deutlich häufiger als die befragten lesbischen Personen

456 $p = .030$
457 $p = .036$
458 Hierzu lagen Angaben von 1 379 Befragten vor.

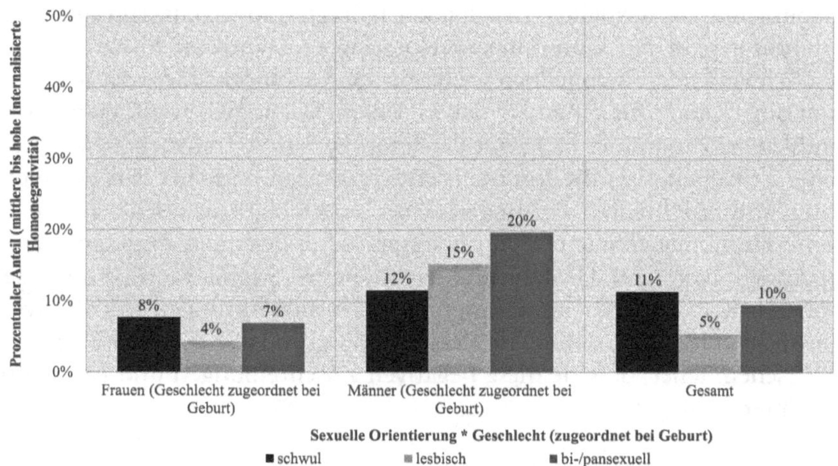

Abbildung 37: Internalisierte Homonegativität, differenziert nach sexueller Identität und Geschlecht (zugeordnet bei Geburt); unadjustierte Schätzungen (Daten: ‹LGBT Health›)

(5,4 %) eine mittlere bis hohe Internalisierte Homonegativität.[459] Unter Berücksichtigung des Alters, Geschlechts (zugeordnet bei Geburt) und der Geschlechtsidentität der Befragten sowie von Diskriminierungserfahrungen in der Gesundheitsversorgung und anderen Situationen in der Schweiz zeigte sich allerdings allein für das Geschlecht (zugeordnet bei Geburt) ein signifikanter Zusammenhang mit dem Grad der Internalisierten Homonegativität. So hatten Männer im Vergleich zu Frauen (Geschlecht zugeordnet bei Geburt) eine signifikant höhere Wahrscheinlichkeit, eine mittlere bis hohe Internalisierte Homonegativität aufzuweisen (OR = 3,39) (vgl. Abb. 37).[460]

Gut die Hälfte der befragten trans/non-binären Personen hatte eine geringe **Internalisierte Transnegativität** (52,0 %).[461] 35 Prozent hatten eine mittel ausgeprägte Internalisierte Transnegativität und 13 Prozent eine hohe. Dabei wiesen non-binäre Personen häufiger eine mittel bis hoch ausgeprägte Internalisierte Transnegativität auf als trans Personen (vgl. Abb. 38). Unter Berücksichtigung des Alters, Geschlechts (zugeordnet bei

459 $\chi^2(2) = 11{,}772$; $p = .003$; für den Vergleich wurde die Frage nach der sexuellen Identität der Befragten verwendet, nicht getrennt nach Geschlechtsidentität.

460 $p < .001$

461 Von 344 trans/non-binären Personen lagen hierzu Angaben vor.

Geburt) und der sexuellen Identität der Befragten sowie Diskriminierungserfahrungen in der Gesundheitsversorgung und anderen Situationen in der Schweiz zeigte sich jedoch weder für die Geschlechtsidentität (trans vs. non-binär) noch für eines der anderen berücksichtigten Merkmale ein signifikanter Zusammenhang mit der Internalisierten Transnegativität. Auffällig ist jedoch, dass die Internalisierte Transnegativität bei den befragten trans und non-binären Personen stärker ausgeprägt war als die Internalisierte Homonegativität bei den befragten LGB-Personen insgesamt. Dies überrascht vor dem Hintergrund der höheren Stigmatisierung und der höheren Rate an Diskriminierungs- und Gewalterfahrungen jedoch nicht. So ist für trans und non-binäre Personen aufgrund der höheren Belastung wahrscheinlicher, dass sie diese negativen Zuschreibungen und Bewertungen internalisieren.

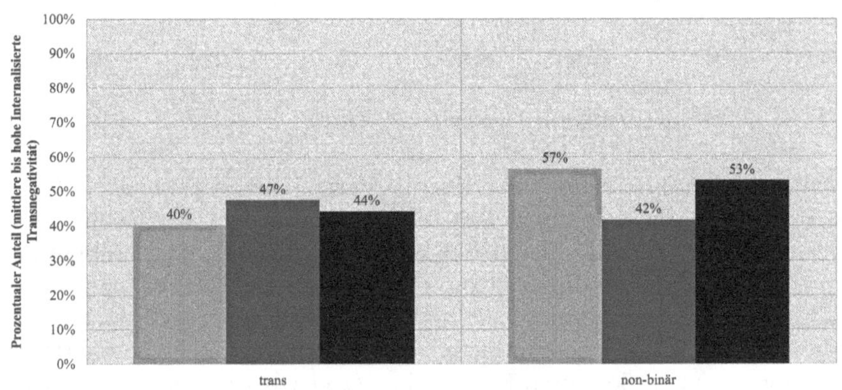

Abbildung 38: Internalisierte Transnegativität, differenziert nach Geschlechtsidentität und Geschlecht (zugeordnet bei Geburt); unadjustierte Schätzungen (Daten: ‹LGBT Health›)

4.3.3.6 Zwischenfazit: Psychologische Ebene (Risiko- und Schutzfaktoren)

Wie schon bei den Schutzfaktoren auf sozialer und Gemeinschaftsebene (vgl. Kap. 4.3.2) verfügten LGB-Personen im Vergleich zur übrigen Bevölkerung der Schweiz zum Teil über deutlich weniger Schutzfaktoren auf psychologischer Ebene. Dies war insbesondere hinsichtlich der Kontrollüberzeugungen sowie dem resilienten Coping-Verhalten der Fall. Darüber hinaus zeigten sich bedeutsame Unterschiede innerhalb der LGBT-Gruppe, wobei bei den befragten trans/non-binären und bisexuellen Personen die hier berücksichtigten psychischen Schutzfaktoren weniger stark ausgeprägt waren als bei den LG(B) cis Personen. Dies galt auch mit Blick auf die Internalisierung negativer Zuschreibungen und Bewertungen aufgrund der sexuellen Orientierung bzw. Geschlechtsidentität. So zeigen die Befunde der ‹LGBT Health›, dass nur wenige der befragten LGBT-Personen eine hohe Internalisierte Homonegativität bzw. Transnegativität aufweisen. Allerdings wies ein höherer Anteil der trans/non-binären Personen eine mittlere bis hohe Internalisierte Transnegativität auf als die befragten LGB-Personen eine mittlere bis hohe Internalisierte Homonegativität. Dies passt jedoch zur hohen Rate an Diskriminierungserfahrungen bei trans/non-binären Personen. Diskriminierungserfahrungen erhöhen die Wahrscheinlichkeit, negative Zuschreibungen und Bewertungen zu internalisieren und führen auch zur höheren psychischen Belastung der trans/non-binären Personen. Studien zeigen in Bezug auf das Minoritätenstress-Modell, dass dies zu einer schlechteren psychischen Gesundheit führen kann (vgl. Kap. 2.5). Auf den Einfluss dieser Risiko- und Schutzfaktoren auf die psychische Gesundheit der befragten LGBT-Personen wird im Kapitel 4.4.2 näher eingegangen.

4.4 Gesundheitszustand

Es wurden zum einen Indikatoren mit Blick auf den körperlichen Gesundheitszustand der Befragten erfasst, zum anderen zur psychischen Gesundheit. Im Folgenden wird zunächst auf die körperliche Gesundheit der Befragten eingegangen (Kap. 4.4.1) und im Anschluss auf die psychische Gesundheit (vgl. Kap. 4.4.2), wobei hinsichtlich der depressiven Symptome und der Suizidversuche die Auswirkungen der in den beiden vorherigen Kapiteln diskutierten Risiko- und Schutzfaktoren untersucht wird.

4.4.1 Körperliche Gesundheit

Mit Blick auf die körperliche Gesundheit wurden im Rahmen beider Befragungen (SGB, ‹LGBT Health›) die folgenden Indikatoren erfasst:

- Selbstwahrgenommener Gesundheitszustand
- Körperliche Beschwerden (z. B. Kopf- und Rückenschmerzen)
- Ausgewählte Krankheiten (erhöhter Blutdruck, hoher Cholesterinspiegel, Diabetes, Krebs)

- Einschränkungen oder Beeinträchtigungen im Alltag
- Body-Maß-Index (BMI)
- Chronische Erkrankungen

Im Rahmen der ‹LGBT Health› wurde zudem gefragt, ob bei den Befragten jemals eine Corona-Infektion festgestellt worden ist.

4.4.1.1 Selbstwahrgenommener Gesundheitszustand

Die große Mehrheit der Personen, die im Rahmen der SGB (2012, 2017) befragt wurden, würden ihren Gesundheitszustand als (sehr) gut einstufen (87,9 %), nur wenige Personen (2,5 %) bezeichneten ihren Gesundheitszustand als (sehr) schlecht.[462] Lesbische Frauen (87,8 %) und heterosexuelle Personen (87,9 %) haben ihren Gesundheitszustand etwa gleich häufig als (sehr) gut eingeschätzt, aber etwas weniger häufig als schwule Männer (91,8 %). Bisexuelle Personen (86,4 %) haben ihren Gesundheitszustand im Vergleich zu den anderen Gruppen etwas seltener als (sehr) gut eingeschätzt (vgl. Abb. 39). Dieser Zusammenhang zwischen Sexualverhalten/sexueller Identität und dem selbstwahrgenommenen Gesundheitszustand war unter Berücksichtigung des Erhebungsjahres, Alters, Geschlechts (laut Register), Bildungsstatus sowie des persönlichen Nettoeinkommens der Befragten allein für bisexuelle Personen (OR = 0,66) signifikant.[463] Darüber hinaus zeigte sich sowohl ein signifikanter Alters- als auch Geschlechtereffekt, wobei Männer im Vergleich zu Frauen (Geschlecht laut Register) (OR = 1,11)[464] und jüngere Personen (16-49 Jahre) im Vergleich zu älteren Personen (ab 50 Jahre) (OR = 2,93)[465] eine höhere Wahrscheinlichkeit hatten, ihren Gesundheitszustand als (sehr) gut einzuschätzen. Laut den Ergebnissen vorheriger Studien unterscheiden sich schwule und heterosexuelle Männer nicht bezüglich der Einschätzung ihres Gesundheitszustands (vgl. Kap. 2.2). Unsere Ergebnisse zeigen dies auch für die Schweiz. So hatten schwule (91,8 %) und bisexuelle Männer (88,7 %) im Vergleich zu heterosexuellen Männern (88,4 %) ihren Gesundheitszustand etwas häufiger als (sehr) gut eingeschätzt.[466] Dieser Zusammenhang war

---

462 Insgesamt haben 29 900 Personen (gewichtet) diese Frage beantwortet.
463 $p < .001$
464 $p = .016$
465 $p < .001$
466 $p = .269$

allerdings auch unter Berücksichtigung der genannten Merkmale statistisch nicht signifikant.

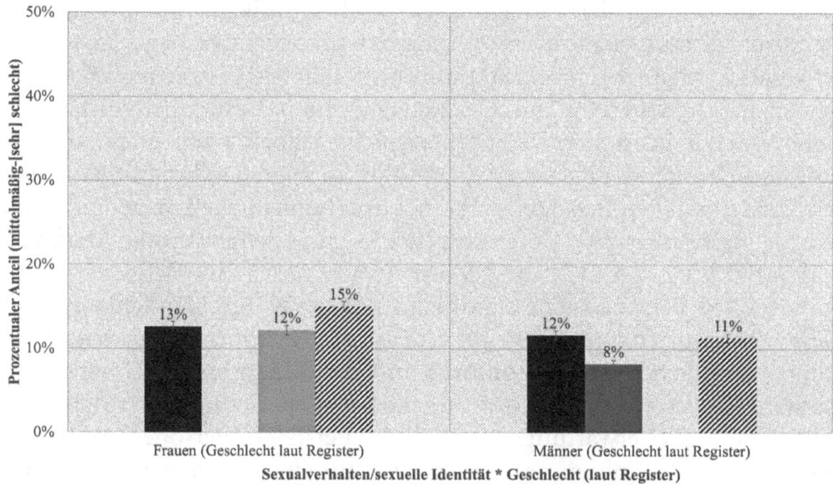

Abbildung 39: Selbstwahrgenommener Gesundheitszustand (mittelmäßig-[sehr] schlecht), differenziert nach Vergleichsgruppen und Geschlecht (laut Register); unadjustierte Schätzungen (95 % KI) (Daten: SGB 2012, 2017)

Auch die Mehrheit der im Rahmen der ‹LGBT Health› befragten Personen hat ihren Gesundheitszustand als (sehr) gut eingeschätzt (75,6 %). Jede fünfte Person (19,8 %) würde den eigenen Gesundheitszustand als weder gut noch schlecht bezeichnen, 5 Prozent als (sehr) schlecht.[467] Im Vergleich zwischen den Subgruppen zeigte sich, dass trans/non-binäre Personen ihren Gesundheitszustand deutlich schlechter als die befragten LGB cis Personen beurteilt haben. Während nämlich 71 Prozent der bisexuellen cis Personen und über 80 Prozent der lesbischen cis Frauen und schwulen cis Männern ihren Gesundheitszustand als (sehr) gut bezeichnet haben, haben dies nur 63 Prozent der trans/non-binären Personen getan (vgl. Abb. 40).[468] Dieser Zusammenhang zwischen sexueller Identität bzw. Geschlechtsidentität und Einschätzung des eigenen Gesundheitszustands war

467 Insgesamt haben 2 058 Personen diese Frage beantwortet.
468 $\chi^2(6) = 91{,}737; p < .001$

auch unter Berücksichtigung des Alters, Geschlechts (zugeordnet bei Geburt), Bildungsstatus und des persönlichen Nettoeinkommens der Befragten sowie einer Veränderung des aktuellen Gesundheitszustands im Vergleich zur Zeit vor der Pandemie statistisch signifikant. Dabei hatten im Vergleich zu trans/non-binären Personen lesbische cis Frauen (*OR* = 2,72), schwule cis Männer (*OR* = 2,07) und bisexuelle cis Personen (*OR* = 1,46) eine deutlich höhere Wahrscheinlichkeit, ihren Gesundheitszustand als (sehr) gut zu beurteilen.[469] Hierbei spielte jedoch nicht allein die Geschlechtsidentität der Befragten eine Rolle. So zeigten sich signifikante Unterschiede zwischen Personen mit einer unterschiedlichen sexuellen Orientierung (vgl. Anhang 1). Unter Berücksichtigung der genannten Merkmale hatten FSF* (*OR* = 1,51)[470] und MSM* (*OR* = 1,87)[471] im Vergleich zu bi-/pansexuellen Personen eine signifikant höhere Wahrscheinlichkeit, ihren Gesundheitszustand als (sehr) gut einzustufen. Darüber hinaus hatten das Alter, persönliche Nettoeinkommen und der Bildungsstatus einen signifikanten Einfluss auf den selbstwahrgenommenen Gesundheitszustand der Befragten, wobei erwartungsgemäß ältere Personen, Personen mit einem geringeren Nettoeinkommen und solche mit einem geringeren Bildungsabschluss eine geringere Wahrscheinlichkeit hatten, ihren Gesundheitszustand als (sehr) gut einzustufen.[472]

---

469 Lesbische cis Frauen und schwule cis Männer: jeweils p =< .001; bisexuelle cis Personen: $p = .026$

470 $p = .006$

471 $p = .001$

472 Personen ab 50 Jahre hatten im Vergleich zu 15-29-Jährigen eine signifikant geringere Wahrscheinlichkeit, ihren Gesundheitszustand als (sehr) gut einzustufen (*OR* = 0,53; $p = .002$). Personen mit einem Nettoeinkommen von 4 500 SFr./Monat und Personen mit einem Nettoeinkommen über 4 500 SFr./Monat hatten eine höhere Wahrscheinlichkeit, ihren Gesundheitszustand als (sehr) gut einzustufen als Personen mit einem Nettoeinkommen von unter 4 500 SFr./Monat (*OR* = 3,01, $p = .003$; *OR* = 2,29, $p < .001$). Personen mit einer (eher) hohen Bildung haben eine höhere Wahrscheinlichkeit, ihren Gesundheitszustand als (sehr) gut einzustufen als Personen mit einer (eher) tiefen Bildung (*OR* = 1,43; $p = .008$).

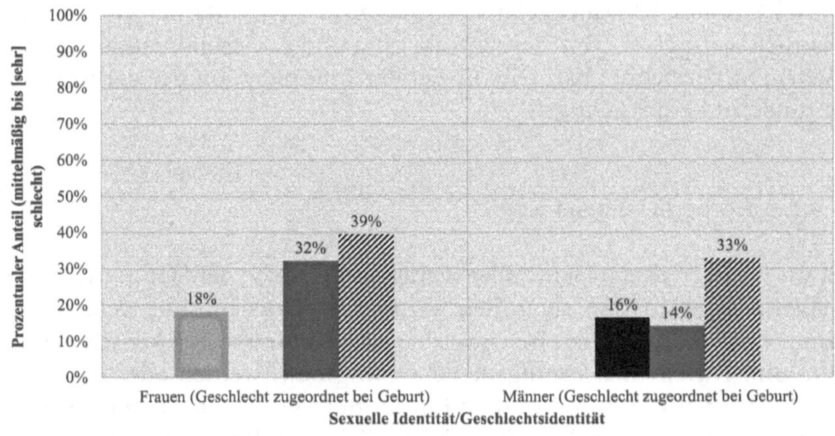

Abbildung 40: Selbstwahrgenommener Gesundheitszustand (mittelmäßig-[sehr] schlecht), differenziert nach Vergleichsgruppen und Geschlecht (zugeordnet bei Geburt); unadjustierte Schätzungen (Daten: ‹LGBT Health›)

Auch die Wahrnehmung von Veränderungen des eigenen Gesundheitszustandes seit Beginn der COVID-19-Pandemie hatten einen Einfluss auf die Einschätzung desselben. Insgesamt hat etwas mehr als ein Viertel der Befragten (28,7 %)[473] angegeben, dass sich ihr Gesundheitszustand im Vergleich zur Zeit vor der Pandemie verschlechtert hatte. Zwischen den Vergleichsgruppen waren die Unterschiede hierbei jedoch sehr gering. Nur schwule cis Männer hatten im Vergleich zu trans/non-binären Personen eine signifikant geringere Wahrscheinlichkeit dafür,[474] eine Verschlechterung ihres Gesundheitszustands seit Beginn der Pandemie wahrgenommen zu haben. Erwartungsgemäß hatten Personen, die ihren Gesundheitszustand als unverändert (*OR* = 2,93) oder sogar als besser (*OR* = 2,83) wahrgenommen haben, eine etwa 3-mal so hohe Wahrscheinlichkeit, den aktuellen Gesundheitszustand als (sehr) gut zu beurteilen.[475] Dass die Pandemie sich negativ auf den subjektiven Gesundheitszustand der Schweizer Bevölkerung allgemein ausgewirkt hat, zeigt zum Beispiel der COVID-19

473 Insgesamt haben 2 058 Personen diese Frage beantwortet.
474 $OR = 0{,}66$, $p = .025$
475 Jeweils $p < .001$

Social Monitor.[476] Dabei zeigt sich, dass zum Zeitpunkt der Umfrage ein deutlich geringerer Teil der Bevölkerung ihren Gesundheitszustand als (sehr) gut bezeichnet hat. Dies ist bei der Interpretation der vorliegenden Befunde zu berücksichtigen.

4.4.1.2 Körperliche Beschwerden

Etwas weniger als die Hälfte aller befragten Personen der SGB (2012, 2017) haben angegeben, dass sie in den letzten vier Wochen unter keinen bzw. kaum unter körperlichen Beschwerden, wie Kopf- und Rückenschmerzen, Ein- und Durchschlafstörungen, Verdauungsbeschwerden oder Herzklopfen,[477] gelitten haben (45,9 %).[478] Ein Drittel (33,8 %) der Befragten hatte in den letzten vier Wochen einige körperliche Beschwerden und jede fünfte Person (20,4 %) starke körperliche Beschwerden verspürt. Dabei hatten heterosexuelle Personen (20,0 %) und schwule Männer (21,1 %) deutlich seltener angegeben, unter *starken* Beschwerden in den letzten vier Wochen gelitten zu haben, als die befragten lesbischen Frauen (34,2 %) und bisexuellen Personen (33,6 %) (vgl. Abb. 41).[479] Dies ist jedoch vermutlich mehrheitlich auf das Geschlecht (laut Register) der Befragten zurückzuführen. Unter Berücksichtigung des Erhebungsjahres, Alters, Geschlechts (laut Register), Bildungsstatus und des persönlichen Nettoeinkommens der Befragten hatten nämlich schwule Männer (*OR* = 1,87)[480] und bisexuelle Personen (*OR* = 1,96)[481] im Vergleich zur übrigen Bevölkerung eine etwas *höhere* Wahrscheinlichkeit, in den letzten vier Wochen vor der Befragung unter starken körperlichen Beschwerden gelitten zu haben als unter keinen oder geringen. Darüber hinaus hatten Frauen im Vergleich zu Männern (Geschlecht laut Register) eine deutlich höhere Wahrscheinlichkeit, unter starken Beschwerden gelitten zu haben (*OR* = 2,24).[482]

---

476 https://covid19.ctu.unibe.ch/
477 Fieber wurde dabei nicht berücksichtigt.
478 Insgesamt haben 29 919 Personen (gewichtet) diese Frage beantwortet.
479 $\chi^2(6) = 93{,}078; p < .001$
480 $p < .001$
481 $p < .001$
482 $p < .001$

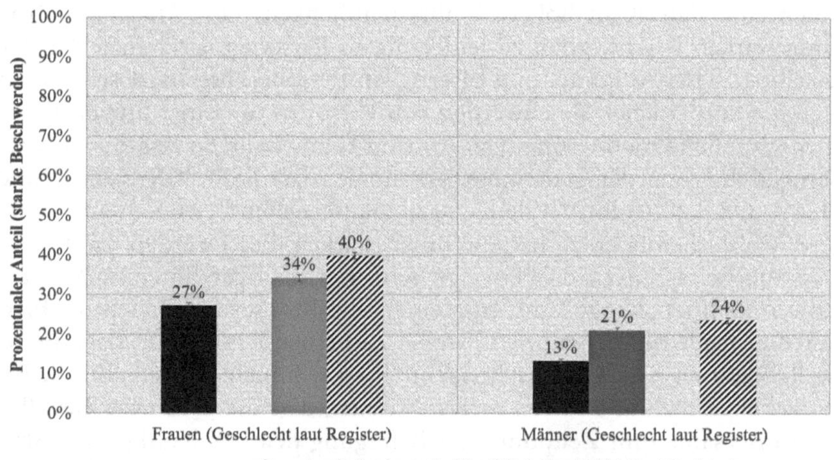

Abbildung 41: Körperliche Beschwerden (starke), differenziert nach Vergleichsgruppe und Geschlecht (laut Register); unadjustierte Schätzungen (95 % KI) (Daten: SGB 2012, 2017)

Gut jede zehnte der im Rahmen der ‹LGBT Health› befragte Person (10,8 %) hat angegeben, dass sie keine bzw. kaum körperliche Beschwerden hat. Gut ein Viertel aller Befragten (26,1 %) hatte einige körperliche Beschwerden und mehr als die Hälfte (63,1 %) war von starken körperlichen Beschwerden betroffen (vgl. Abb. 42).[483] Dabei zeigten sich deutliche Unterschiede zwischen den Vergleichsgruppen, wobei lesbische cis Frauen (61,6 %) und schwule cis Männer (50,8 %) deutlich seltener starke Beschwerden hatten als bisexuelle cis (71,3 %) und trans/non-binäre Personen (74,3 %).[484] Dieser Zusammenhang erwies sich zumindest bei lesbischen cis Frauen im Vergleich zu trans/non-binären Personen auch unter Berücksichtigung des Alters, Geschlechts (zugeordnet bei Geburt), Bildungsstatus und des persönlichen Nettoeinkommens sowie des Gesundheitszustands der Befragten als statistisch signifikant. Dabei hatten lesbische cis Frauen (*OR* = 0,54) im Vergleich zu trans/non-binären Personen eine etwas geringere Wahrscheinlichkeit, starke Beschwerden zu haben als geringe bis mittlere.[485] Insgesamt zeigen die Ergebnisse, dass trans/non-binäre Per-

483 Insgesamt haben 1 969 Personen diese Frage beantwortet.
484 $\chi^2(3) = 78{,}761; p < .001$
485 $p < .001$

sonen eine signifikant höhere Wahrscheinlichkeit (*OR* = 1,47)[486] haben, unter starken Beschwerden zu leiden als cis Personen. Und auch der Unterschied zwischen homo- und bisexuellen Personen bestätigte sich, wenn man die körperlichen Beschwerden von Personen mit einer unterschiedlichen sexuellen Orientierung (vgl. Anhang 1) anschaut. So zeigte sich unter Berücksichtigung der genannten Merkmale, dass FSF* (*OR* = 0,62) und MSM* (*OR* = 0,70) im Vergleich zu bi-/pansexuellen Personen eine geringere Wahrscheinlichkeit hatten, unter starken Beschwerden zu leiden. Dass die befragten LGBT-Personen sehr viel häufiger unter starken Beschwerden litten, hängt somit zum einen mit ihrer sexuellen Identität bzw. Geschlechtsidentität zusammen, wobei zu berücksichtigen ist, dass die sexuelle Identität bzw. Geschlechtsidentität an sich nicht Ursache für die Beschwerden ist. Zum anderen zeigen Studien, dass die Schweizer Bevölkerung insgesamt zum Zeitpunkt der Befragung deutlich häufiger von starken Beschwerden berichteten als noch zu Beginn der Pandemie (vgl. COVID-19 Social Monitor).[487] Darüber hinaus ist aufgrund der Bewerbungsstrategie der Studie (vgl. Kap. 3.2) nicht auszuschließen, dass vermehrt Personen gewonnen werden konnten, die gesundheitlich belasteter sind. Und letztlich muss berücksichtigt werden, dass trans/non-binäre Personen in der Stichprobe der ‹LGBT Health› überrepräsentiert sind und damit eine Gruppe, die besonders stark belastet ist.

4.4.1.3 Ausgewählte Krankheiten: Bluthochdruck, Cholesterin, Diabetes und Krebs

Im Rahmen der SGB (2012, 2017) wird erhoben, ob die Befragten in den letzten 12 Monaten vor der Befragung unter zu hohem Blutdruck litten, zu hohe Cholesterolwerte hatten, von Diabetes[488] oder von Krebs betroffen waren. Für die ersten drei Krankheitsbilder wurde hierfür auf Grundlage der Frage nach der 1-Jahresprävalenz sowie der Einnahme entsprechender Medikamente in den letzten sieben Tagen vor der Befragung ein Index gebildet.

---

486 $p = .005$

487 https://covid19.ctu.unibe.ch/

488 Weder im Rahmen der SGB noch in der ‹LGBT Health› wurde explizit erfasst, ob die Befragten unter einem Diabetes Typ I oder Typ II litten.

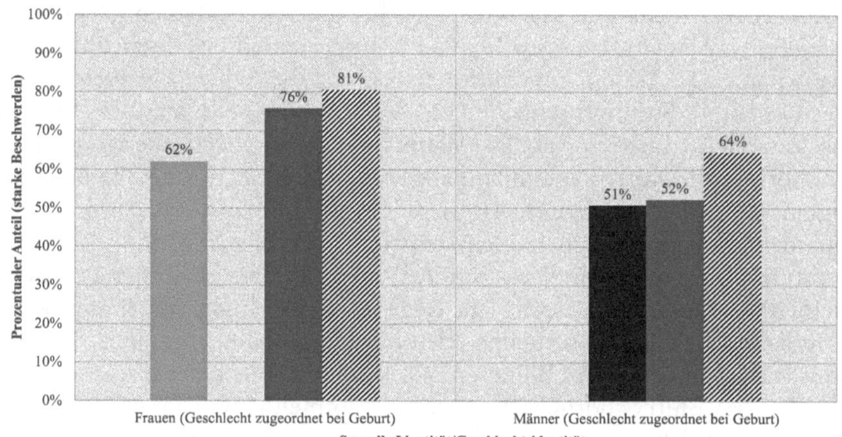

Abbildung 42: Körperliche Beschwerden (starke), differenziert nach Vergleichsgruppe und Geschlecht (zugeordnet bei Geburt); unadjustierte Schätzungen (Daten: ‹LGBT Health›)

13 Prozent der im Rahmen der SGB (2012, 2017) befragten Personen hatten im Jahr vor der Befragung einen zu **hohen Bluthochdruck.**[489] Dabei waren lesbische Frauen (5,0 %) und bisexuelle Personen (7,9 %) deutlich seltener betroffen als schwule Männer und heterosexuelle Personen (12,7 % bzw. 13,2 %).[490] Unter Berücksichtigung von Alter, Geschlecht (laut Register), Bildungsstatus und des persönlichen Nettoeinkommens sowie des Erhebungsjahres zeigte sich dieser Zusammenhang zwischen Sexualverhalten bzw. sexueller Identität und Bluthochdruck jedoch nicht mehr.[491] Ein starker Zusammenhang zeigte sich hingegen zwischen zu hohem Blutdruck und dem Alter. So hatten Personen ab 50 Jahren im Vergleich zu jüngeren Personen (16-49 Jahre) eine 9-mal so hohe Wahrscheinlichkeit, einen zu hohen Blutdruck zu haben (OR = 8,99).[492] Darüber hinaus zeigte sich ein statistisch signifikanter Geschlechtereffekt, wobei Frauen im Vergleich zu Männern (Geschlecht laut Register) eine etwas geringere Wahrscheinlichkeit hatten, an Bluthochdruck zu leiden

489 Insgesamt haben 29 112 Personen (gewichtet) diese Fragen beantwortet.

490 $\chi^2(3) = 19{,}991; p < .001$

491 $p = .160$; aufgrund der geringen Zellhäufigkeiten mussten die befragten LGB-Personen zu einer Gruppe zusammengenommen werden.

492 $p = .000$

(*OR* = 0,56).[493] Laut den Ergebnissen vorheriger Studien haben schwule im Vergleich zu heterosexuellen Männer häufiger einen erhöhten Blutdruck (vgl. Kap. 2.2). Unsere Ergebnisse zeigen für die Schweiz jedoch genau das Gegenteil. So litten schwule (12,7 %) und bisexuelle Männer (13,2 %) im Vergleich zu heterosexuellen Männern (15,7 %) etwas seltener an Bluthochdruck.[494] Dieser Zusammenhang war jedoch auch unter Berücksichtigung des Erhebungsjahres, Alters, Bildungsstatus und des persönlichen Nettoeinkommens der Befragten statistisch nicht signifikant.[495] In Übereinstimmung mit vorherigen Studien litten die im Rahmen der SGB befragten Frauen (Geschlecht laut Register) unabhängig von ihrem Sexualverhalten bzw. ihrer sexuellen Identität gleich häufig unter zu hohem Blutdruck. Zwar hatten LB-Frauen (4,8 %) seltener als heterosexuelle Frauen (10,6 %) Bluthochdruck.[496] Dieser Zusammenhang zeigte sich jedoch unter Berücksichtigung der genannten Merkmale nicht mehr.[497] Hingegen zeigte sich auch hier ein starker Alterseffekt, wobei ältere (ab 50 Jahren) im Vergleich zu jüngeren Frauen (16-49 Jahre) eine gut 9-mal so hohe Wahrscheinlichkeit hatten, unter Bluthochdruck zu leiden (*OR* = 9,29).[498]

18 Prozent der im Rahmen der ‹LGBT Health› befragten Personen hatten im letzten Jahr vor der Befragung Bluthochdruck.[499] Dabei hatten im Vergleich zu den anderen Gruppen (11,8-16,5 %) deutlich mehr schwule cis Männer angegeben (24,8 %) unter Bluthochdruck zu leiden.[500] Unter Berücksichtigung des Alters, Geschlechts (zugeordnet bei Geburt), Bildungsstatus und des persönlichen Nettoeinkommens der Befragten war dieser Zusammenhang jedoch statistisch nicht signifikant. Entscheidender scheint wieder das Alter der Befragten zu sein. So hatten Personen ab 50 Jahren im Vergleich zu den befragten 15-29-Jährigen eine 6-mal so hohe Wahrscheinlichkeit, unter Bluthochdruck zu leiden (*OR* = 6,23).[501]

Von einem **zu hohen Cholesterinspiegel** in den letzten 12 Monaten vor der Befragung waren rund zehn Prozent der Befragten der SGB (2012,

493 $p < .001$
494 $p = .274$
495 $p = .359$
496 $\chi^2(1) = 16{,}748; p < .001$
497 $p = .122$; aufgrund der geringen Zellhäufigkeiten mussten für die Analysen lesbische und bisexuelle Frauen zu einer Gruppe zusammengenommen werden.
498 $p < .001$
499 Insgesamt haben 1 233 Personen diese Frage beantwortet.
500 $\chi^2(3) = 22{,}112; p < .001$
501 $p < .001$

2017) betroffen.[502] Heterosexuelle (9,8 %) und bisexuelle Personen (6,9 %) sowie schwule Männer (10,1 %) hatten dabei etwas seltener zu hohe Cholesterinwerte als lesbische Frauen (17,9 %).[503] Dieser Zusammenhang zwischen dem Sexualverhalten bzw. der sexuellen Identität (LGB vs. heterosexuell) und zu hohen Cholesterinwerten war jedoch unter Berücksichtigung des Erhebungsjahres, Alters, Geschlechts (laut Register), Bildungsstatus und des persönlichen Nettoeinkommens der Befragten statistisch nicht signifikant. Stattdessen zeigte sich auch hier ein starker Alters- und ein schwacher Geschlechtereffekt, wobei Personen ab 50 Jahren im Vergleich zu jüngeren Personen (16-49 Jahre) eine 7-mal so hohe Wahrscheinlichkeit hatten, zu hohe Cholesterinwerte zu haben (OR = 7,42).[504] Frauen hatten im Vergleich zu Männern (Geschlecht laut Register) hingegen eine geringere Wahrscheinlichkeit, zu hohe Cholesterinwerte zu haben (OR = 0,59).[505]

Während andere Studien zeigen, dass schwule im Vergleich zu heterosexuellen Männern häufiger einen zu hohen Cholesterinspiegel haben (vgl. Kap. 2.2), konnte dies im Rahmen der vorliegenden Studie nicht bestätigt werden. Im Gegenteil: Im Vergleich zu heterosexuellen Männern (11,9 %) hatten etwas weniger schwule und bisexuelle Männer (10,1 % bzw. 9,9%) angegeben, zu hohe Cholesterinwerte zu haben. Dieser Zusammenhang war allerdings unter Berücksichtigung des Erhebungsjahres, Alters, Bildungsstatus und des persönlichen Nettoeinkommens der Befragten statistisch nicht signifikant.[506] Das Gleiche galt für die befragten Frauen (Geschlecht laut Register). So wiesen lesbische und bisexuelle Frauen (7,5 %) im Vergleich zu heterosexuellen Frauen (7,5 %) gleich häufig einen zu hohen Cholesterinspiegel auf. Unter Berücksichtigung des Alters der Befragten zeigte sich jedoch, dass LB-Frauen im Vergleich zu heterosexuellen Frauen eine etwas höhere Wahrscheinlichkeit hatten, einen hohen Cholesterinspiegel zu haben (OR = 1,85).[507]

14 Prozent der im Rahmen der ‹LGBT Health› befragten Personen hatte zu hohe Cholesterinwerte.[508] Wie beim Bluthochdruck waren auch hier vor allem die schwulen cis Männer betroffen (21,9 %) während bisexuelle

502 Insgesamt haben 26 466 Personen diese Fragen beantwortet.
503 $\chi^2(3) = 11,040; p = .012$
504 $p = .000$
505 $p < .001$
506 $p = .486$
507 $p = .002$
508 Insgesamt haben 1 187 Personen diese Frage beantwortet.

cis Personen (2,0 %) kaum betroffen waren.[509] Unter Berücksichtigung des Alters, Geschlechts (zugeordnet bei Geburt), Bildungsstatus und Nettoeinkommens der Befragten zeigte sich jedoch kein signifikanter Unterschied zwischen den Gruppen. Insgesamt haben aber trans/non-binäre Personen gegenüber cis Personen eine tendenziell signifikant höhere Wahrscheinlichkeit, zu hohe Cholesterinwerte (OR = 1,50)[510] zu haben. Wieder hatte jedoch das Alter der Befragten einen stärkeren Einfluss, wobei Personen ab 50 Jahren im Vergleich zu jüngeren Personen (15-49 Jahre) eine deutlich höhere Wahrscheinlichkeit hatten, einen zu hohen Cholesterinspiegel zu haben (OR = 3,96).[511]

Drei Prozent der im Rahmen der SGB (2012, 2017) befragten Personen waren im Jahr vor der Befragung von **Diabetes** betroffen.[512] Dabei zeigten sich keine signifikanten Unterschiede zwischen den Vergleichsgruppen.[513] Dies galt auch unter Berücksichtigung des Erhebungsjahres, Alters, Geschlechts (laut Register), Bildungsstatus und des persönlichen Nettoeinkommens der Befragten. Die Analysen zeigen vielmehr, dass Personen ab 50 Jahren im Vergleich zu jüngeren Personen (16-49 Jahre) eine deutlich höhere Wahrscheinlichkeit hatten, Diabetes zu haben (OR = 7,28).[514] Dies stimmt mit Befunden überein, wonach mit zunehmendem Alter das Risiko für einen Diabetes Typ II steigt (Landgraf et al., 2020). Darüber hinaus hatten Frauen im Vergleich zu Männern (Geschlecht laut Register) eine etwas geringere Wahrscheinlichkeit, Diabetes zu haben (OR = 0,47).[515] Wie bereits bei zu hohem Blutdruck und einem zu hohen Cholesterinspiegel konnten die Befunde der vorliegenden Studie die Ergebnisse anderer Studien nicht bestätigen, wonach schwule Männer deutlich häufiger von Diabetes betroffen sind als heterosexuelle Männer (vgl. Kap. 2.2). Stattdessen waren schwule und bisexuelle Männer (4,3 %) ebenso häufig an Diabetes erkrankt wie heterosexuelle Männer (4,2 %). Dies galt auch unter Berücksichtigung der genannten Merkmale. Vielmehr zeigte sich auch hier ein starker Alterseffekt, wobei wieder Männer ab 50 Jahren im Vergleich zu jüngeren Männern (16-49 Jahre) eine deutlich höhere Wahr-

509 $\chi^2(3) = 50{,}956; p < .001$
510 $p = .053$
511 $p < .001$
512 Insgesamt haben 27 549 Personen (gewichtet) diese Frage beantwortet.
513 $p = .548$; eine Zelle hatte erwartete Häufigkeiten von weniger als 5, hierdurch kann das Ergebnis fehlerhaft sein.
514 $p < .001$
515 $p < .001$

scheinlichkeit hatten, an Diabetes zu leiden (*OR* = 8,75).[516] Bei den Frauen (Geschlecht laut Register) zeigte sich ebenfalls kein Zusammenhang zwischen Sexualverhalten bzw. sexueller Identität und Diabetes, selbst wenn wieder um Einflüsse des Erhebungsjahres, Alters, Bildungsstatus und des Nettoeinkommens der Befragten kontrolliert wurde.[517] Dies stimmt mit Befunden vorheriger Studien überein (vgl. Kap. 2.2). Auch bei den Frauen zeigt sich, dass Frauen ab 50 Jahren im Vergleich zu den jüngeren Frauen eine 5-mal so hohe Wahrscheinlichkeit für Diabetes haben (*OR* = 5,12).[518]

4 Prozent der im Rahmen der ‹LGBT Health› befragten Personen hatte in den letzten 12 Monaten vor der Befragung Diabetes.[519] Hierbei zeigten sich keine signifikanten Unterschiede zwischen den Vergleichsgruppen.[520] Dies galt auch unter Berücksichtigung des Alters, Geschlechts (bei Geburt), Bildungsstatus und des Nettoeinkommens der Befragten,[521] wobei aufgrund der geringen Fallzahlen die befragten LGB cis Personen zu einer Gruppe zusammengenommen werden mussten. Wieder zeigte sich jedoch erwartungsgemäß ein starker Alterseffekt, wobei ältere Befragte (ab 50 Jahren) im Vergleich zu jüngeren Personen (15-49 Jahre) eine 6-mal so hohe Wahrscheinlichkeit hatten, Diabetes zu haben (*OR* = 6,10).[522]

Etwa drei Prozent der im Rahmen der SGB (2012, 2017) befragten Personen waren in den letzten 12 Monaten an **Krebs** erkrankt.[523] Dabei zeigten sich keine signifikanten Unterschiede zwischen den Vergleichsgruppen. So hatten LGB-Personen (1,8 %) in etwa gleich häufig wie heterosexuelle Personen (1,6 %) eine Krebserkrankung in den letzten 12 Monaten gehabt.[524] Aufgrund der geringen Anzahl Erkrankter wurde auf detailliertere statistische Analysen verzichtet. Bezüglich der Prävalenz von Krebserkrankungen unter Frauen (Geschlecht laut Register) bestätigen die Befunde die Ergebnisse vorheriger Studien, wonach lesbische und bisexuelle Frauen (4,3 %)[525] nicht signifikant häufiger als heterosexuelle (2,9 %)

516 $p < .001$
517 $p = .908$
518 $p < .001$
519 Insgesamt haben 1 282 Personen diese Frage beantwortet.
520 $p = .855$
521 $p = .834$
522 $p < .001$
523 Insgesamt haben 16 851 Personen (gewichtet) diese Frage beantwortet.
524 $p = .602$
525 Aufgrund der geringen Anzahl Personen wurden lesbische und bisexuelle Frauen zusammengenommen.

Frauen an Krebs erkranken (vgl. Kap. 2.2)[526]. Aufgrund der geringen Fallzahlen sind diese Ergebnisse mit Vorsicht zu interpretieren.

18 der befragten LGBT-Personen waren in den letzten 12 Monaten vor der ‹LGBT Health›-Befragung von Krebs betroffen (0,9 %).[527] Von diesen 18 Personen waren 10 schwule cis Männer (1,6 % der befragten schwulen Männer), allerdings ließen die geringen Häufigkeiten keine weiteren statistischen Analysen zu. Die Verteilung der Fälle nach Alter zeigt aber, dass 10 von den 18 Betroffenen über 50 Jahre alt waren und eine Person unter 30 Jahre alt war.

4.4.1.4 Einschränkungen im Alltag durch Gesundheitsprobleme

Gut drei Viertel aller Befragten der SGB (2012, 2017) haben angegeben, *nicht* seit mindestens sechs Monaten durch ein gesundheitliches Problem in ihrem Alltag eingeschränkt gewesen zu sein (79,2 %).[528] 18 Prozent wurden hingegen seit mindestens sechs Monaten durch ein Gesundheitsproblem bei Alltagsaktivitäten eingeschränkt, jedoch nicht stark, und die restlichen 3 Prozent waren stark durch ein gesundheitliches Problem im Alltag eingeschränkt gewesen. Dabei zeigten sich keine signifikanten Unterschiede zwischen den Vergleichsgruppen (vgl. Abb. 43).[529] Unter Berücksichtigung des Erhebungsjahres, Alters, Geschlechts (laut Register), Bildungsstatus und des persönlichen Nettoeinkommens der Befragten zeigte sich hingegen ein statistisch signifikanter Zusammenhang, wobei aufgrund der geringen Häufigkeiten für die Analysen alle LGB-Personen zusammen mit der übrigen Bevölkerung verglichen wurden. Danach hatten LGB-Personen im Vergleich zur übrigen Bevölkerung eine etwas höhere Wahrscheinlichkeit, durch Gesundheitsprobleme im Alltag stark eingeschränkt zu sein ($OR = 1{,}59$).[530] Während dieser Effekt sehr gering war, zeigte sich ein höherer Alterseffekt. So hatten Personen ab 50 Jahren im Vergleich zu jüngeren Personen (16-49 Jahre) eine fast 3-mal so hohe Wahrscheinlichkeit, in den sechs Monaten vor der Befragung im Alltag durch ein gesundheitliches Problem stark eingeschränkt gewesen

526 $p = .227$

527 2 021 Personen haben diese Frage beantwortet.

528 Insgesamt haben 29 862 Personen (gewichtet) diese Frage beantwortet.

529 $p = .325$; allerdings hatte eine Zelle erwartete Häufigkeiten kleiner 5, dies kann zu fehlerhaften Befunden führen. Ein Vergleich zwischen LGB-Personen und der übrigen Bevölkerung bestätigte jedoch den Befund ($p = .083$).

530 $p = .010$

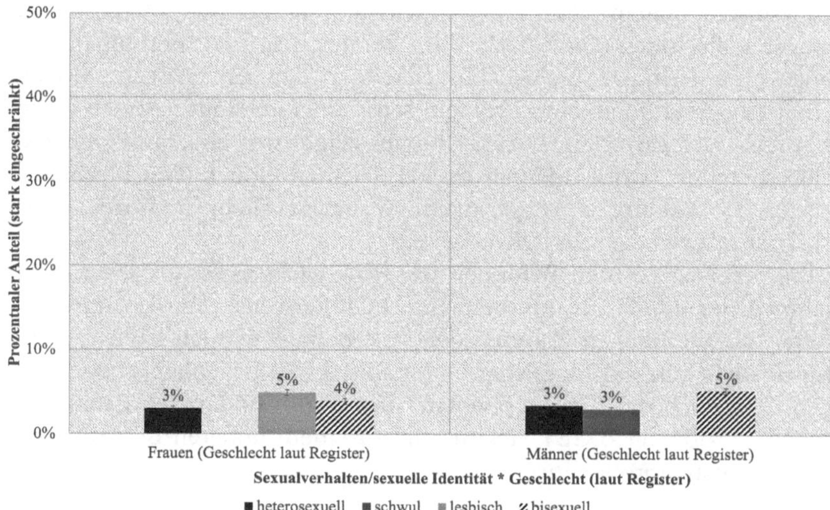

Abbildung 43: Einschränkungen im Alltag durch Gesundheitsprobleme (stark eingeschränkt), differenziert nach Vergleichsgruppen und Geschlecht (laut Register); unadjustierte Schätzungen (95 % KI) (Daten: SGB 2012, 2017)

zu sein (*OR* = 2,70).[531] Frauen hatten hingegen im Vergleich zu Männern (Geschlecht laut Register) eine geringere Wahrscheinlichkeit, stark eingeschränkt gewesen zu sein (*OR* = 0,64).[532]

Mehr als die Hälfte (57,6 %) aller im Rahmen der ‹LGBT Health› befragten Personen waren überhaupt nicht durch ein gesundheitliches Problem seit mindestens sechs Monaten eingeschränkt.[533] 42 Prozent waren jedoch eingeschränkt, 34 Prozent davon nicht stark, 8 Prozent hingegen stark. Dabei zeigten sich deutliche Unterschiede zwischen den Vergleichsgruppen, wobei bisexuelle cis (45,5 %) und trans/non-binäre Personen (54,4 %) häufiger eingeschränkt (stark, nicht stark) waren als lesbische cis Frauen (39,2 %) und schwule cis Männer (33,6 %) (vgl. Abb. 44).[534] Auch unter Berücksichtigung des Alters und Geschlechts (zugeordnet bei Geburt) hat-

531 $p < .001$

532 $p < .001$

533 Insgesamt haben 1 997 Personen diese Frage beantwortet.

534 $\chi^2(3) = 53{,}582; p < .001$

ten lesbische Frauen (*OR* = 0,44),[535] schwule Männer (*OR* = 0,64)[536] sowie bisexuelle Personen (*OR* = 0,62)[537] im Vergleich zu trans/non-binären Personen eine geringere Wahrscheinlichkeit, in den letzten sechs Monaten durch ein gesundheitliches Problem stark eingeschränkt gewesen zu sein als leicht oder gar nicht. Darüber hinaus zeigte sich ein signifikanter Geschlechtereffekt, wobei Männer im Vergleich zu Frauen (Geschlecht zugeordnet bei Geburt) eine geringere Wahrscheinlichkeit hatten, eingeschränkt gewesen zu sein (*OR* = 0,60).[538]

Im Vergleich zu den Befunden der SGB wirkt es so, als seien die im Rahmen der ‹LGBT Health› befragten LGB-Personen deutlich stärker betroffen als die, die im Rahmen der SGB befragt worden sind. Dabei ist jedoch nicht nur ein möglicher Corona-Effekt zu bedenken, sondern insbesondere auch die Überrepräsentanz von trans/non-binären Personen in der Stichprobe der ‹LGBT Health›, die zu einem höheren Belastungsgrad der Gesamtstichprobe führt.

4.4.1.5 Chronische Erkrankungen und langandauernde Gesundheitsprobleme

29 Prozent der im Rahmen der SGB (2012, 2017) befragten Personen haben angegeben, eine chronische Erkrankung oder ein langandauerndes Gesundheitsproblem zu haben.[539] Dabei zeigten sich Unterschiede zwischen den Vergleichsgruppen (vgl. Abb. 45).[540] Unter Berücksichtigung des Erhebungsjahres, Alters, Geschlechts (laut Register), Bildungsstatus und des persönlichen Nettoeinkommens der Befragten zeigte sich, dass bisexuelle Personen im Vergleich zu heterosexuellen Personen eine etwas höhere Wahrscheinlichkeit hatten, eine chronische Erkrankung oder ein langandauerndes Gesundheitsproblem zu haben (*OR* = 1,49).[541] Tendenziell galt dies auch für lesbische Frauen (*OR* = 1,31).[542] Mit Blick auf schwule

535 $p < .001$
536 $p = .007$
537 $p = .002$
538 $p = .002$
539 Ein Gesundheitsproblem, das mindestens seit sechs Monaten besteht oder voraussichtlich noch mindestens sechs Monate andauert; insgesamt haben 29 861 Personen (gewichtet) diese Frage beantwortet.
540 $\chi^2(3) = 13{,}264; p = .004$
541 $p < .001$
542 $p = .070$

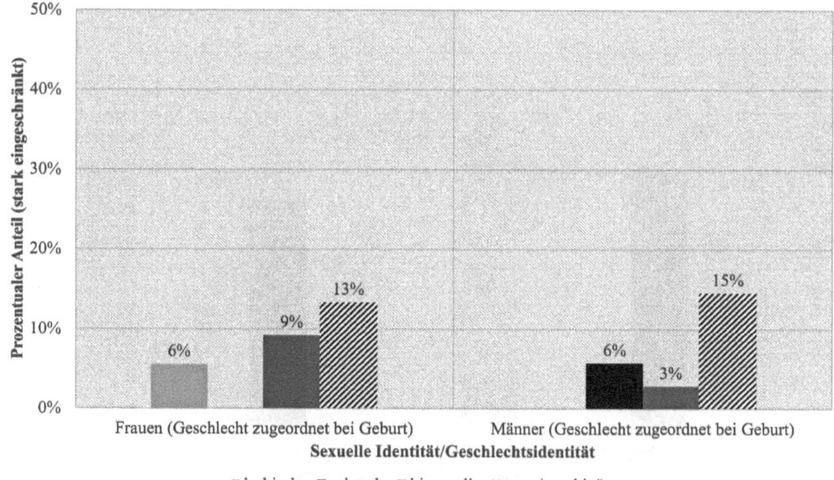

Abbildung 44: Einschränkungen im Alltag durch Gesundheitsprobleme (stark eingeschränkt), differenziert nach Vergleichsgruppen und Geschlecht (zugeordnet bei Geburt); unadjustierte Schätzungen (Daten: ‹LGBT Health›)

Männer bestätigen die Befunde jedoch die Ergebnisse vorheriger Studien, wonach schwule Männer nicht häufiger unter chronischen Erkrankungen leiden als heterosexuelle Männer (vgl. Kap. 2.2). Obwohl etwas mehr schwule Männer (30,6 %) angegeben haben, unter chronischen Krankheiten zu leiden, als heterosexuelle Männer (27,3 %), war der Effekt – unter Berücksichtigung des Erhebungsjahres, Alters, Bildungsstatus und des persönlichen Nettoeinkommens der Befragten – nur tendenziell signifikant (*OR* = 1,32).[543] Allerdings hatten bisexuelle im Vergleich zu heterosexuellen Männern unter Berücksichtigung der genannten Merkmale eine etwas höhere Wahrscheinlichkeit, chronisch erkrankt zu sein (*OR* = 1,56).[544]

543 $p = .064$
544 $p = .003$

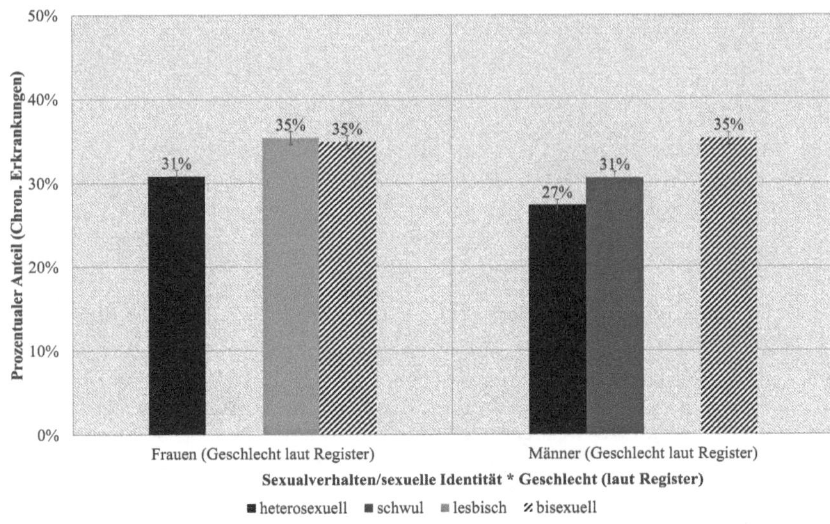

Abbildung 45: Chronische Erkrankung und langandauernde Gesundheitsprobleme, differenziert nach Vergleichsgruppen und Geschlecht (laut Register); unadjustierte Schätzungen (95 % KI) (Daten: SGB 2012, 2017)

47 Prozent der im Rahmen der ‹LGBT Health› befragten Personen hatten seit mindestens sechs Monaten eine chronische Krankheit oder ein langandauerndes Gesundheitsproblem.[545] Dabei waren besonders trans/non-binäre Personen (56,9 %) betroffen (vgl. Abb. 46).[546] Dieser Zusammenhang zeigte sich auch unter Berücksichtigung des Alters, Geschlechts (zugeordnet bei Geburt), Bildungsstatus und des persönlichen Nettoeinkommens der Befragten.[547] Insgesamt hatten trans/non-binäre Personen gegenüber cis Personen – unter Berücksichtigung der genannten Merkmale – eine höhere Wahrscheinlichkeit (OR = 1,73),[548] an einer chronischen Krankheit oder einem langandauernden Gesundheitsproblem zu leiden. Erwartungsgemäß zeigte sich außerdem ein starker Alterseffekt, wonach insbesonde-

545 Ein Gesundheitsproblem, das mindestens seit sechs Monaten besteht oder voraussichtlich noch mindestens sechs Monate andauert; die Frage haben 1 974 Personen beantwortet.

546 $\chi^2(3) = 27{,}582; p < .001$

547 Lesbische Frauen: $OR = 0{,}46$; $p < .001$; schwule Männer: $OR = 0{,}70$; $p = .032$; bisexuelle Personen: $OR = 0{,}63$; $p = .003$

548 $p < .001$

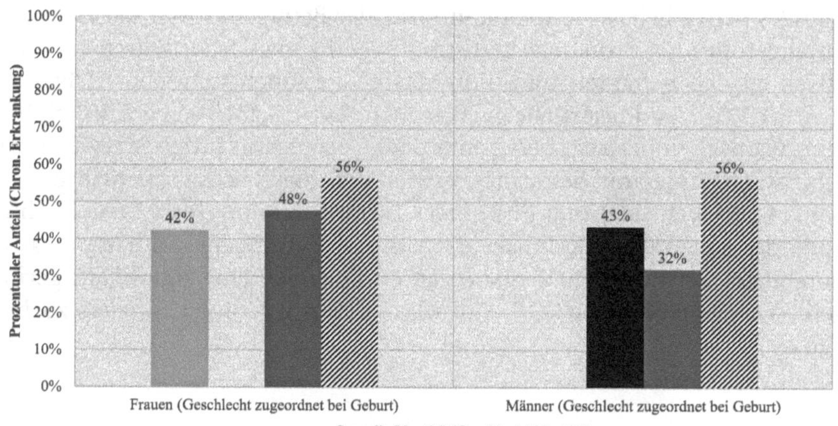

Abbildung 46: Chronische Erkrankung und langandauernde Gesundheitsprobleme, differenziert nach Vergleichsgruppen und Geschlecht (zugeordnet bei Geburt); unadjustierte Schätzungen (Daten: ‹LGBT Health›)

re Personen ab 50 Jahren im Vergleich zu 15-29-Jährigen eine deutlich höhere Wahrscheinlichkeit hatten (*OR* = 3,76),[549] an einer chronischen Krankheit oder einem langandauerndem Gesundheitsproblem zu leiden.

4.4.1.6 Corona-Infektion

88 Prozent der im Rahmen der ‹LGBT Health› befragten Personen war bis zum Zeitpunkt der Umfrage noch nie mit dem Coronavirus infiziert gewesen.[550] Dies entspricht in etwa dem Anteil in der Gesamtbevölkerung, wenn man die Zahlen zum Zeitpunkt der Berichtslegung zugrunde legt.[551] Dabei zeigten sich deutliche Unterschiede zwischen den Vergleichsgruppen. So hatten sich die befragten trans/non-binären Personen (7,4 %) deutlich seltener mit dem Coronavirus infiziert als die anderen Vergleichsgruppen (11,5-15,2 %). Dieser Zusammenhang war auch unter Berücksichtigung des Alters, Geschlechts (zugeordnet bei Geburt), Bildungsstatus

549 $p < .001$
550 1 573 Personen haben diese Frage beantwortet.
551 Vgl. https://www.covid19.admin.ch/de/overview?time=total (Stand: 12.12.2021)

und des persönlichen Nettoeinkommens der Befragten sowie der Zahl der durchgeführten Coronatests statistisch signifikant. Dabei hatten im Vergleich zu den befragten trans/non-binären Personen lesbische cis Frauen (*OR* = 2,17)[552] und bisexuelle cis Personen (*OR* = 2,23)[553] eine deutlich höhere Wahrscheinlichkeit, bereits mit dem Coronavirus infiziert gewesen zu sein. Auch insgesamt betrachtet, erwies sich dieser Zusammenhang zwischen Geschlechtsidentität und einer Corona-Infektion unter Berücksichtigung der genannten Merkmale als statistisch signifikant. So hatten trans/non-binäre Personen im Vergleich zu cis Personen eine signifikant geringere Wahrscheinlichkeit (*OR* = 0,54),[554] sich mit Corona infiziert zu haben.

4.4.1.7 Body-Maß-Index (BMI)

57 Prozent der im Rahmen der SGB (2012, 2017) befragten Personen, hatte einen BMI im Bereich des Normalgewichts.[555] Während nur sehr wenige Personen untergewichtig waren (3,2 %), waren 30 Prozent übergewichtig und jede zehnte Person war adipös (10,0 %). Dabei zeigten sich deutliche Unterschiede zwischen den Vergleichsgruppen. So waren im Vergleich zu heterosexuellen Personen (40,5 %) insbesondere lesbische Frauen (29,5 %), aber auch bisexuelle Personen (32,2 %) und schwule Männer (34,3 %), deutlich seltener übergewichtig oder adipös (vgl. Abb. 47).[556] Unter Berücksichtigung des Erhebungsjahres, Alters, Geschlechts (laut Register), Bildungsstatus und des persönlichen Nettoeinkommens der Befragten hatten allerdings allein schwule Männer im Vergleich zu heterosexuellen Personen eine deutlich geringere Wahrscheinlichkeit, übergewichtig oder adipös zu sein (*OR* = 0,56).[557] Einen etwas stärkeren Einfluss auf den BMI hatten das Geschlecht (laut Register) sowie das Alter der Befragten, wobei Frauen im Vergleich zu Männern (Geschlecht laut Register) eine geringere Wahrscheinlichkeit hatten, übergewichtig oder adipös zu sein

---

552 $p = .014$
553 $p = .006$
554 $p = .011$
555 Insgesamt konnten Angaben zu 29 762 Personen (gewichtet) berücksichtigt werden.
556 $\chi^2(3) = 25{,}926; p < .001$
557 $p < .001$

(*OR* = 0,41).[558] Das Gleiche traf auf jüngere Personen (16-49 Jahre) im Vergleich zu älteren Personen zu (ab 50 Jahre) (*OR* = 0,46).[559]

Studien zeigen, dass schwule Männer im Vergleich zu heterosexuellen Männern einen geringeren BMI haben. Hingegen haben lesbische im Vergleich zu heterosexuellen Frauen häufiger Adipositas (vgl. Kap. 2.2). Den ersten Befund konnte die vorliegende Studie bestätigen, insofern schwule Männer (34,3 %) deutlich seltener übergewichtig oder adipös waren als heterosexuelle Männer (50,8 %) oder auch bisexuelle Männer (46,0 %).[560] Unter Berücksichtigung des Erhebungsjahres, Alters, Bildungsstatus und des persönlichen Nettoeinkommens der Befragten hatten schwule im Vergleich zu heterosexuellen Männern eine geringere Wahrscheinlichkeit (*OR* = 0,55),[561] übergewichtig oder adipös zu sein. Hinsichtlich der befragten Frauen (Geschlecht laut Register) widersprechen die Befunde jedoch den Ergebnissen anderer Studien (vgl. Kap. 2.2). So waren bisexuelle Frauen (24,1 %) in der Schweiz deutlich seltener übergewichtig oder adipös als heterosexuelle Frauen (29,6 %), und lesbische Frauen waren *nicht* häufiger übergewichtig oder adipös als heterosexuelle (29,5 %).[562] Der Unterschied war tendenziell statistisch signifikant. Unter Berücksichtigung des Erhebungsjahres, Alters, Bildungsstatus und des persönlichen Nettoeinkommens der Befragten zeigte sich der Zusammenhang zwischen dem Sexualverhalten bzw. der sexuellen Identität und dem BMI jedoch nicht mehr.

Auch die Mehrheit der im Rahmen der ‹LGBT Health› befragten Personen hatte Normalgewicht (63,8 %).[563] Gut jede fünfte Person (20,8 %) war jedoch übergewichtig und gut jede zehnte Person hatte Adipositas (11,2 %). 4 Prozent der Befragten waren untergewichtig. Bisexuelle Personen (27,1 %) waren dabei tendenziell seltener übergewichtig oder adipös als die anderen Vergleichsgruppen (30,1-35,3 %).[564] Unter Berücksichtigung des Alters, Geschlechts (zugeordnet bei Geburt), Bildungsstatus und des persönlichen Nettoeinkommens der Befragten war dieser Zusammenhang jedoch statistisch nicht mehr signifikant. Hinsichtlich des Zusammenhangs zwischen der sexuellen Orientierung der Befragten (vgl.

---

558 $p < .001$
559 $p < .001$
560 $\chi^2(2) = 26{,}694; p < .001$
561 $p < .001$
562 $\chi^2(2) = 5{,}610; p = .061$
563 Insgesamt konnten 1 850 Personen für die Berechnung des BMI berücksichtigt werden.
564 $\chi^2(3) = 7{,}736; p = .052$

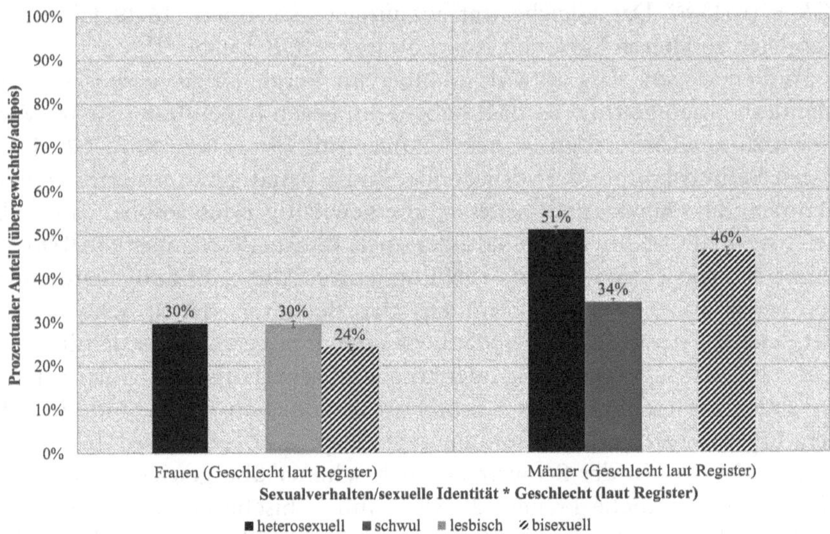

Abbildung 47: Body-Maß-Index (Übergewicht/Adipositas), differenziert nach Vergleichsgruppen und Geschlecht (laut Register); unadjustierte Schätzungen (95 % KI) (Daten: SGB 2012, 2017)

Anhang 1) und dem BMI zeigte sich, dass FSF* im Vergleich zu bi-/pansexuellen Personen eine geringere Wahrscheinlichkeit (*OR* = 0,68)[565] hatten, übergewichtig oder adipös zu sein.

4.4.1.8 Zwischenfazit: Körperliche Gesundheit

Wenn auch nicht in allen Bereichen gleich stark, weisen die Befunde in Übereinstimmung mit dem internationalen Forschungsstand (vgl. Kap. 2.2) auf Ungleichheiten zwischen LGB-Personen und der übrigen Bevölkerung sowie innerhalb der LGB-Vergleichsgruppe hin. In Übereinstimmung mit dem Befund, dass LGB-Personen deutlich häufiger körperlich aktiv sind als heterosexuelle Personen (vgl. Kap. 4.3.1.1), bildet der BMI hier jedoch eine Ausnahme. So konnten für Männer (Geschlecht laut Register) Erkenntnisse anderer Studien bestätigt werden, wonach schwule Männer seltener übergewichtig oder adipös sind als heterosexuelle Män-

565 $p = .012$

ner (vgl. Kap. 2.2). Im Gegensatz zu Befunden internationaler Studien waren lesbische im Vergleich zu heterosexuellen Frauen in der Schweiz jedoch nicht häufiger übergewichtig oder adipös. Studien mit größeren repräsentativen LGB-Stichproben müssen zeigen, inwieweit es sich hierbei um einen Stichprobeneffekt handelt, oder die Situation in der Schweiz tatsächlich eine andere ist. Da die Befunde zur körperlichen Aktivität in dieselbe Richtung zeigen, kann dies jedoch angenommen werden (vgl. Kap. 4.3.1.1).

Besonders deutlich werden die Ungleichheiten, wenn man sich die Befunde der ‹LGBT Health› anschaut. Dies ist wohl auch dann der Fall, wenn man einen anzunehmenden Coronaeffekt berücksichtigt sowie den Umstand, dass auch über Fachpersonen und Institutionen aus dem Gesundheitssystem Teilnehmer*innen gewonnen wurden. Die Unterschiede zur SGB sind dabei nämlich wohl in erster Linie auf die – auch in anderen Studien nachgewiesene (vgl. Kap. 2) – deutlich stärkere gesundheitliche Belastung von trans/non-binären Personen zu erklären. Eine Gruppe, die in der SGB bisher nicht berücksichtigt wurde und die in der Stichprobe der ‹LGBT Health› deutlich überrepräsentiert ist. So beurteilten trans/non-binäre Personen ihren eigenen Gesundheitszustand deutlich schlechter und wiesen deutlich häufiger starke Beschwerden in den letzten vier Wochen vor der Befragung auf. Darüber hinaus waren trans/non-binäre Personen häufiger von Einschränkungen im Alltag durch Gesundheitsprobleme betroffen und litten häufiger an chronischen oder langandauernden Krankheiten. Hier braucht es dringend weitere Studien, die diese Befunde mit Hilfe einer größeren Zufallsstichprobe von LGBT-Personen überprüfen.

4.4.2 Psychische Gesundheit

Hinsichtlich der psychischen Gesundheit wurden in beiden Befragungen (SGB, ‹LGBT Health›) die folgenden Indikatoren einbezogen:
- Lebensqualität
- Energie und Vitalität
- Psychische Belastung
- Depressionen
- Einnahme von Psychopharmaka
- Suizidgedanken und Suizidversuche

Im Rahmen der ‹LGBT Health› wurde darüber hinaus nach weiteren psychischen Erkrankungen (Essstörungen, AD[H]S), selbstverletzendem Verhalten sowie nach dem Hilfesuchverhalten bei Suizidgedanken gefragt.

4.4.2.1 Lebensqualität

93 Prozent der Personen, die im Rahmen der SGB (2012, 2017) befragt wurden, haben ihre Lebensqualität als (sehr) gut eingestuft; die restlichen 7 Prozent haben sie als weder gut noch schlecht (5,9 %) oder (sehr) schlecht (1,1 %) eingestuft.[566] Dabei zeigten sich keine signifikanten Unterschiede zwischen den Vergleichsgruppen (vgl. Abb. 48).[567] Unter Berücksichtigung des Erhebungszeitpunktes, Alters, Geschlechts (laut Register), Bildungsstatus, Nationalität sowie des subjektiven Gesundheitszustands der Befragten hatten LGB-Personen im Vergleich zur übrigen Bevölkerung jedoch eine etwas geringere Wahrscheinlichkeit, ihre Lebensqualität als (sehr) hoch einzuschätzen ($OR = 0{,}70$).[568] Darüber hinaus hatten Personen, die ihren Gesundheitszustand als (sehr) gut wahrnahmen, im Vergleich zu denen, die dies nicht taten, eine 12-mal so hohe Wahrscheinlichkeit, ihre Lebensqualität als (sehr) hoch einzustufen ($OR = 11{,}65$)[569].

Die ‹LGBT Health› zeichnet ein etwas anderes Bild: Hier schätzten 78 Prozent der Befragten ihre Lebensqualität als (sehr) gut ein, von den restlichen 22 Prozent schätzten 5 Prozent ihre Lebensqualität als (sehr) schlecht ein.[570] Dabei zeigten sich signifikante Unterschiede zwischen den Vergleichsgruppen. So schätzten LGB cis Personen (80,0-86,0 %) ihre Lebensqualität deutlich häufiger als (sehr) gut ein als die befragten trans/non-binären Personen (61,8 %) (vgl. Abb. 49).[571] Unter Berücksichtigung des Alters, Geschlechts (zugewiesen bei Geburt), Bildungsstatus, der Nationalität und des selbstwahrgenommenen Gesundheitszustands der Befragten war im Vergleich zu trans/non-binären Personen die Wahrscheinlichkeit für schwule cis Männer ($OR = 3{,}03$), lesbische cis Frauen ($OR = 2{,}26$) und bisexuelle cis Personen ($OR = 2{,}15$) signifikant höher, ihre Lebensqualität als (sehr) gut zu bezeichnen.[572] Darüber hinaus hatten Frauen im Vergleich

566 Insgesamt lagen Angaben zu 29 896 Personen (gewichtet) vor.
567 $p = .160$
568 $p = .005$
569 $p = .000$
570 Hierzu lagen Angaben von 2 059 Personen vor.
571 $\chi^2(3) = 115{,}227; p < .001$
572 Jeweils $p < .001$

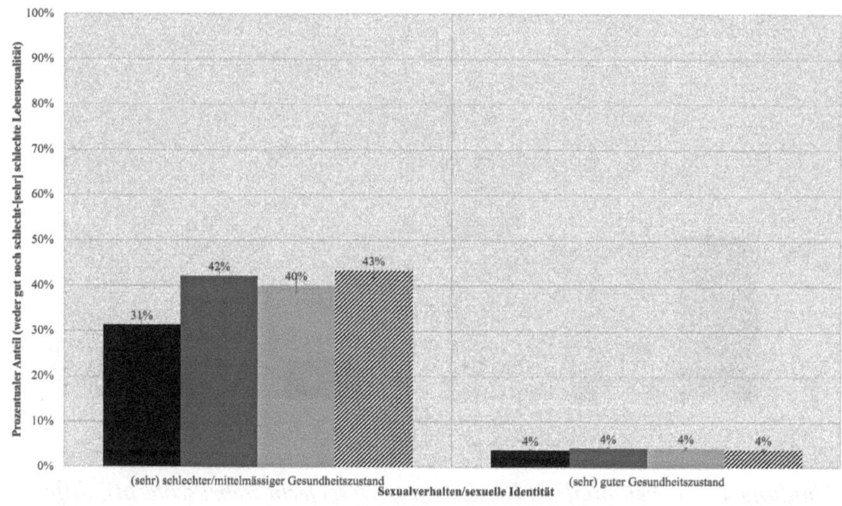

Abbildung 48: Lebensqualität (weder gut noch schlecht-[sehr] schlecht), differenziert nach Vergleichsgruppen und subjektivem Gesundheitszustand; unadjustierte Schätzungen (95 % KI) (Daten: SGB 2012, 2017)

zu Männern (Geschlecht zugewiesen bei Geburt) eine signifikant geringere Wahrscheinlichkeit, ihre Lebensqualität als (sehr) gut einzustufen (*OR* = 0,55)[573]. Wie bei der SGB hatte jedoch auch hier der selbstwahrgenommene Gesundheitszustand den stärksten Effekt auf die Einschätzung der Lebensqualität (*OR* = 6,92) (vgl. Abb. 49).[574] Bei der Interpretation dieser Befunde ist jedoch zu berücksichtigen, dass sich die Corona-Pandemie bzw. die Maßnahmen zu ihrer Bekämpfung negativ auf die Lebensqualität der Allgemeinbevölkerung in der Schweiz ausgewirkt hat. Zum Zeitpunkt der ‹LGBT Health› lag das Niveau von Personen, die ihre Lebensqualität als (sehr) schlecht eingestuft haben, sogar über dem Niveau vom Frühjahr 2020, das heißt dem Zeitpunkt des ersten Lockdowns (vgl. COVID-19 Social Monitor[575]). Dies kann jedoch höchsten den Unterschied zwischen den im Rahmen der SGB und der ‹LGBT Health› befragten LGB-Personen erklären, nicht jedoch die Unterschiede zwischen den beiden Befragungen

573 $p = .002$
574 $p < .001$
575 https://covid19.ctu.unibe.ch/

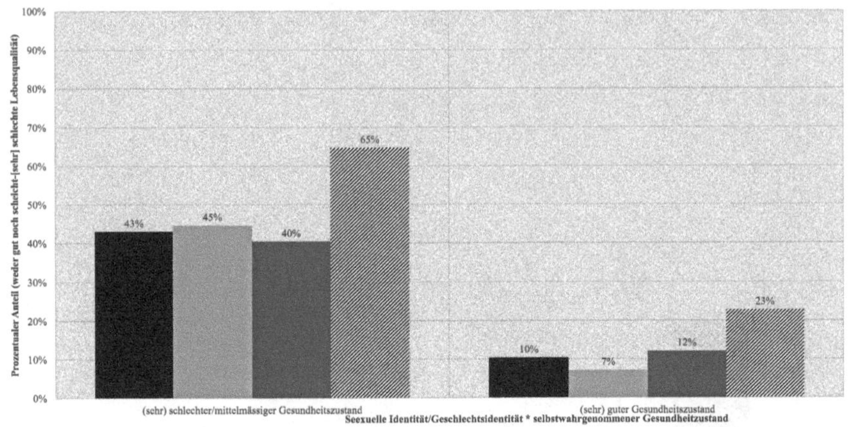

Abbildung 49: Lebensqualität (weder gut noch schlecht-[sehr] schlecht), differenziert nach Vergleichsgruppen und subjektivem Gesundheitszustand; unadjustierte Schätzungen (Daten: ‹LGBT Health›)

insgesamt. Diese sind vermutlich wieder auf die Überrepräsentanz der trans/non-binären Personen in der ‹LGBT Health› und ihrer stärkeren Belastung zu erklären. Zwar waren trans und non-binäre Personen mit Blick auf die Durchführung geschlechtsangleichender Maßnahmen noch einmal auf besondere Weise durch die Corona-Maßnahmen betroffen, dennoch ist nicht davon auszugehen, dass Unterschiede in der Belastung durch die Pandemie allein die gefundenen Unterschiede erklären.

4.4.2.2 Energie und Vitalität

Im Rahmen beider Befragungen wurde das Energie- und Vitalitätsniveau der Befragten in den letzten vier Wochen vor der Befragung mit Hilfe des Energie- und Vitalitätsindex (EVI)[576] eingeschätzt. Knapp die Hälfte der im Rahmen der SGB (2017) Befragten hatte in den letzten vier Wochen vor der Befragung ein hohes Energie- und Vitalitätsniveau (48,9 %).[577] 29 Prozent hatten einen tiefes Energie- und Vitalitätsniveau und die restlichen 22 Prozent ein ‹mittleres›. Dabei zeigten sich signifikante Unterschiede

576 Ist eine Subskala des SF-36 (Ware & Sherbourne, 1992).

577 Insgesamt lagen Angaben zu 16 028 Personen (gewichtet) vor.

zwischen den Vergleichsgruppen. So hatten schwule Männer (42,7 %), lesbische Frauen (38,6 %) und bisexuelle Personen (38,1 %) seltener ein hohes Energie- und Vitalitätsniveau in den letzten vier Wochen als heterosexuelle Personen (49,2 %) (vgl. Abb. 50).[578] Ein signifikanter Zusammenhang zwischen dem Sexualverhalten bzw. der sexuellen Identität[579] und dem Energie- und Vitalitätsniveau zeigte sich ebenfalls unter Berücksichtigung des Erhebungsjahres, Alters, Geschlechts (laut Register), Bildungsstatus, Nationalität und subjektiven Gesundheitszustands der Befragten. Hiernach hatten LGB-Personen im Vergleich zu heterosexuellen Personen eine deutlich geringere Wahrscheinlichkeit, in den letzten vier Wochen vor der Befragung ein mittleres bis hohes (OR = 0,66)[580] Energie- und Vitalitätsniveau zu haben. Dies galt auch für Frauen im Vergleich zu Männern (Geschlecht laut Register) (OR = 0,72)[581] (Abb. 50).

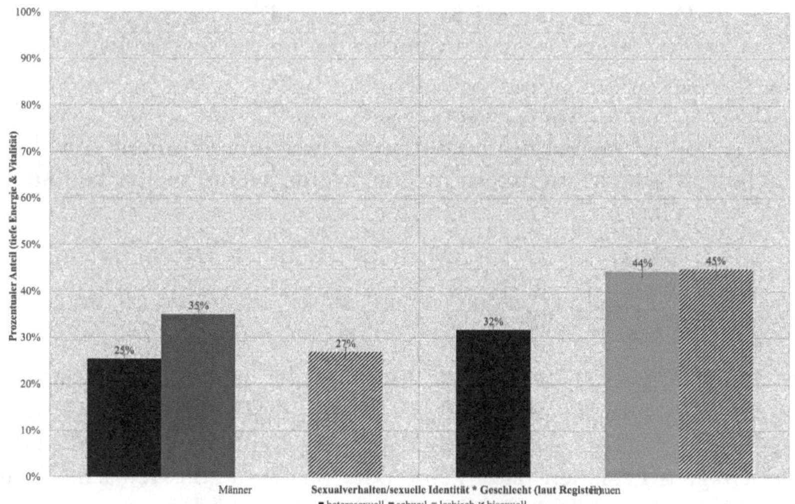

Abbildung 50: Energie und Vitalität (tief), differenziert nach Vergleichsgruppen und Geschlecht (laut Register); unadjustierte Schätzungen (95 % KI) (Daten: SGB 2017)

578 $\chi^2(6) = 25{,}081; p < .001$

579 Wegen der geringen Zellhäufigkeiten wurden wieder alle LGB-Personen zu einer Gruppe zusammengenommen und mit der übrigen Bevölkerung verglichen.

580 $p < .001$

581 $p < .001$

In der ‹LGBT Health› zeigte sich auch hier ein anderes Bild: Hier wiesen 64 Prozent der befragten LGBT-Personen in den letzten vier Wochen vor der Befragung ein tiefes Energie- und Vitalitätsniveau auf.[582] Hierbei ist davon auszugehen, dass dies zu einem Teil durch die Corona-Pandemie bedingt war. Wie bei anderen Indikatoren zuvor, liegt die Erklärung für die großen Unterschiede zwischen der SGB-Stichprobe und der der ‹LGBT Health› jedoch vermutlich in erster Linie in der Überrepräsentanz der stark belasteten trans/non-binären Personen. Gut ein Fünftel hatte ein hohes Energie- und Vitalitätsniveau (20,9 %), die restlichen Befragten ein mittleres (15,0 %). Auch hier zeigten sich signifikante Unterschiede zwischen den Vergleichsgruppen. So hatten trans/non-binäre (11,4 %) und bisexuelle cis Personen (15,4 %) deutlich seltener ein hohes Energie- und Vitalitätsniveau in den letzten vier Wochen gehabt als die befragten schwulen cis Männer (30,5 %) und lesbischen cis Frauen (22,3 %) (vgl. Abb. 51).[583] Dieser Unterschied war auch unter Berücksichtigung des Alters, Geschlechts (zugewiesen bei Geburt), Bildungsstatus und der Nationalität der Befragten signifikant. Danach hatten lesbische cis Frauen ($OR = 3{,}59$)[584], bisexuelle cis Personen ($OR = 2{,}31$)[585] und schwule cis Männer ($OR = 1{,}84$)[586] im Vergleich zu trans/non-binären Personen eine deutlich höhere Wahrscheinlichkeit, in den letzten vier Wochen ein hohes Energie- und Vitalitätsniveau gehabt zu haben als ein tiefes oder mittleres.

4.4.2.3 Psychische Belastung

In beiden Befragungen wurde zur Messung der psychischen Belastung auf einen Index zurückgegriffen, der auf dem Index zur mentalen Gesundheit MHI-5[587] beruht. Die Mehrheit der im Rahmen der SGB (2012, 2017) befragten Personen hatte keine oder nur geringe psychische Belastung empfunden (84,5 %).[588] Vier Prozent waren stark und zwölf Prozent ‹mittelstark› belastet. Dabei zeigten sich deutliche Unterschiede zwischen den Vergleichsgruppen, wobei LGB-Personen häufiger mittel bis stark psychisch belastet waren (21,5-29,3 %) als die übrige Bevölkerung

582 Hierzu lagen Angaben zu 2 038 Personen vor.
583 $\chi^2(3) = 72{,}237; p < .001$
584 $p <= .001$
585 $p = .002$
586 $p <= .001$
587 Dieser Index ist ebenfalls Teil des SF-36 (Ware & Sherbourne, 1992).
588 Hierzu lagen Angaben von 29 653 Personen (gewichtet) vor.

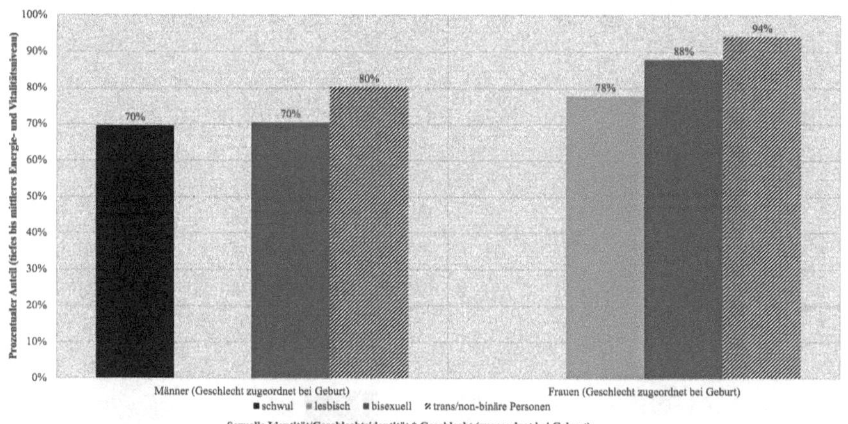

Abbildung 51: Energie und Vitalität (tief-mittel), differenziert nach Vergleichsgruppen und Geschlecht (zugeordnet bei Geburt); unadjustierte Schätzungen (Daten: ‹LGBT Health›)

(15,2 %).[589] Der Zusammenhang zwischen Sexualverhalten bzw. sexueller Identität und psychischer Belastung war auch unter Berücksichtigung des Erhebungsjahres, Alters, Bildungsstatus, der Nationalität und des Geschlechts (laut Register) der Befragten signifikant. So hatten schwule Männer (*OR* = 2,00), lesbische Frauen (*OR* = 2,41) und bisexuelle Personen (*OR* = 1,71) im Vergleich zur übrigen Bevölkerung eine höhere Wahrscheinlichkeit, mittel bis stark psychisch belastet gewesen zu sein.[590] Im Unterschied zu Befunden anderer Studien (vgl. Kap. 2.5) waren LGB-Personen ab 50 Jahren – unter Berücksichtigung des Erhebungsjahres, Geschlechts (laut Register), Bildungsstatus und der Nationalität der Befragten – im Vergleich zu jüngeren LGB-Personen *nicht* deutlich stärker psychisch belastet.[591] Allerdings waren Frauen (28,1 %) im Vergleich zu Männern (Geschlecht laut Register) (19,5 %) häufiger mittel bis stark belastet (vgl. Abb. 52). Letzteres galt auch unter Berücksichtigung des Erhebungsjahres, Alters, Bildungsstatus und der Nationalität der Befragten sowie der Gruppenzugehörigkeit (L, G, B, heterosexuell) (*OR* = 1,52).[592]

589 $\chi^2(3) = 57{,}604; p < .001$
590 Jeweils $p < .001$
591 $p = .524$
592 $p = .009$

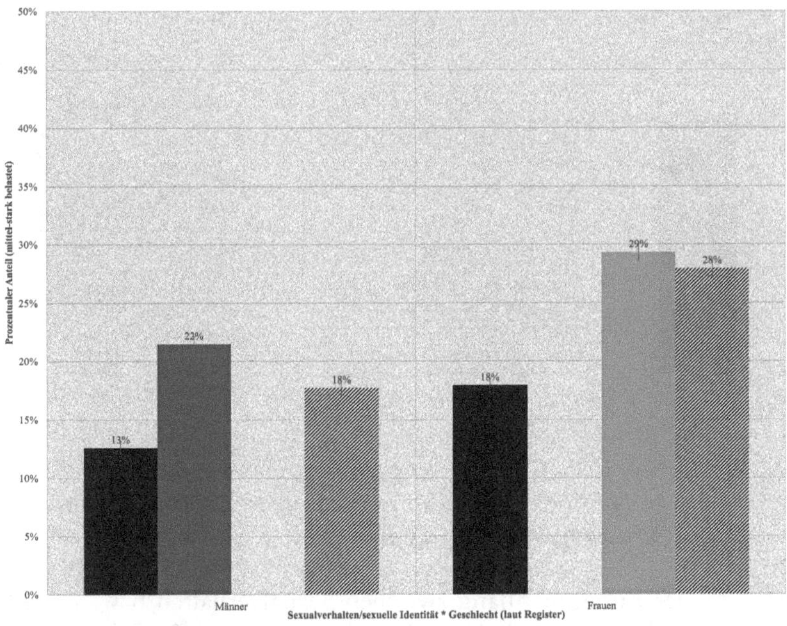

Abbildung 52: Psychische Belastung (mittel-stark), differenziert nach Vergleichsgruppen und Geschlecht (laut Register); unadjustierte Schätzungen (95 % KI) (Daten: SGB 2012, 2017)

Mehr als die Hälfte der im Rahmen der ‹LGBT Health› befragten LGBT-Personen war mittel bis stark psychisch belastet.[593] Dieser höhere Grad an psychischer Belastung ist vermutlich nicht allein durch die grundsätzlich stärkere Belastung von LGB-Personen in der Schweiz zu erklären oder die Überrepräsentanz von trans/non-binären Personen, sondern zumindest zu einem Teil auch durch die Auswirkungen der Corona-Pandemie. So war zum Befragungszeitpunkt das Belastungsniveau in der Schweizer Allgemeinbevölkerung ähnlich hoch wie während des ersten Lockdowns im Frühjahr 2020 (COVID-19 Social Monitor[594]). Zu diesem Zeitpunkt wiesen mit knapp 8 Prozent deutlich mehr Personen eine starke psychische Belastung auf als noch 2017 (siehe oben).

593 Insgesamt haben 2 038 Personen diese Frage beantwortet.
594 https://covid19.ctu.unibe.ch/

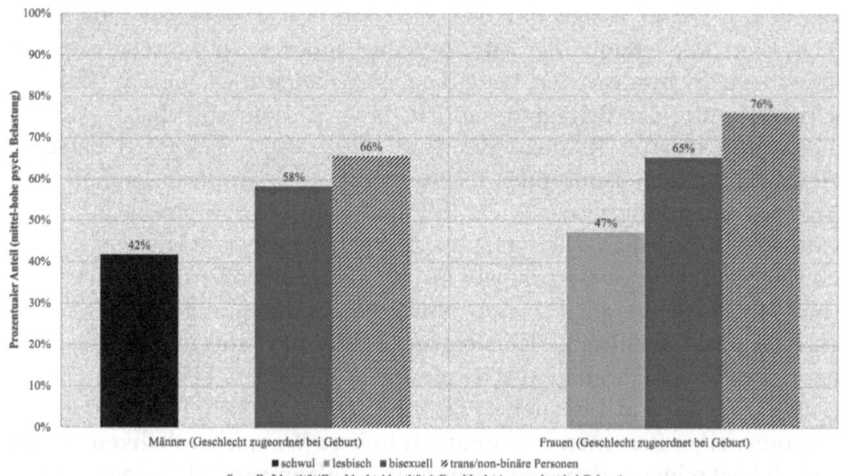

Abbildung 53: Psychische Belastung (mittel-hoch), differenziert nach Vergleichsgruppen und Geschlecht (zugeordnet bei Geburt); unadjustierte Schätzungen (Daten: ‹LGBT Health›)

Auch im Grad der psychischen Belastung zeigten sich signifikante Unterschiede zwischen den Vergleichsgruppen, wobei wieder trans/non-binäre Personen (72,1 %) deutlich stärker belastet waren als LGB cis Personen (41,7-64,1 %) (vgl. Abb. 53).[595] Schwule cis Männer waren am wenigstens belastet. Dies galt auch unter Berücksichtigung des Alters, Geschlechts (zugeordnet bei Geburt), Bildungsstatus und der Nationalität der Befragten. So hatten lesbische cis Frauen (*OR* = 2,72), schwule cis Männer (*OR* = 2,68) und bisexuelle cis Personen (*OR* = 1,68) im Vergleich zu trans/non-binären Personen eine signifikant höhere Wahrscheinlichkeit, psychisch nur gering belastet gewesen zu sein.[596]

4.4.2.4 Depression

Zur Erhebung depressiver Symptome der Befragten in den letzten zwei Wochen vor der Befragung wurde in beiden Befragungen der Patient Health Questionnaire (PHQ-9) eingesetzt (Löwe, Spitzer, Zipfel & Her-

---

595 $\chi^2(3) = 132{,}144$; $p < .001$
596 Jeweils $p < .001$

zog, 2002). Dieser basiert auf den Kriterien des DSM-IV für eine Major Depression und erlaubt die Bildung eines Indexes zur Einschätzung der berichteten Symptome. Zu bedenken ist dabei jedoch, dass es sich um Selbstauskünfte der Befragten handelt, nicht um eine psychiatrische Diagnose. Von den im Rahmen der SGB (2012, 2017) befragten Personen wiesen 92 Prozent keine oder leichte depressive Symptome auf.[597] Acht Prozent wiesen hingegen mittlere bis (eher) schwere Symptome auf. Dabei wiesen LGB-Personen (14,0-22,2 %) deutlich häufiger mittlere bis (eher) schwere depressive Symptome auf als die übrige Bevölkerung (7,4 %) (vgl. Abb. 54).[598] Dies zeigte sich auch unter Berücksichtigung des Erhebungsjahres, Alters, Geschlechts (laut Register), Bildungsstatus und der Nationalität der Befragten. So hatten schwule Männer (*OR* = 2,14), lesbische Frauen (*OR* = 3,50) und bisexuelle Personen (*OR* = 2,43)[599] im Vergleich zu heterosexuellen Personen eine deutlich höhere Wahrscheinlichkeit, mittlere bis (eher) schwere depressive Symptome aufzuweisen als keine bis leichte. Im Unterschied zu Befunden anderer Studien (vgl. Kap. 2.5) wiesen jedoch *nicht* ältere LGB-Personen häufiger eine Depression auf als jüngere, sondern umgekehrt: Während 10 Prozent der LGB-Personen ab 50 mittel bis (eher) schwere depressive Symptome in den letzten zwei Wochen vor der Befragung aufgewiesen hatten, war dies für 18 Prozent der jüngeren LGB-Personen der Fall.[600] Unter Berücksichtigung des Erhebungsjahres, Geschlechts (laut Register), des Sexualverhaltens bzw. der sexuellen Identität sowie des Bildungsstatus und der Nationalität der Befragten war der Zusammenhang zwischen Alter und depressiven Symptomen in den letzten zwei Wochen vor der Befragung jedoch nur noch tendenziell statistisch signifikant (*OR* = 0,62)[601].

Im Vergleich zur LGB-Stichprobe der SGB (2012, 2017) wiesen deutlich mehr LGBT-Personen der ‹LGBT Health› mittlere bis (eher) schwere depressive Symptome auf. So hatten gut zwei Drittel (68,4 %) aller im Rahmen der ‹LGBT Health› befragten Personen[602] in den letzten zwei Wochen keine bis leichte depressive Symptome aufgewiesen. 15 Prozent zeigten hingegen (eher) schwere Symptome, 17 Prozent mittelschwere Symptome. Dies ist vermutlich zum einen auf den hohen Anteil von trans/non-binä-

597 Hierzu lagen Angaben zu 29 008 Personen (gewichtet) vor.
598 $\chi^2(3) = 100{,}975; p < .001$
599 Jeweils $p < .001$
600 $\chi^2(1) = 7{,}181; p = .007$
601 $p = .057$
602 Insgesamt haben 1 969 Personen diese Fragen beantwortet.

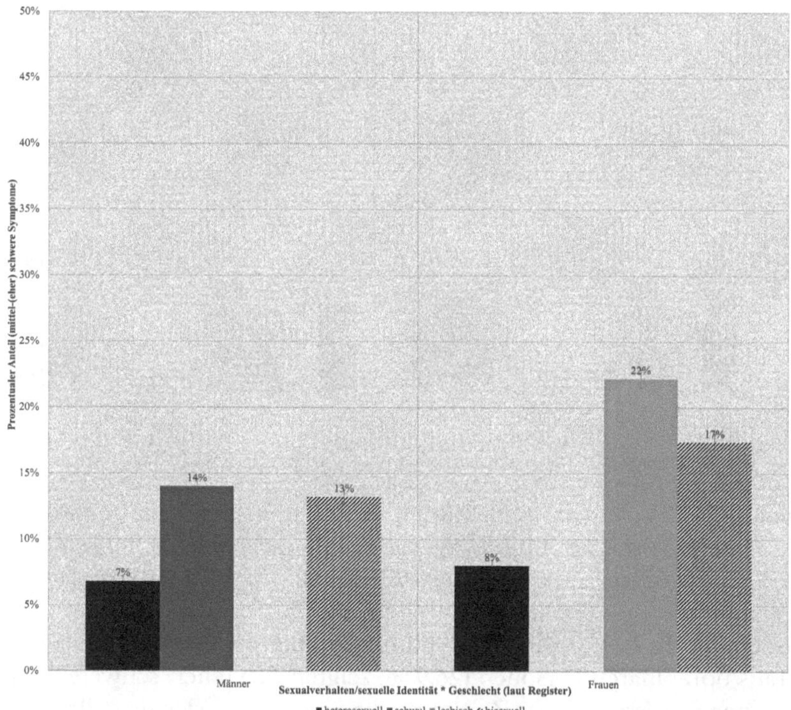

Abbildung 54: Depression (letzte 2 Wochen), differenziert nach Vergleichsgruppen und Geschlecht (laut Register); unadjustierte Schätzungen (95 % KI) (Daten: SGB 2012, 2017)

ren Personen zurückzuführen, die – in Übereinstimmung mit anderen Studien (vgl. Kap. 2.5) – deutlich häufiger an mittel bis (eher) schweren Depressionen litten als die befragten LGB cis Personen. Zum anderen haben Studien auch für die Schweiz gezeigt, dass die Corona-Pandemie zu einer Zunahme schwerer depressiver Symptome geführt hat (u. a. De Quervain et al., 2020).

In Übereinstimmung mit der SGB und anderen Studien (vgl. Kap. 2.5) zeigen die Ergebnisse deutliche Unterschiede zwischen den Vergleichsgruppen. Während nämlich die Mehrheit der schwulen cis Männer (81,6 %), lesbischen cis Frauen (74,9 %) und bisexuellen cis Personen (61,9 %) keine oder nur geringe depressive Symptome in den letzten zwei Wochen zeigten, war dies nur bei der Hälfte der trans/non-binären

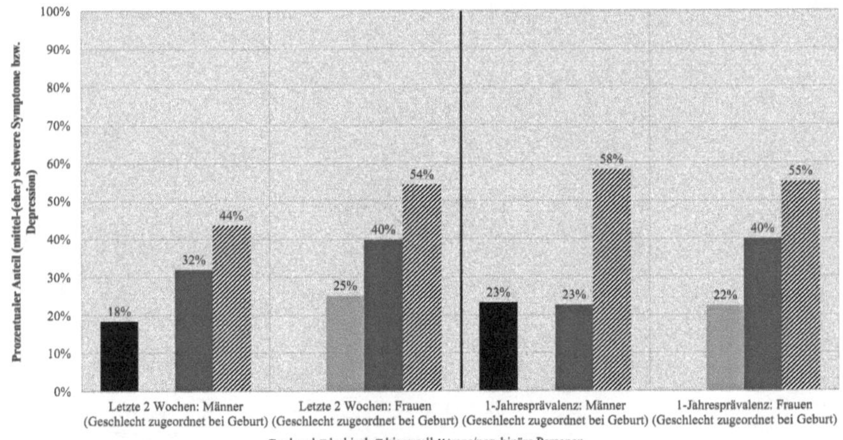

Abbildung 55: Depression (letzte 2 Wochen und 1-Jahresprävalenz), differenziert nach Vergleichsgruppen und Geschlecht (zugeordnet bei Geburt); unadjustierte Schätzungen (Daten: ‹LGBT Health›)

Personen der Fall (49,8 %) (vgl. Abb. 55).[603] Bei mehr als einem Viertel der trans/non-binären Personen (26,9 %) zeigten sich (eher) schwere Symptome einer Depression. Der Zusammenhang zwischen der sexuellen bzw. Geschlechtsidentität und Depression (letzte zwei Wochen) war auch unter Berücksichtigung des Alters, Geschlechts (zugewiesen bei Geburt), Bildungsstatus und der Nationalität der Befragten signifikant. Im Vergleich zu trans/non-binären Personen hatten lesbische cis Frauen (*OR* = 2,51), schwule cis Männer (*OR* = 3,25) und bisexuelle cis Personen (*OR* = 1,81) eine deutlich höhere Wahrscheinlichkeit, keine bis leichte depressive Symptome in den letzten zwei Wochen aufgewiesen zu haben.[604] Darüber hinaus zeigte sich ein signifikanter Alterseffekt, wobei 15-29-Jährige im Vergleich zu den anderen beiden Alterskohorten (30-49 Jahre; ab 50 Jahre) eine höhere Wahrscheinlichkeit hatten, keine bis leichte Symptome zu zeigen als mindestens mittelschwere. Das Geschlecht (zugewiesen bei Geburt) hatte hingegen keinen signifikanten Effekt.

Im Rahmen der ‹LGBT Health› lag die 1-Jahresprävalenz einer Depression (nach Angaben der Befragten) bei 34 Prozent.[605] Dabei zeigten sich

603 $\chi^2(6) = 163{,}441; p < .001$
604 Jeweils $p < .001$
605 Insgesamt haben 1 774 Personen diese Frage beantwortet.

die gleichen signifikanten Unterschiede zwischen den Vergleichsgruppen. Das heißt, trans/non-binäre Personen (56,5 %) wiesen auch für das letzte Jahr vor der Befragung deutlich häufiger eine Depression auf als die befragten LGB cis Personen (22,5-36,7 %) (vgl. Abb. 55).[606] Dies galt auch unter Berücksichtigung des Alters, Geschlechts (zugewiesen bei Geburt), Bildungsstatus und der Nationalität der Befragten. Lesbische cis Frauen (*OR* = 0,28), schwule cis Männer (*OR* = 0,28) und bisexuelle cis Personen (*OR* = 0,42) hatten demnach im Vergleich zu trans/non-binären Personen eine deutlich geringere Wahrscheinlichkeit, eine Depression im letzten Jahr vor der Befragung gehabt zu haben.[607] Hierbei zeigte sich der gleiche Alterseffekt wie bei depressiven Symptomen in den letzten zwei Wochen vor der Befragung und ebenfalls kein Geschlechtereffekt.

Um besser zu verstehen, welche Risiko- und Schutzfaktoren einen Einfluss auf eine depressive Symptomatik bei LGBT-Personen in der Schweiz haben, wurde eine weitere binäre logistische Regression berechnet, die neben Alter, Geschlecht (zugeordnet bei Geburt) und sexueller bzw. Geschlechtsidentität auch die Risikofaktoren Diskriminierungserfahrungen (in anderen Situationen, Lebenszeitprävalenz) und internalisierte Homonegativität sowie die Schutzfaktoren soziale Unterstützung und Selbstwirksamkeitserwartung einschloss.[608] Dabei zeigte sich, dass alleine das Geschlecht (zugeordnet bei Geburt) und die Internalisierte Homonegativität keinen signifikanten Einfluss auf das Vorliegen einer depressiven Symptomatik hatte. Erwartungsgemäß stieg jedoch die Wahrscheinlichkeit für Personen, die in ihrem Leben bereits in anderen Situationen als der Gesundheitsversorgung diskriminiert worden sind. Einen protektiven Einfluss hatten hingegen ein höheres Alter (30-49 Jahre bzw. ab 50 Jahre), eine hohe Selbstwirksamkeitserwartung sowie eine mittlere oder starke soziale Unterstützung. Allerdings hatte die sexuelle bzw. Geschlechtsidentität unter Berücksichtigung dieser Schutz- und Risikofaktoren noch immer einen signifikanten Einfluss auf das Vorliegen einer depressiven Symptomatik, wobei LGB cis Personen im Vergleich zu trans/non-binären Personen eine geringere Wahrscheinlichkeit hatten, starke depressive Symptome zu

606 $\chi^2(3)=157{,}904$; $p < .001$

607 Jeweils $p < .001$

608 Das Regressionsmodell war statistisch signifikant, $\chi^2(10) = 241{,}147$, $p < .001$, mit einer akzeptablen Varianzaufklärung von Nagelkerkes $R^2 = .277$ (gemäß Backhaus, Erichson, Plinke & Weiber [2003]). Der Gesamtprozentsatz korrekter Klassifikation war 77,7 %, mit einer Sensitivität von 40,3 % und einer Spezifität von 92,1 %.

zeigen. Die Modellkoeffizienten und die Effektstärken können der Tabelle A2.1 im Anhang 2 entnommen werden.[609]

4.4.2.5 Essstörungen und AD(H)S

Im Rahmen der ‹LGBT Health› wurden die Teilnehmenden zusätzlich nach weiteren psychischen Erkrankungen gefragt, namentlich Essstörungen und dem Aufmerksamkeits-Defizit-(Hyperaktivitäts-)Syndrom (AD[H]S). Die Mehrheit (86,2 %) der Befragten hat angegeben, dass sie im letzten Jahr keine Essstörung hatten.[610] Trans/non-binäre Personen (24,7 %) waren jedoch auch hier signifikant häufiger von einer Essstörung betroffen als bisexuelle cis Personen (17,5 %), lesbische cis Frauen (8,9 %) und schwule cis Männer (7,3 %).[611] Der Zusammenhang zwischen der sexuellen bzw. Geschlechtsidentität und einer Essstörung blieb selbst unter Berücksichtigung des Alters, Geschlechts (zugewiesen bei Geburt), Bildungsstatus und Nationalität der Befragten bestehen. Lesbische cis Frauen ($OR = 0{,}34$)[612], schwule cis Männer ($OR = 0{,}31$)[613] und bisexuelle cis Personen ($OR = 0{,}68$)[614] hatten somit im Vergleich zu trans/non-binären Personen eine deutlich geringere Wahrscheinlichkeit, an einer Essstörung zu leiden. Bemerkenswerterweise zeigte sich hierbei weder ein Geschlechter- noch ein Alterseffekt.

Ein ähnliches Bild zeichnet sich beim Thema AD(H)S ab. Auch hier haben die meisten Befragten angegeben (86,4 %), *kein* AD(H)S zu haben.[615] Hierbei zeigten sich ebenfalls signifikante Unterschiede zwischen den Subgruppen. Demnach waren trans/non-binäre Personen (28,8 %) signifikant häufiger von AD(H)S betroffen als bisexuelle cis Personen (14,2 %), lesbische cis Frauen (8,4 %) und schwule cis Männer (6,7 %).[616] Dies galt auch unter Berücksichtigung des Alters, Geschlechts (zugewiesen bei Geburt), Bildungsstatus und Nationalität der Befragten. Entsprechend hatten lesbische cis Frauen ($OR = 0{,}31$), schwule cis Männer ($OR = 0{,}18$) und

---

609 Im Anhang 2 sind zudem die entsprechenden Analysen mit dem dreidimensionalen Konstrukt ‹Sexuelle Orientierung› zu finden.

610 1 933 Personen haben diese Frage beantwortet.

611 $\chi^2(3) = 83{,}083; p < .001$

612 $p < .001$

613 $p < .001$

614 $p = .038$

615 1 795 Personen haben diese Frage beantwortet.

616 $\chi^2(3) = 116{,}457; p < .001$

bisexuelle cis Personen (*OR* = 0,38) im Vergleich zu trans/non-binären Personen eine deutliche geringere Wahrscheinlichkeit, an AD(H)S zu leiden.[617] Hier zeigte sich zudem ein signifikanter Alterseffekt und tendenziell ein Geschlechtereffekt, wobei Personen ab 50 Jahren eine geringere Wahrscheinlichkeit hatten, an AD(H)S zu leiden, als 15-29-Jährige (*OR* = 0,32)[618], und Frauen (Geschlecht zugewiesen bei Geburt) eine etwas höhere (*OR* = 1,47).[619]

4.4.2.6 Einnahme von psychotropen Medikamenten in den letzten sieben Tagen

Die große Mehrheit (93,1 %) aller im Rahmen der SGB (2012, 2017) befragten Personen hatte keine psychotropen Medikamente in den letzten sieben Tage vor der Erhebung eingenommen.[620] Die übrigen Teilnehmenden hatten in den letzten sieben Tagen entweder Schlaf- und/oder Beruhigungsmittel oder Antidepressiva (5,1 %) eingenommen oder sowohl Schlaf- und/oder Beruhigungsmittel als auch Antidepressiva (1,8 %). Das heißt, insgesamt hatten sieben Prozent psychotrope Medikamente eingenommen. Im Vergleich der Subgruppen fällt auf, dass der Anteil an Personen, die in der letzten Woche Schlaf- und/oder Beruhigungsmittel und/oder Antidepressiva eingenommen hatten, bei den lesbischen Frauen (18,3 %) deutlich höher war als bei den bisexuellen Personen (10,9 %), schwulen Männern (9,4 %) und heterosexuellen Personen (6,8 %).[621] Unter Berücksichtigung des Erhebungsjahres, Alters, Geschlechts (laut Register), Bildungsstatus und der Nationalität der Befragten zeigte sich, dass LGB-Personen[622] im Vergleich zur übrigen Bevölkerung eine 2-mal so hohe Wahrscheinlichkeit hatten, in den letzten sieben Tagen vor der Befragung psychotrope Substanzen (Schlaf- und/oder Beruhigungsmittel und/oder Antidepressiva) eingenommen zu haben (*OR* = 2,05).[623] Insbesondere Frauen (Geschlecht laut Register) hatten psychotrope Substanzen konsu-

617 Jeweils $p <.001$
618 $p < .001$
619 $p = .060$
620 Die Frage haben 29 906 Personen (gewichtet) beantwortet.
621 $\chi^2(3) = 35{,}573$; $p < .001$
622 Aufgrund der geringen Zellhäufigkeiten wurden die LGB-Personen zusammengenommen und mit der übrigen Bevölkerung verglichen.
623 $p < .001$

miert (*OR* = 1,60).[624] Dieser Befund überrascht nicht vor dem Hintergrund der höheren psychischen Belastung der LGB-Personen.

In der ‹LGBT Health› hat ebenfalls die Mehrheit (79,4 %) der Teilnehmenden angegeben, dass sie *keine* psychotropen Medikamente in den letzten sieben Tagen vor der Befragung eingenommen haben. 15 Prozent der Befragten hatte jedoch Schlaf- und/oder Beruhigungsmittel oder Antidepressiva eingenommen, weitere 6 Prozent hatten sowohl Schlaf- und/oder Beruhigungsmittel als auch Antidepressiva eingenommen. Aufgrund der höheren psychischen Belastung von trans/non-binäre Personen im Vergleich zu LGB cis Personen erstaunt nicht, dass deutlich mehr trans/non-binäre (31,1 %) als LGB cis Personen (15,2-18,3 %) die genannten psychotropen Medikamente eingenommen haben. Der Zusammenhang zwischen der sexuellen bzw. Geschlechtsidentität und einer Medikamenteneinnahme blieb dabei auch unter Berücksichtigung des Alters und Geschlechts bei Geburt signifikant. Im Vergleich zu trans/non-binären Personen hatten demnach lesbische cis Frauen (*OR* = 0,40)[625], schwule cis Männer (*OR* = 0,57)[626] und bisexuelle cis Personen (*OR* = 0,47)[627] eine deutlich geringere Wahrscheinlichkeit, Schlaf- und/oder Beruhigungsmittel und/oder Antidepressiva in den letzten sieben Tagen vor der Befragung eingenommen zu haben. Hierbei zeigte sich weder ein Alters- noch ein Geschlechtereffekt.

4.4.2.7 Suizidalität

Die große Mehrheit (96,5 %) der im Rahmen der SGB (2017) befragten Personen[628] hat *nie* versucht, sich das Leben zu nehmen. Von den Personen, die bereits einmal im Leben einen Suizidversuch begangen haben, haben 13 Prozent angegeben, dass dies in den letzten 12 Monaten geschehen sei.[629] Dabei zeigten sich signifikante Unterschiede zwischen den Vergleichsgruppen: Im Vergleich zur übrigen Bevölkerung (3,3 %) haben les-

---

624 $p < .001$
625 $p < .001$
626 $p = .002$
627 $p < .001$
628 Insgesamt haben 16 527 Personen (gewichtet) diese Frage beantwortet, die im Rahmen der SGB 2017 befragt worden waren.
629 Insgesamt haben 584 Personen angegeben, in ihrem Leben bereits versucht zu haben, sich das Leben zu nehmen. Von diesen haben 568 die Frage beantwortet, ob sie dies in den letzten 12 Monaten vor der Befragung getan haben.

bische Frauen (13,9 %), bisexuelle Personen (12,2 %) und schwule Männer (8,1 %) deutlich häufiger angegeben, mindestens einmal in ihrem Leben versucht zu haben, sich das Leben zu nehmen (vgl. Abb. 56).[630] Dieser Zusammenhang war auch unter Berücksichtigung des Erhebungsjahres, Alters, Geschlechts (laut Register), Bildungsstatus und der Nationalität der Befragten signifikant. Danach hatten LGB-Personen im Vergleich zur übrigen Bevölkerung eine etwa 4-mal so hohe Wahrscheinlichkeit, bereits mindestens einen Suizidversuch im Leben begangen zu haben als keinen ($OR = 3{,}90$).[631] Dabei hatten Frauen im Vergleich zu Männern (Geschlecht laut Register) eine etwas höhere Wahrscheinlichkeit, bereits einen Suizidversuch begangen zu haben ($OR = 1{,}31$)[632] (vgl. Abb. 56). Ein solcher Unterschied zeigte sich jedoch nicht für die 1-Jahresprävalenz. So hatten 16 Prozent der LGB-Personen, die bereits einen Suizidversuch begangen haben, dies im letzten Jahr vor der Befragung getan. Von der übrigen Bevölkerung waren es 13 Prozent.[633]

Personen, die bereits einmal versucht haben, sich das Leben zu nehmen, wurden in der SGB (2017) ebenfalls gefragt, ob sie mit jemandem über ihren Suizidversuch gesprochen haben. Gut drei Viertel der betroffenen Personen hat angegeben, dass sie sich nach dem Suizidversuch Unterstützung gesucht haben (77,7 %).[634] Jeweils etwa die Hälfte hat mit Personen aus ihrem privaten Umfeld (46,3 %) und/oder mit einer Gesundheitsfachperson darüber gesprochen (55,0 %). Dabei hatten sich LGB-Personen etwas seltener Unterstützung gesucht (68,6 %) als die übrige Bevölkerung (78,5 %). Tendenziell hatten allerdings – unter Berücksichtigung des Erhebungsjahres, der Gruppenzugehörigkeit, des Bildungsstatus, der Nationalität und des Alters der Befragten – Frauen im Vergleich zu Männern (Geschlecht laut Register) eine signifikant höhere Wahrscheinlichkeit, sich Unterstützung nach einem Suizidversuch geholt zu haben ($OR = 1{,}47$)[635].

---

630 $\chi^2(3) = 85{,}357$; $p < .001$; zu beachten ist, dass eine Zelle erwartete Häufigkeiten kleiner 5 hatte, die Ergebnisse damit fehlerhaft seien können. Aus diesem Grund wurde zusätzlich ein Vergleich der Lebensprävalenz zwischen LGB-Personen und der übrigen Bevölkerung vorgenommen. Auch dieser war signifikant ($\chi^2[1]) = 78{,}542$; $p < .001$).

631 $p < .001$

632 $p = .002$

633 $p = .517$

634 570 von den 584 Personen, die schon einmal einen Suizidversuch begangen haben, haben diese Frage beantwortet.

635 $p = .062$

Auf die Frage, wie häufig sie in den letzten zwei Wochen vor der Befragung Gedanken hatten, dass sie lieber tot wären oder sich Leid zufügen möchten, gab die große Mehrheit der Befragten an, dass dies *nie* der Fall gewesen sei (93,2 %).[636] Dabei zeigten sich auch hier signifikante Unterschiede zwischen den Vergleichsgruppen. So hatten schwule Männer (14,2 %) und bisexuelle Personen (13,3 %) deutlich häufiger als heterosexuelle Personen (6,6 %) und lesbische Frauen (6,1 %) angegeben, in den letzten zwei Wochen vor der Befragung Suizidgedanken gehabt zu haben (vgl. Abb. 56).[637] Unter Berücksichtigung des Erhebungsjahres, Alters, Geschlechts (laut Register), Bildungsstatus und der Nationalität der Befragten hatten LGB-Personen im Vergleich zur übrigen Bevölkerung eine 2-mal so hohe Wahrscheinlichkeit, in den letzten zwei Wochen vor der Befragung Suizidgedanken gehabt zu haben ($OR = 2{,}22$).[638] Im Vergleich zu Männern hatten Frauen (Geschlecht laut Register) eine etwas geringere Wahrscheinlichkeit, in den letzten zwei Wochen vor der Befragung Suizidgedanken gehabt zu haben ($OR = 0{,}88$)[639] (vgl. Abb. 56).

Auch die überwiegende Mehrheit der im Rahmen der ‹LGBT Health› befragten LGBT-Personen hatten noch nie im Leben versucht, sich das Leben zu nehmen (82,4 %).[640] Von den 348 Personen, die in ihrem bisherigen Leben zumindest einen Suizidversuch begangen haben, hatten 15 Prozent dies in den letzten 12 Monaten vor der Befragung getan. Jeweils etwa die Hälfte hatte bisher einen bzw. mehr als einen Suizidversuch überlebt.[641] Zum Zeitpunkt des ersten Suizidversuchs war die Hälfte der Betroffenen in der Adoleszenz (12-17 Jahre) (52,1 %), 34 Prozent waren im frühen Erwachsenenalter (18-39 Jahre) und 4 Prozent im mittleren Erwachsenenalter (40-64 Jahre). 11 Prozent hatten den ersten Suizidversuch nach eigenen Angaben in der frühen oder mittleren Kindheit (2-5 bzw.

636 Insgesamt haben 29 489 Personen (gewichtet) diese Frage beantwortet.

637 $\chi^2(3) = 64{,}612; p < .001$

638 $p < .001$; aufgrund der geringen Zellhäufigkeiten wurden die LGB-Personen als eine Gruppe mit der übrigen Bevölkerung verglichen.

639 $p = .004$

640 1 967 Personen haben sich explizit dazu entschieden, Angaben zum Thema Suizidalität zu machen, die restlichen 97 Personen haben diesen Frageblock bewusst übersprungen oder die Frage, ob sie Fragen zum Thema Suizidalität beantworten wollen, übersprungen.

641 Von den 348 Personen, die bereits einen Suizidversuch begangen haben, haben 278 Personen hierzu Angaben gemacht.

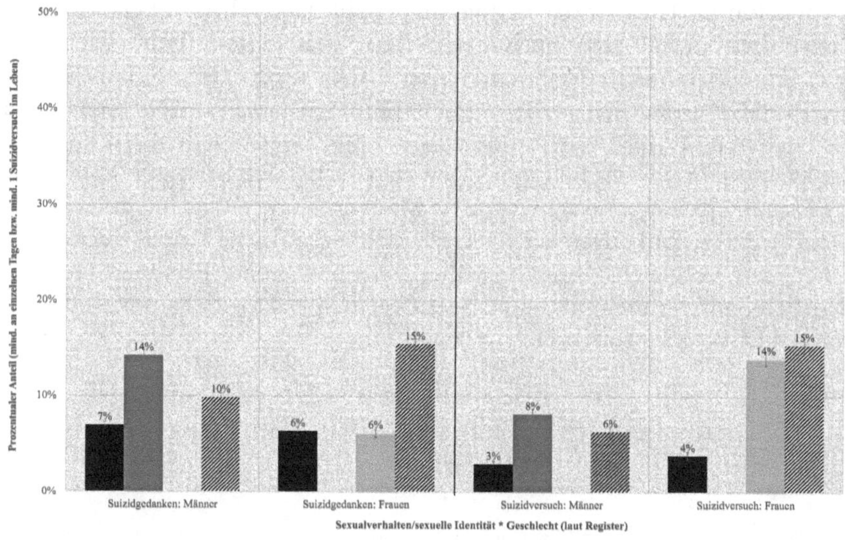

Abbildung 56: Suizidversuch (Lebenszeitprävalenz), Suizidgedanken, differenziert nach Vergleichsgruppen und Geschlecht (laut Register); unadjustierte Schätzungen (95 % KI) (Daten: SGB 2017 bzw. SGB 2012, 2017)

6-11 Jahre) begangen. Im Schnitt waren die Befragten bei ihrem ersten Suizidversuch 16-18 Jahre alt gewesen.[642]

Sowohl hinsichtlich der Lebenszeit- als auch der 1-Jahresprävalenz zeigten sich signifikante Unterschiede zwischen den Vergleichsgruppen. So hatten trans/non-binäre Personen (30,6 %) deutlich häufiger in ihrem bisherigen Leben einen Suizidversuch begangen als die befragten LGB cis Personen (10,9-15,6 %) (vgl. Abb. 57).[643] Unter Berücksichtigung des Alters, Geschlechts (zugewiesen bei Geburt), Bildungsstatus und Nationalität der Befragten sowie einer depressiven Erkrankung im letzten Jahr vor der Befragung hatten trans/non-binäre Personen im Vergleich zu den befragten schwulen cis Männern ($OR = 1{,}96$)[644] und bisexuellen cis Personen ($OR = 1{,}56$)[645] eine deutlich höhere Wahrscheinlichkeit, mindestens einen Suizidversuch begangen zu haben. Im Vergleich zu Personen, die keine

642 $M = 18{,}08$; $Md = 16{,}00$; $SD = 8{,}54$
643 $\chi^2(3) = 81{,}867$; $p < .001$
644 $p = .003$
645 $p = .037$

Depression im Jahr vor der Befragung gehabt haben, hatten Personen, bei denen dies der Fall gewesen war, eine gut 5-mal so hohe Wahrscheinlichkeit, bereits mindestens einen Suizidversuch begangen zu haben (*OR* = 5,29)[646]. Bei deutlich mehr trans/non-binären (19,5 %) und bisexuellen cis Personen (19,2 %) war mindestens ein Suizidversuch deutlich häufiger im letzten Jahr vor der Befragung gewesen als bei den befragten lesbischen cis Frauen (10,8 %) und schwulen cis Männern (5,9 %).[647] Und auch in der Häufigkeit der Suizidversuche zeigten sich signifikante Unterschiede zwischen den Vergleichsgruppen, wobei trans/non-binäre Personen (16,3 %) deutlich häufiger mehr als einen Suizidversuch begangen hatten als die befragten LGB cis Personen (4,7-5,9 %).[648]

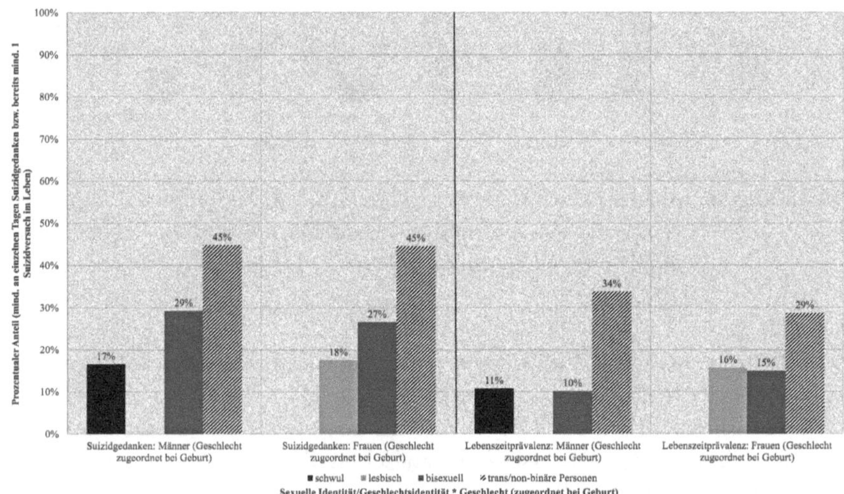

Abbildung 57: Suizidversuch (Lebenszeitprävalenz), Suizidgedanken, differenziert nach Vergleichsgruppen und Geschlecht (zugeordnet bei Geburt); unadjustierte Schätzungen (Daten: ‹LGBT Health›)

Um besser zu verstehen, welche Risiko- und Schutzfaktoren einen Einfluss auf das Begehen eines Suizidversuchs haben, wurde eine weitere binäre

646 $p < .001$

647 $\chi^2(3) = 8{,}633$; $p = .035$; aufgrund der geringen Zellhäufigkeiten wurde auf differenziertere Analysen verzichtet.

648 $\chi^2(6) = 75{,}670$; $p < .001$; aufgrund der geringen Zellhäufigkeiten wurde auf differenziertere Analysen verzichtet.

logistische Regression berechnet, die neben Alter, Geschlecht (zugewiesen bei Geburt) und sexueller bzw. Geschlechtsidentität auch die Risikofaktoren Diskriminierungserfahrungen (in anderen Situationen, Lebenszeitprävalenz), Internalisierte Homonegativität und Depression (letzte 12 Monate) sowie die Schutzfaktoren soziale Unterstützung und Selbstwirksamkeitserwartung einschloss.[649] Dabei zeigte sich, dass weder das Geschlecht (zugeordnet bei Geburt), das Alter oder Internalisierte Homonegativität einen signifikanten Einfluss auf das Begehen eines Suizidversuches hatten. Erwartungsgemäß stieg jedoch die Wahrscheinlichkeit für Personen, die in ihrem Leben bereits in anderen Situationen als der Gesundheitsversorgung diskriminiert worden sind, sowie für Personen, die in den letzten 12 Monaten vor der Befragung unter einer Depression gelitten hatten. Eine hohe Selbstwirksamkeitserwartung sowie eine starke im Vergleich zu einer geringen sozialen Unterstützung führten hingegen zu einer geringeren Wahrscheinlichkeit für einen Suizidversuch. Damit hatte soziale Unterstützung hier einen protektiven Einfluss. Es zeigt sich zudem, dass die sexuelle Identität oder die Geschlechtsidentität an sich nicht die Wahrscheinlichkeit eines Suizidversuchs erhöhen. So ist die sexuelle bzw. Geschlechtsidentität der Befragten unter Einbezug der genannten Risiko- und Schutzfaktoren statistisch nicht mehr signifikant. Die Modellkoeffizienten und die Effektstärken (OR) können der Tabelle A2.3 im Anhang 2 entnommen werden.[650]

Ein Fünftel der Personen, die bereits einen Suizidversuch begangen hatten, hatten mit niemandem darüber gesprochen.[651] Jeweils gut die Hälfte hatte mit jemandem aus dem privaten Umfeld über den Suizidversuch gesprochen (58,4 %) und/oder mit einer Gesundheitsfachperson (53,6 %). Mit einer Fachperson aus dem psychosozialen Bereich (z. B. von einem Beratungstelefon, einer Beratungsstelle oder einem bzw. einer Seelsorger*in) hatten 43 Prozent gesprochen und 5 Prozent mit Mitgliedern einer Selbsthilfegruppe.

Gut ein Viertel (25,8 %) aller im Rahmen der ‹LGBT Health› befragten Personen hatte in den letzten zwei Wochen vor der Befragung mindestens

---

649 Das Regressionsmodell war statistisch signifikant, $\chi^2(11) = 176{,}193$, $p < .001$, mit einer akzeptablen Varianzaufklärung von *Nagelkerkes* $R^2 = .258$ (gemäß Backhaus et al. [2003]). Der Gesamtprozentsatz korrekter Klassifikation war 85,7 %, mit einer Sensitivität von 24,7 % und einer Spezifität von 97,0 %.

650 Im Anhang 2 sind zudem die entsprechenden Analysen mit dem dreidimensionalen Konstrukt ‹Sexuelle Orientierung› zu finden.

651 Von den 348 Personen, die von einem Suizidversuch berichtet haben, haben 332 hierzu Angaben gemacht.

an einzelnen Tagen Gedanken, dass sie lieber tot wären oder sich selbst Leid zufügen möchten.[652] Dabei zeigten sich wieder deutliche Unterschiede zwischen den Vergleichsgruppen. Trans/non-binäre Personen (44,6 %) hatten deutlich häufiger angegeben, entsprechende Gedanken gehabt zu haben, als die befragten LGB cis Personen (16,5-27,0 %) (vgl. Abb. 57).[653] Dieser Zusammenhang zeigte sich auch unter Berücksichtigung des Alters, Geschlechts (zugewiesen bei Geburt), Bildungsstatus und Nationalität der Befragten sowie dem Vorliegen einer Depression im Jahr vor der Befragung. Im Vergleich zu lesbischen cis Frauen (OR = 1,82)[654], schwulen cis Männern (OR = 2,10)[655] und bisexuellen cis Personen (OR = 1,50)[656] hatten trans/non-binäre Menschen demnach eine jeweils etwa 2-mal so hohe Wahrscheinlichkeit, Suizidgedanken in den letzten zwei Wochen vor der Befragung gehabt zu haben. Personen, die im letzten Jahr unter einer Depression gelitten hatten, hatten im Vergleich zu Personen, bei denen dies nicht der Fall war, eine gut 11-mal so hohe Wahrscheinlichkeit, Suizidgedanken gehabt zu haben als keine (OR = 11,62).[657] Im Vergleich zu den befragten 15-29-Jährigen hatten Angehörige der beiden anderen Alterskohorten (30-49 Jahre; ab 50 Jahren) eine deutlich geringere Wahrscheinlichkeit, Suizidgedanken in den letzten zwei Wochen vor der Befragung gehabt zu haben (OR = 0,66 bzw. 0,58).[658]

4.4.2.8 Selbstverletzendes Verhalten

Knapp ein Drittel (31,7 %) der im Rahmen der ‹LGBT Health› befragten LGBT-Personen hat angegeben, dass sie sich mindestens einmal im Leben absichtlich selbst verletzt haben.[659] Dabei zeigten sich deutliche Unterschiede zwischen den Vergleichsgruppen. Während mehr als die Hälfte aller trans/non-binären Personen (54,2 %) sich bereits einmal im Leben absichtlich selbst verletzt hatte, traf dies auf 40 Prozent der bisexuellen cis Personen, 30 Prozent der lesbischen cis Frauen und 9 Prozent der

652 2 036 Personen haben diese Frage beantwortet.
653 $\chi^2(3) = 141{,}556; p < .001$
654 $p = .006$
655 $p < .001$
656 $p = .054$
657 $p < .001$
658 Jeweils $p = .016$
659 Insgesamt haben 1 974 Personen diese Frage beantwortet.

schwulen cis Männer zu.[660] Dieser Zusammenhang zwischen sexueller bzw. Geschlechtsidentität und selbstverletzendem Verhalten war auch unter Berücksichtigung des Alters, Geschlechts (zugewiesen bei Geburt), Bildungsstatus und Nationalität der Befragten sowie des Vorliegens einer Depression im letzten Jahr vor der Befragung signifikant. Trans/non-binäre Personen hatten demnach im Vergleich zu schwulen cis Männern eine 4-mal so hohe Wahrscheinlichkeit, sich bereits selbst verletzt zu haben (OR = 4,00), im Vergleich zu lesbischen cis Frauen (OR = 2,40) und bisexuellen cis Personen (OR = 2,13) hatten trans/non-binäre Personen eine gut 2-mal so hohe Wahrscheinlichkeit.[661] Erwartungsgemäß zeigte sich ein signifikanter Zusammenhang zwischen selbstverletzendem Verhalten und dem Vorliegen einer Depression, wobei Personen, die in den letzten 12 Monaten vor der Befragung an einer Depression gelitten hatten, im Vergleich zu denen, bei denen dies nicht der Fall gewesen war, eine 3-mal so hohe Wahrscheinlichkeit hatten, sich bereits selbst verletzt zu haben (OR = 3,43).[662] Darüber hinaus zeigte sich ein signifikanter Alters- und Geschlechtereffekt, wobei ältere Befragte im Vergleich zu den 15-29-Jährigen eine geringe Wahrscheinlichkeit hatten, sich selbst verletzt zu haben, ebenso wie Männer im Vergleich zu Frauen (Geschlecht zugeordnet bei Geburt).

4.4.2.9 Zwischenfazit: Psychische Gesundheit

Deutlicher als im Zusammenhang mit der körperlichen Gesundheit zeigen die Befunde, dass LGB-Personen im Vergleich zur übrigen Bevölkerung deutlich stärker psychisch belastet sind. Sie wiesen sowohl einen höheren Belastungsgrad auf als auch eine höhere Rate an Depressionen. Entsprechend nahmen LGB-Personen häufiger psychotrope Medikamente ein. Die ‹LGBT Health› zeigt zudem – in Übereinstimmung mit anderen Studien (vgl. Kap. 2.5) – die starke psychische Belastung von trans und non-binären Personen. Zwar ist mit Blick auf die Befunde der ‹LGBT Health› der negative Einfluss der Corona-Pandemie auf die psychische Gesundheit zu berücksichtigen (u. a. De Quervain et al., 2020). Zusammen mit der Überrepräsentanz von trans und non-binären Personen in der Stichprobe der ‹LGBT Health› ist dies jedoch allein eine mögliche Erklärung für die

660 $\chi^2(3) = 271{,}234; p < .001$
661 Jeweils $p < .001$
662 $p < .001$

deutlichen Unterschiede zwischen der SGB und der ‹LGBT Health›, nicht für die Unterschiede innerhalb der LGBT-Vergleichsgruppe.

Insbesondere die hohe Prävalenz von Depressionen in der LGBT-Bevölkerung stellt ein hohes Risiko für Suizide dar. Entsprechend zeigen die Analysen, dass LGB-Personen in ihrem Leben deutlich häufiger als die übrige Bevölkerung einen Suizidversuch begangen haben. Bei etwa elf Prozent der LGB-Personen war dies der Fall. Im Vergleich zur übrigen Bevölkerung war die Wahrscheinlichkeit für LGB-Personen, bereits einen Suizidversuch begangen zu haben, etwa 4-mal so hoch. Entsprechend hatten LGB-Personen auch häufiger Suizidgedanken. Die hohe Rate an Suizidversuchen zeigte sich ebenfalls in der ‹LGBT Health›. Dabei hatten die meisten Befragten ihren ersten Suizidversuch in der Adoleszenz begangen. 32 Prozent hatten sich bereits selbst verletzt. Ein Großteil der Befragten hatte sich Unterstützung nach dem Suizidversuch gesucht – sei dies bei Personen aus dem privaten Umfeld und/oder bei Fachpersonen. Dennoch hatte immerhin ein Fünftel mit niemandem über den Suizidversuch gesprochen. Die ‹LGBT Health› zeigt zudem eine stärkere Belastung von trans und non-binären Personen im Vergleich zu LGB cis Personen. Dabei hatten trans und non-binäre Personen nicht nur häufiger bereits einen Suizidversuch begangen, sondern dies auch häufiger mehr als einmal getan.

Hinsichtlich der Wahrscheinlichkeit, einen Suizidversuch zu begehen, zeigen die Analysen das Zusammenspiel von den ausgewählten Schutz- und Risikofaktoren. Dabei zeigt sich auch, dass die sexuelle bzw. die Geschlechtsidentität an sich nicht die Wahrscheinlichkeit für einen Suizidversuch erhöht. Vielmehr sind es die Erfahrungen, die die Personen in ihrem Umfeld und der Gesellschaft machen, die zur Ausbildung LGBT-spezifischer Stressoren (z. B. Diskriminierung aufgrund der sexuellen Identität oder Geschlechtsidentität) und zu einer geringeren Ausprägung von Schutzfaktoren (z. B. soziale Unterstützung) führen. Diese sind es dann, die sich im Zusammenspiel auf die psychische Gesundheit der LGBT-Personen auswirken (vgl. Kap. 2.5).

5. Fazit und Empfehlungen

In allen untersuchten großen Themenbereichen (gemäß Postulat Marti) – Zugang zur Gesundheitsversorgung, körperliche Gesundheit, sexuelle Gesundheit, Substanzkonsum und psychische Gesundheit – fanden sich ungleiche Gesundheitschancen der LGB(T)-Population gegenüber der übrigen Schweizer Bevölkerung, wobei die Größe der Unterschiede zwischen und auch innerhalb der Bereiche variierte und sich auch in Unterbereichen zeigte, dass LGB-Personen gegenüber der restlichen Bevölkerung nicht schlechter gestellt sind (z. B. körperliche Aktivität). Gemäß Auftrag BAG und dem Postulat Marti werden im abschließenden Fazit diejenigen (Gesundheits-)Bereiche benannt, in denen LGB(T)-Menschen im Vergleich zur übrigen Schweizer Bevölkerung ungleiche Gesundheitschancen haben, also schlechter gestellt sind, und in denen Maßnahmen ergriffen werden sollten[663]. Dies sind die folgenden Bereiche:

Psychische Gesundheit: Wie die internationale Studienlage, weisen auch die Schweizer Daten darauf hin, dass die LGBT-Population im Bereich der psychischen Gesundheit gegenüber der übrigen Schweizer Bevölkerung deutlich benachteiligt ist. Es besteht ein großer und dringender Handlungsbedarf. Dies zeigt sich etwa in der deutlich höheren Prävalenz von Depressionen, Suizidgedanken und Suizidversuchen sowie den geringer ausgeprägten sozialen und psychischen Schutzfaktoren bei der Schweizer LGBT-Bevölkerung gegenüber der übrigen Schweizer Bevölkerung. Die Wahrscheinlichkeit für Suizidversuche (Lebenszeitprävalenz) ist bei LGB-Personen gegenüber der übrigen Schweizer Bevölkerung etwa 4-mal höher (SGB). 11 Prozent der in der SGB befragten LGB-Personen und 18 Prozent der im letzten Jahr befragten LGBT-Personen (‹LGBT Health›) haben in ihrem Leben bereits mindestens einen Suizidversuch unternommen, dies meist in der Lebensphase der Adoleszenz. Trans/non-binäre Personen sind besonders davon betroffen. Sie sind nicht nur stärker psychisch belastet, begingen nicht nur häufiger, sondern auch häufiger als mehr als einmal in ihrem Leben einen Suizidversuch als cis LGB-Personen. Auch

663 Dabei werden nicht nochmals differenziert die Unterschiede zur übrigen Bevölkerung und zwischen den L-G-B-T-Gruppen dargelegt. Dies kann in den vorherigen Kapiteln nachgelesen werden.

bezüglich der 1-Jahresprävalenz von Depressionen waren trans/non-binäre Personen innerhalb der LGBT-Gruppe am meisten betroffen.

Diskriminierungs- und Gewalterfahrungen, Verzicht auf Gesundheitsleistungen und Barrieren des Zugangs zur Gesundheitsversorgung: Wie international breit ausgewiesen (siehe Kap. 2) zeigen auch die Befunde der Zusatzbefragung ‹LGBT Health›, dass viele Schweizer LGBT-Personen aufgrund ihrer sexuellen Orientierung oder Geschlechtsidentität Diskriminierungs- oder Gewalterfahrungen ausgesetzt sind (67,6 % mindestens einmal in ihrem Leben). Solche Erfahrungen werden auch in der Gesundheitsversorgung erlitten (26,6 % mindestens einmal in ihrem Leben), wobei trans/non-binäre Personen am stärksten betroffen sind. Der Schutz von LGBT-Personen vor Stigmatisierung, Diskriminierung und Gewalt muss in der Schweiz verstärkt werden, dies generell wie auch im Speziellen in der Gesundheitsversorgung. Es ist davon auszugehen, dass ein Teil der LGBT-Population medizinische Leistungen nicht in Anspruch nimmt, wie es auch die internationale Literatur zeigt (siehe Kap. 2). Der Anteil von LGBT-Personen, die aus mangelndem Vertrauen in die Ärzteschaft, Krankenhäuser etc. auf Gesundheitsleistungen verzichten ist gegenüber der Schweizer Wohnbevölkerung mehr als doppelt so hoch (16,2 % vs. 6,9 %). Dass es sich hier um einen reinen Stichprobeneffekt handelt, ist angesichts der klaren internationalen Evidenz zu den Barrieren des Zugangs von LGBT-Personen zur Gesundheitsversorgung (siehe Kap. 2) wenig wahrscheinlich. Es braucht auch in der Schweiz klare Maßnahmen, um die Zugangsbarrieren für LGBT-Personen zur Gesundheitsversorgung abzubauen.

Substanzkonsum (Tabak, Alkohol, illegale Substanzen): Die Befunde zeigen, wie auch der internationale Forschungsstand insgesamt, eine (deutlich) höhere Prävalenz des (gesundheitsschädlichen) Konsums psychoaktiver Substanzen bei LGBT-Personen gegenüber der übrigen Schweizer Bevölkerung. Mit gut einem Drittel bis fast der Hälfte der LGBT-Personen liegt etwa der Anteil der Personen, die Tabak rauchen, deutlich höher als bei der übrigen Schweizer Bevölkerung. Da beispielsweise Tabak- und ein übermäßiger Alkoholkonsum große gesundheitliche Schäden verursachen, ist der (übermäßige) Substanzkonsum ein wichtiges und dringliches gesundheitliches Handlungsfeld, in dem LGBT-Personen gegenüber der übrigen Bevölkerung in der Schweiz benachteiligt sind und Maßnahmen ergriffen werden müssen. Die im Bericht beschriebenen Gruppen- und Geschlechterunterschiede sind beim Ergreifen gesundheitsförderlicher und (sucht-)präventiver Maßnahmen zu berücksichtigen. Während etwa lesbische und bisexuelle Frauen im Vergleich zu heterosexuellen Frauen sowohl häufiger chronisch (stetig zu viel Alkohol) als auch episodisch risikohaft (zu viel bei einer Gelegenheit) Alkohol trinken, weisen schwule und bisexuelle Männer im Vergleich zu heterosexuellen Männern etwas häufiger ein episodisch risikohaftes Trinkverhalten auf.

Sexuelle Gesundheit: Wie international bekannt, zeigen die Befunde der vorliegenden Studie, dass schwule und bisexuelle Männer[664] auch in der Schweiz hinsichtlich HIV und STI gegenüber der übrigen Bevölkerung eine vulnerable Gruppe sind. Ein besonderer Fokus auf diese Gruppe wie auch diejenige der trans/non-binären Personen im Bereich der sexuellen Gesundheit ist angesichts der Daten- und Studienlage sehr wichtig und muss in der Schweiz (weiterhin) gezielt erfolgen. Lesbische und bisexuelle Frauen[665] dürfen dabei aber nicht vergessen gehen. Sie müssen bezüglich HIV/STI, gynäkologischer Vorsorgeuntersuchungen und reproduktiver Gesundheit genügend sensibilisiert werden. Zudem müssen Ärzt*innen, Gynäkolog*innen, Pflegefachpersonen, Hebammen etc. darauf vorbereitet sein, lesbische und bisexuelle Frauen (inkl. FSF) unvoreingenommen zu ihrer sexuellen Gesundheit (inkl. reproduktiver Gesundheit[666]) zu beraten, zu begleiten und zu behandeln. Dass dies nicht immer gelingt, zeigen die wenigen verfügbaren Studien u. a. in der Westschweiz (siehe Kap. 2).

Körperliche Gesundheit: Bei der körperlichen Gesundheit werden insbesondere gesundheitliche Ungleichheiten innerhalb der LGBT-Population ersichtlich. Trans/non-binäre Personen (‹LGBT Health›) beurteilten ihren eigenen Gesundheitszustand deutlich schlechter als LGB cis Personen und weisen entsprechend deutlich häufiger starke Beschwerden in den letzten vier Wochen vor der Befragung auf. Darüber hinaus waren trans/non-binäre Personen häufiger von Einschränkungen im Alltag durch Gesundheitsprobleme betroffen und litten häufiger an chronischen oder langandauernden Krankheiten. Neben der Stärkung psychischer Gesundheit braucht es – insbesondere bei trans/non-binären Personen – in der Schweiz Maßnahmen zur Verbesserung der körperlichen Gesundheit.

Der WHO-Zugang des ‹Proportionate Universalism› (World Health Organization, 2014), gemäß dem bevölkerungsbezogene universelle Strategien im richtigen Verhältnis zum Bedarf angewendet werden sollen (um den

---

664 Hier sind auch Männer eingeschlossen, die mit Männern Sex haben, sich aber weder als schwul/gay noch als bisexuell definieren.

665 Hier sind auch Frauen eingeschlossen, die mit Frauen Sex haben, sich aber weder als lesbisch noch als bisexuell definieren.

666 Die Inanspruchnahme von assistierten Reproduktionstechnologien (ART) wird nach Annahme der Initiative ‹Ehe für alle› für Frauenpaare zugänglicher. Das Gesundheitswesen muss hier entsprechend gut aufgestellt sein.

sozialen Gradient von Gesundheit zu begradigen), bedeutet auch für die Schweiz, dass große Anstrengungen und auch ein großer Ressourceneinsatz für sozial und gesundheitlich benachteiligte und marginalisierte Gruppen erfolgen müssen. Wie dieser Bericht aufzeigt, gehören trotz politischer und gesellschaftlicher Entwicklungen auch in der Schweiz LGBT-Personen immer noch zu diesen Gruppen. Die relevantesten Gesundheitsbereiche in denen Maßnahmen erforderlich sind, das *Was* also, wurden benannt. Damit ist das *Wie*, mit welchen konkreten Maßnahmen die (gesundheitliche) Situation von LGBT-Menschen in der Schweiz verbessert werden kann, noch nicht beantwortet. Im vorliegenden Bericht können keine detaillierten nach Gesundheitsbereich und Untergruppe (L, G, B und T) aufgeschlüsselten Empfehlungen zu konkreten Maßnahmen abgegeben werden. Dies ist ein nächster Arbeitsschritt, der zu leisten ist. Angelehnt an internationale Strategien der Reduktion gesundheitlicher Chancenungleichheit (z. B. ‹Proportionate universalism›, ‹Health in All Policies›) und das hier verwendete ‹Health Equity Promotion Model› (Fredriksen-Goldsen et al., 2014), empfehlen die Studienautor*innen insbesondere an den Strukturen und der Umwelt[667] anzusetzen, dem Multi-Level-Kontext im HEP-Modell. Dabei muss auch ein besonderes Augenmerk auf gesundheitliche Erfassungssysteme, das gesundheitliche Monitoring in der Schweiz gelegt werden (u. a. SGB). Darin sind LGB-Personen ungenügend inkludiert und trans und non-binäre Personen – wie wir gesehen haben, eine der am stärksten belasteten Gruppen – gar nicht erfasst. Vor dem Hintergrund der vorliegenden Befunde werden die folgenden Empfehlungen abgegeben:

1. Es braucht ein **nationales Programm zur sozialen und gesundheitlichen Gleichstellung von sexuellen und geschlechtlichen Minoritäten.** Damit sollen die Lebensbedingungen dieser Minoritäten verbessert und gesundheitsschädliche Einflüsse auf deren Gesundheitsverhalten (gesundheitsförderliche/-schädliche Pfade gemäß HEP-Modell) und den Gesundheitszustand verringert werden. Empfohlen wird, das Programm breit auszulegen (LGBTIQ+), um etwa auch intergeschlechtliche Personen darin zu erfassen. LGBT-Personen sind zu wenig in die Gesellschaft eingebunden; hier muss das Umfeld inklusiver aufgestellt werden, soziale Ressourcen und Netzwerke müssen gestützt werden, was u. a. über dieses Programm angeregt werden kann. Das Programm stellt Querverbindungen zu den anderen nationalen (Gesundheits-)Strategien und Programmen her, befördert, dass die Dimensionen sexuelle Orien-

667 Z. B. mittels verhältnis- und settingorientierter Gesundheitsförderung und Prävention.

tierung, Geschlechtsidentität und Intergeschlechtlichkeit dort im Sinne eines intersektionalen Ansatzes auch konsequent implementiert werden. Zugleich sichert die Formulierung eines eigenständigen Programms und Aktionsplans, dass die genannten Dimensionen – und die damit verbundenen Zielgruppen – nicht als ‹bloßes› Querschnittsthema in den anderen Programmen vergessen gehen.

2. In einem ‹**Health in All Policies**›-**Ansatz** (WHO, 2014) sollten Politik und Verwaltung – zusammen mit der nationalen Vernetzungs- und Programmplattform (siehe oben) – über politische Entscheidungen und Politikstrategien das Lebensumfeld von LGBT-Personen verbessern und entsprechende Maßnahmen beschließen. Die Umsetzung in den Kantonen und der Einbezug der Kantone könnte, basierend auf den ausgearbeiteten Zielen im nationalen Programm und Aktionsplan, über kantonale Aktionsprogramme (sog. KAP) erfolgen bzw. in bestehende KAP (z. B. ‹Psychische Gesundheit bei Kindern und Jugendlichen›) integriert werden.
3. In Gesundheitsförderung, Prävention und der (Krankheits-)Behandlung sollten in allen Sektoren (Gesundheit, Soziales etc.) sowohl **LGBT-sensitive/-inklusive** als auch **LGBT-spezifische Zugänge** nicht die Ausnahme, sondern die Regel sein. Mit ‹*LGBT-sensitiv*› oder ‹*LGBT-inklusiv*› ist gemeint, dass alle (Versorgungs-)Systeme und Angebote – also z. B. die allgemeine (Gesundheits-)Versorgung der ganzen Bevölkerung – so ausgerichtet sind, dass sich LGBT-Personen darin angesprochen, willkommen und gut behandelt fühlen (und auch tatsächlich gut und mit hoher Qualität behandelt werden!)[668]. *LGBT-spezifisch* meint, dass aufgrund einiger spezifischer Belastungen (und auch Ressourcen) von LGBT-Personen und Communities es selektive Präventions- und Behandlungsangebote und Spezialist*innen braucht, die gezielt LGBT-Personen – oder eine Untergruppe davon – adressieren und deren Bedürfnisse abdecken können[669]. Es braucht also beides – eine universelle Öffnung der Regelstruktur (LGBT-sensible und -inklusive Räume) und spezifische Maßnahmen für LGBT-Personen (spezifische Räume und spezifische Zugänge). Dabei sind folgende Aspekte wichtig:

668 Bsp.: Universelle Programme zur Stärkung psychischer Gesundheit im Schulkontext würden im Rahmen einer intersektionalen Perspektive immer auch die Anliegen und Bedürfnisse von LGBT-Jugendlichen mitdenken.

669 Bsp.: Gesundheitscheckpoints für MSM und FSF und trans Personen; peer-/communitygeführte LGBT-(Jugend-)Gruppen in denen sich Jugendliche/junge Erwachsene treffen (Bewältigung Coming-out, gegenseitige Stärkung/Empowerment, Aufbau von Communitystrukturen).

- **Diversitätssensible Aus- und Weiterbildung von Professionellen** im Gesundheits-, Sozial- und Bildungswesen (Lehrpersonen, Schulsozialarbeitende, Ärzt*innen, Pflegefachpersonen, Hebammen, Psycholog*innen etc.) zu LGBT-Themen. Die jeweiligen Berufsfachverbände (FMH, Avenir Social etc.), die Instanzen der (Hochschul-)Bildung (z. B. Swissuniversities) und die Institutionen und Organisationen in den jeweiligen Sektoren müssen darin unterstützt werden, die Aus- und Weiterbildung konsequent intersektional, unter dem Dach der ganzen Diversität, also auch mit Einschluss von LGBT-Themen, auszurichten.
- **Niederschwelligkeit, Partizipation und Wirksamkeitsorientierung:** Die Angebote und Maßnahmen sollen für LGBT-Personen mit ganz verschiedenen Hintergründen (z. B. hinsichtlich Bildung, Migrationserfahrung, Sprache, sozioökonomischen Ressourcen) leicht zugänglich sein, sollen – gerade bei LGBT-spezifischen Maßnahmen – wenn immer möglich unter Einbezug der Adressat*innen/Zielgruppen entwickelt werden, sollen sich in der sozialen Umgebung von LGBT-Personen (Zugehstrukturen, Setting-/Lebensweltorientierung) befinden und am neuesten Stand der Wissenschaft ausgerichtet sein (Wirksamkeit).
- Neben einer **Lebensspannenperspektive** über alle Lebensphasen hinweg, gilt es, besonders die **Kindheit**, die **Jugend** und das **frühe Erwachsenenalter** mittels geeigneter Zugänge und Maßnahmen abzudecken (LGBT-freundliches Umfeld, Stärkung/Information von Eltern, Verwandten, Peer-to-Peer Support etc.). Auch das (höhere) **Alter** ist zu gewichten (z. B. Vereinsamung, soziale Netzwerke).

4. Verlässliche **nationale Melde- und Unterstützungssysteme** (generell und im Gesundheitswesen) für die Meldung von Gewalt aufgrund der Geschlechtsidentität und der sexuellen Orientierung müssen aufgebaut werden. Diskriminierungen, Gewalt und Delikte müssen konsequent geahndet und ein geeignetes Hilfenetz für LGBT-Gruppen zur Verfügung gestellt bzw. die vorhandenen Strukturen entsprechend LGBT-inklusiv ausgestaltet werden.
5. Das **nationale Gesundheitsmonitoring** (**Schweizerische Gesundheitsbefragung SGB**) und **nationale Monitoringsysteme** in anderen Bereichen sind LGBT-inklusiv zu gestalten. Dabei müssen die Operationalisierungen von sexueller Orientierung und Geschlechtsidentität gemäß internationaler Standards erfolgen (vgl. u. a. Patterson et al., 2017; Slade

et al., 2020; Wolff et al., 2017), auch und besonders in der SGB.[670] Es ist nicht gerechtfertigt, dass eine Population, die gemäß europäischen Schätzungen ca. sieben Prozent[671] ausmacht, in der Schweiz nicht (trans/non-binäre Personen!) oder nur sehr ungenügend (LGB-Personen!) erfasst wird und entsprechend auch die Gesundheitsversorgung (inkl. Prävention und Gesundheitsförderung) für diese Gruppe nicht evidenzbasiert ausgerichtet werden kann. Auch in der vorliegenden Studie gibt es Einschränkungen (siehe Kap. 3.2). Mittels der Daten werden weitere Analysen zu den Unterschieden zwischen Personen mit einer unterschiedlichen Geschlechtsidentität (cis, trans/non-binär) oder einer unterschiedlichen sexuellen Orientierung gemacht. Darüber hinaus braucht es vertiefende Studien – z. B. gerade auch zur gesundheitlich stark belasteten Gruppe der trans und non-binären Personen –, die neben quantitativen auch mit qualitativen/verstehenden und Mixed-Methods-Zugängen das genaue Zustandekommen und die Ursachen gesundheitlicher Ungleichheiten für die Schweiz offenlegen.

Bei der Planung und Umsetzung der Empfehlungen sind die relevanten Stakeholder in der Schweiz einzubeziehen und bestehende, meist nicht finanzierte Strukturen und Angebote zu berücksichtigen und zu stärken, die von LGBT-Organisationen und engagierten Privatpersonen über die letzten Jahrzehnte in den Landesteilen aufgebaut wurden.

---

670 Bis zur SGB 2017 wurden diese Standards sehr wenig eingelöst. Etwa wurde die Geschlechtsidentität nicht erhoben (mittels gefordertem Zweischritt: zugeschriebenes Geschlecht bei Geburt, aktuelle Geschlechtszugehörigkeit/-identifikation). Eine Frage nach der sexuellen Identität wurde erst 2017 in die SGB aufgenommen und soll gemäß Konzeptpapier «Die Schweizerische Gesundheitsbefragung 2017 in Kürze» (2018, S. 10) nur alle 10 Jahre und nur Personen gestellt werden, die gleichgeschlechtliche Sexualkontakte oder noch keinen Sexualverkehr hatten. Bis anhin wurde zudem keine Frage zur sexuellen Anziehung in die SGB aufgenommen. Es ist zu hoffen, dass diesbezüglich in der SGB 2022 Anpassungen erfolgen werden.

671 https://www.statista.com/chart/6466/europes-lgbt-population-mapped/

Literaturverzeichnis

Ahuja, A., Webster, C., Gibson, N., Brewer, A., Toledo, S., & Russell, S. (2015). Bullying and Suicide: The Mental Health Crisis of LGBTQ Youth and How You Can Help. *Journal of Gay & Lesbian Mental Health*, *19*(2), 125–144. https://doi.org/10.1080/19359705.2015.1007417

Albuquerque, G. A., Garcia, C. d. L., Da Quirino, G. S., Henrique Alves, M. J., Belem, J. M., dos Santos Figueiredo, Francisco Winter, . . . Adami, F. (2016). Access to health services by lesbian, gay, bisexual, and transgender persons: systematic literature review. *BMC International Health and Human Rights*, *16*. https://doi.org/10.1186/s12914-015-0072-9

Backhaus, K., Erichson, B., Plinke, W., & Weiber, R. (2003). *Multivariate Analysemethoden: Eine anwendungsorientierte Einführung* (10th ed.). Berlin: Springer.

Baeriswyl, M. (2016). Queering Psychotherapie: Geschlechtervarianz, Geschlechtsidentität und die Ideologie der Zweigeschlechtlichkeit. *Psychotherapie-Wissenschaft*, *6*(2), 109–121. Retrieved from http://www.psychotherapie-wissenschaft.info/index.php/psy-wis/issue/archive

Bailey, J. M., Vasey, P. L., Diamond, L. M., Breedlove, S. M., Vilain, E., & Epprecht, M. (2016). Sexual Orientation, Controversy, and Science. *Psychological science in the public interest*, *17*(2), 45-101.

Balik, C. H. A., Bilgin, H., Uluman, O. T., Sukut, O., Yilmaz, S., & Buzlu, S. (2020). A Systematic Review of the Discrimination Against Sexual and Gender Minority in Health Care Settings. *International Journal of Health Services*, *50*(1), 44–61. https://doi.org/10.1177/0020731419885093

Balthasar, H., Jeannin, A., & Dubois-Arber, F. (2007). Surveillance des comportements face au VIH/sida chez les hommes ayant des rapports sexuels avec des hommes—Suisse, 1992-2004. *International journal of public health*, *52*(1), 27–38. https://doi.org/10.1007/s00038-006-5086-6

Balthasar, H., Jeannin, A., & Dubois-Arber, F. (2009). First anal intercourse and condom use among men who have sex with men in Switzerland. *Archives of Sexual Behavior*, *38*(6), 1000–1008. https://doi.org/10.1007/s10508-008-9382-5

Baram, S., Myers, S. A., Yee, S., & Librach, C. L. (2019). Fertility preservation for transgender adolescents and young adults: a systematic review. *Human Reproduction Update*, *25*(6), 694–716. https://doi.org/10.1093/humupd/dmz026

Bartig, S., Kalkum, D., Le, H. M., & Lewicki, A. (2021). *Diskriminierungsrisiken und Diskriminierungsschutz im Gesundheitswesen – Wissensstand und Forschungsbedarf für die Antidiskriminierungsforschung*. Berlin. Retrieved from https://www.antidiskriminierungsstelle.de/SharedDocs/downloads/DE/publikationen/Expertisen/diskrimrisiken_diskrimschutz_gesundheitswesen.pdf?__blob=publicationFile&v=2

Bauquis, O. (2011). Operative Geschlechtsumwandlung bei Störungen der Geschlechtsidentität. *Swiss Med Forum*, *11*(4), 58-64.

Bauquis, O. (2014). Geschlechtsangleichende Chirurgie: von der Unkenntnis zum Vorurteil. *Swiss Med Forum, 14*(49), 919-923.

Becasen, J. S., Denard, C. L., Mullins, M. M., Higa, D. H., & Sipe, T. A. (2019). Estimating the Prevalence of HIV and Sexual Behaviors Among the US Transgender Population: A Systematic Review and Meta-Analysis, 2006-2017. *American Journal of Public Health, 109*(1), E1-E8. https://doi.org/10.2105/AJPH.2018.304727

Berger, I., & Mooney-Somers, J. (2017). Smoking Cessation Programs for Lesbian, Gay, Bisexual, Transgender, and Intersex People: A Content-Based Systematic Review. *Nicotine & Tobacco Research: Official Journal of the Society for Research on Nicotine and Tobacco, 19*(12), 1408–1417. https://doi.org/10.1093/ntr/ntw216

Berrut, S. (2016). *Les lesbiennes en consultation gynécologique.* Genève.

Berrut, S., Descuves, A., Romanens-Pythoud, S., & Jeannot, E. (2020). La Santé sexuelle et reproductive des femmes ayant des relations sexuelles avec des femmes en Suisse romande. Online-Poster (Swiss Public Health Conference 2020). Retrieved from https://www.unilu.ch/en/faculties/department-of-health-sciences-and-medicine/events/swiss-public-health-conference-2020/#section=c95677

Besse, M., Lampe, N. M., & Mann, E. S. (2020). Experiences with Achieving Pregnancy and Giving Birth Among Transgender Men: A Narrative Literature Review. *The Yale Journal of Biology and Medicine, 93*(4), 517–528.

Béziane, C., Anex, E., Le Pogam, M.-A., & Künzle, M. (2020). *Enquête sur la santé des femmes* qui ont des relations sexuelles avec des femmes (FSF) 2019. Rapport préliminaire accompagnant les résultats.* Retrieved from https://www.profa.ch/wp-content/uploads/2020/11/Rapport-preliminiaire-enquete-info-fouffe.pdf

Bize, R., Volkmar, E., Berrut, S., Medico, D., Balthasar, H., Bodenmann, P., & Makadon, H. J. (2011). *Vers un accès à des soins de qualité pour les personnes lesbiennes, gays, bisexuelles et transgenres*. Retrieved from http://www.ncbi.nlm.nih.gov/pubmed/21987880

Blawert, B., & Dennert, G. (2020). *InTraHealth – Fragebogen*. Dortmund.

Blondeel, K., Say, L., Chou, D., Toskin, I., Khosla, R., Scolaro, E., & Temmerman, M. (2016). Evidence and knowledge gaps on the disease burden in sexual and gender minorities: A review of systematic reviews. *International Journal for Equity in Health, 15*, 16. https://doi.org/10.1186/s12939-016-0304-1

Bouris, A., Everett, B. G., Heath, R. D., Elsaesser, C. E., & Neilands, T. B. (2016). Effects of Victimization and Violence on Suicidal Ideation and Behaviors Among Sexual Minority and Heterosexual Adolescents. *LGBT Health, 3*(2), 153–161. https://doi.org/10.1089/lgbt.2015.0037

Braun, D. L., Hampel, B., Kouyos, R., Nguyen, H., Shah, C., Flepp, M., . . . Fehr, J. S. (2019). High Cure Rates With Grazoprevir-Elbasvir With or Without Ribavirin Guided by Genotypic Resistance Testing Among Human Immunodeficiency Virus/Hepatitis C Virus-coinfected Men Who Have Sex With Men. *Clinical Infectious Diseases: An Official Publication of the Infectious Diseases Society of America, 68*(4), 569–576. https://doi.org/10.1093/cid/ciy547

Braun, D. L., Hampel, B., Martin, E., Kouyos, R., Kusejko, K., Grube, C., . . . Fehr, J. S. (2019). High Number of Potential Transmitters Revealed in a Population-based Systematic Hepatitis C Virus RNA Screening Among Human Immunodeficiency Virus-infected Men Who Have Sex With Men. *Clinical Infectious Diseases: An Official Publication of the Infectious Diseases Society of America*, *68*(4), 561–568. https://doi.org/10.1093/cid/ciy545

Bryan, A., & Mayock, P. (2017). Supporting LGBT Lives? Complicating the suicide consensus in LGBT mental health research. *Sexualities*, *20*(1-2), 65–85. https://doi.org/10.1177/1363460716648099

Bundesamt für Gesundheit [BAG] (2021a). *BAG-Bulletin* (No. 30). Bern.

Bundesamt für Gesundheit [BAG] (2021b). *BAG-Bulletin* (No. 48). Bern.

Bundesamt für Statistik [BfS] (2020). *Schweizerische Gesundheitsbefragung. Dokumentation der Indizes von 1992 bis 2017*. Neuenburg.

Caceres, B. A., Brody, A., Luscombe, R. E., Primiano, J. E., Marusca, P., Sitts, E. M., & Chyun, D. (2017). A Systematic Review of Cardiovascular Disease in Sexual Minorities. *American Journal of Public Health*, *107*(4), E13-E21. https://doi.org/10.2105/AJPH.2016.303630

Caceres, B. A., Travers, J., Primiano, J. E., Luscombe, R. E., & Dorsen, C. (2020). Provider and LGBT Individuals' Perspectives on LGBT Issues in Long-Term Care: A Systematic Review. *Gerontologist*, *60*(3), E169-E183. https://doi.org/10.1093/geront/gnz012

Cardom, R., Rostosky, S., & Danner, F. (2013). Does «it get better» for depressed sexual minority youth in young adulthood? *The Journal of Adolescent Health: Official Publication of the Society for Adolescent Medicine*, *53*(5), 671–673. https://doi.org/10.1016/j.jadohealth.2013.07.023

Carrico, A. W., Zepf, R., Meanley, S., Batchelder, A., & Stall, R. (2016). When the Party is Over: A Systematic Review of Behavioral Interventions for Substance-Using Men Who Have Sex with Men. *Jaids-Journal of Acquired Immune Deficiency Syndromes*, *73*(3), 299–306.

Chapin-Bardales, J., Schmidt, A. J., Guy, R. J., Kaldor, J. M., McGregor, S., Sasse, A., . . . Sullivan, P. S. (2018). Trends in human immunodeficiency virus diagnoses among men who have sex with men in North America, Western Europe, and Australia, 2000-2014. *Annals of Epidemiology*, *28*(12), 874–880. https://doi.org/10.1016/j.annepidem.2018.09.006

Chen, H., Cohen, P., & Chen, S. (2010) How Big is a Big Odds Ratio? Interpreting the Magnitudes of Odds Ratios. *Epidemiological Studies, Communications in Statistics – Simulation and Computation, 39*(4), 860-864, doi: 10.1080/03610911003650383

Cicero, E. C., Reisner, S. L., Silva, S. G., Merwin, E. I., & Humphreys, J. C. (2019). Health Care Experiences of Transgender Adults An Integrated Mixed Research Literature Review. *Advances in Nursing Science*, *42*(2), 123–138. https://doi.org/10.1097/ANS. 0000000000000256

Clerc, O., Darling, K., Calmy, A., Dubois-Arber, F., & Cavassini, M. (2016). Hepatitis C Virus Awareness Among Men Who Have Sex With Men in Southwest Switzerland. *Sexually Transmitted Diseases*, *43*(1), 44–48. https://doi.org/10.1097/OLQ.0000000000000378

Connolly, D., Davies, E., Lynskey, M., Barratt, M. J., Maier, L., Ferris, J., . . . Gilchrist, G. (2020). Comparing intentions to reduce substance use and willingness to seek help among transgender and cisgender participants from the Global Drug Survey. *Journal of Substance Abuse Treatment*, *112*, 86–91. https://doi.org/10.1016/j.jsat.2020.03.001

Connolly, D., & Gilchrist, G. (2020). Prevalence and correlates of substance use among transgender adults: A systematic review. *Addictive Behaviors*, *111*. https://doi.org/10.1016/j.addbeh.2020.106544

Dalgard, O. S., Bjørk, S., & Tambs, K. (1995). Social support, negative life events and mental health. *The British Journal of Psychiatry*, *166*(1), 29–34.

Dangerfield, Derek T., II, Smith, L. R., Williams, J., Unger, J., & Bluthenthal, R. (2017). Sexual Positioning Among Men Who Have Sex With Men: A Narrative Review. *Archives of Sexual Behavior*, *46*(4), 869–884. https://doi.org/10.1007/s10508-016-0738-y

De Quervain, D., Aerni, A., Amini, E., Bentz, D., Coynel, D., Gerhards, C., … Zuber, P. (2020). The Swiss Corona Stress Study. Retrieved from https://doi.org/10.31219/osf.io/jqw6a

Delgado-Ruiz, R., Swanson, P., & Romanos, G. (2019). Systematic Review of the Long-Term Effects of Transgender Hormone Therapy on Bone Markers and Bone Mineral Density and Their Potential Effects in Implant Therapy. *Journal of Clinical Medicine*, *8*(6). https://doi.org/10.3390/jcm8060784

Dickson-Spillmann, M., Sullivan, R., Zahno, B., & Schaub, M. P. (2014). Queer quit: A pilot study of a smoking cessation programme tailored to gay men. *BMC Public Health*, *14*, 126. https://doi.org/10.1186/1471-2458-14-126

Dinesh, S., Franz, M., & Kuethe, F. (2020). Coronary Embolism and Myocardial Infarction in a Transgender Male Undergoing Hormone Therapy: A Case Report and Review of the Literature. *Case Reports in Cardiology*, *2020*. https://doi.org/10.1155/2020/4829169

Döring, N., & Bortz, J. (2016). *Forschungsmethoden und Evaluation in den Sozial- und Humanwissenschaften* (5th ed.). Heidelberg/Berlin: Springer.

Dubois-Arber, F., Jeannin, A., Lociciro, S., & Balthasar, H. (2012). Risk reduction practices in men who have sex with men in Switzerland: Serosorting, strategic positioning, and withdrawal before ejaculation. *Archives of Sexual Behavior*, *41*(5), 1263–1272. https://doi.org/10.1007/s10508-011-9868-4

Eisenberg, M. E., & Resnick, M. D. (2006). Suicidality among gay, lesbian and bisexual youth: The role of protective factors. *The Journal of Adolescent Health: Official Publication of the Society for Adolescent Medicine*, *39*(5), 662–668. https://doi.org/10.1016/j.jadohealth.2006.04.024

Eliason, M. J., Ingraham, N., Fogel, S. C., McElroy, J. A., Lorvick, J., Mauery, D. R., & Haynes, S. (2015). A Systematic Review of the Literature on Weight in Sexual Minority Women. *Womens Health Issues*, *25*(2), 162–175. https://doi.org/10.1016/j.whi.2014.12.001

Epprecht, L., Messerli, M., Samuel, R., Seule, M., Weber, J., Fournier, J.-Y., & Surbeck, W. (2018). Sexual dysfunction after good-grade aneurysmal subarachnoid hemorrhage. *World Neurosurgery*, *111*, 449–453. https://doi.org/10.1016/j.wneu.2017.12.091

Eres, R., Postolovski, N., Thielking, M., & Lim, M. H. (2021). Loneliness, mental health, and social health indicators in LGBTQIA+ Australians. *American Journal of Orthopsychiatry*, *91*(3), 358–366. https://doi.org/10.1037/ort0000531

European Union Agency for Fundamental Rights [FRA] (2014). *Being Trans in the European Union*. Wien. Retrieved from https://fra.europa.eu/sites/default/files/fra-2014-being-trans-eu-comparative-0_en.pdf

European Union Agency for Fundamental Rights [FRA] (2020). *A long way to go for LGBTI equality*. Wien. Retrieved from https://fra.europa.eu/sites/default/files/fra_uploads/fra-2020-lgbti-equality-1_en.pdf

Fan, E. M., Gordner, C., & Luty, J. (2020). Venous Thromboembolism in a Transgender Adolescent on Testosterone Therapy: A Case Report and Literature Review. *Journal of Pediatric Hematology Oncology*, *42*(5), E352-E354. https://doi.org/10.1097/MPH.0000000000001755

Fredriksen-Goldsen, K. I., Simoni, J. M., Kim, H.-J., Lehavot, K., Walters, K. L., Yang, J., . . . Muraco, A. (2014). The health equity promotion model: Reconceptualization of lesbian, gay, bisexual, and transgender (LGBT) health disparities. *American Journal of Orthopsychiatry*, *84*(6), 653–663. https://doi.org/10.1037/ort0000030

Frohn, D., Meinhold, F., & Schmidt, C. (2017). *„Out im Office?!" Sexuelle Identität und Geschlechtsidentität, (Anti-)Diskriminierung und Diversity am Arbeitsplatz*. Köln. Retrieved from https://www.vlsp.de/sites/default/files/pdf/ida_out_im_office_2018_04_04_web.pdf

Garcia Núñez, D. (2014). Von der Transsexualität zur Gender-Dysphorie: Beratungs- und Behandlungsempfehlungen bei TransPersonen. *Swiss Med Forum*, *14*(19), 382-387.

Garcia Nuñez, D., & Schneeberger, A. R. (2018). Trauma unter dem Regenbogen: Stigmatisierung von Gender- und sexuellen Minderheiten. In M. Büttner (Ed.), *Sexualität und Trauma* (S. 167-195). Schattauer.

Garcia Núñez, D., Sandon, P., Burgermeister, N., Schönbucher, V., & Jenewein, J. (2015). Protektive und dysfunktionale Internalisierungsprozesse an der Geschlechtergrenze. In Wiebke Driemeyer, Benjamin Gedrose, Armin Hoyer, Lisa Rustige (Ed.), *Grenzverschiebungen des Sexuellen: Perspektiven einer jungen Sexualwissenschaft*. Gießen: Psychosozial-Verlag.

Giannetti, S. (2004). *Transsexualität und Identität. Wenn der Körper das Ich behindert.* Edition Soziothek.

Gilbert, P. A., Pass, L. E., Keuroghlian, A. S., Greenfield, T. K., & Reisner, S. L. (2018). Alcohol research with transgender populations: A systematic review and recommendations to strengthen future studies. *Drug and Alcohol Dependence, 186*, 138–146. https://doi.org/10.1016/j.drugalcdep.2018.01.016

Gilbey, D., Mahfouda, S., Ohan, J., Lin, A., & Perry, Y. (2020). Trajectories of Mental Health Difficulties in Young People Who are Attracted to the Same Gender: A Systematic Review. *Adolescent Research Review, 5*(3), 281–293. https://doi.org/10.1007/s40894-019-00128-8

Gmel G., Kuendig H., Notari L., & Gmel C. (2017). *Suchtmonitoring Schweiz - Konsum von Alkohol, Tabak und illegalen Drogen in der Schweiz im Jahr 2016.* Bern. Retrieved from https://www.suchtmonitoring.ch/docs/library/gmel_5lbj5rqv9y5i.pdf

Gredig, D., Uggowitzer, F., Hassler, B., Weber, P., & Nideröst, S. (2016). Acceptability and willingness to use HIV pre-exposure prophylaxis among HIV-negative men who have sex with men in Switzerland. *AIDS Care, 28 Suppl 1*, 44–47. https://doi.org/10.1080/09540121.2016.1146212

Grosse, A., Grosse, C., Lenggenhager, D., Bode, B., Camenisch, U., & Bode, P. (2017). Cytology of the neovagina in transgender women and individuals with congenital or acquired absence of a natural vagina. *Cytopathology: Official Journal of the British Society for Clinical Cytology, 28*(3), 184–191. https://doi.org/10.1111/cyt.12417

Gumy, C., Jeannin, A., Balthasar, H., Huissoud, T., Jobin, V., Häusermann, M., . . . Dubois-Arber, F. (2012). Five-year monitoring of a gay-friendly voluntary counselling and testing facility in Switzerland: Who got tested and why? *BMC Public Health, 12*, 422. https://doi.org/10.1186/1471-2458-12-422

Haas, A. P., Eliason, M., Mays, V. M., Mathy, R. M., Cochran, S. D., D'Augelli, A. R., . . . Clayton, P. J. (2011). Suicide and Suicide Risk in Lesbian, Gay, Bisexual, and Transgender Populations: Review and Recommendations. *Journal of Homosexuality, 58*(1), 10–51. https://doi.org/10.1080/00918369.2011.534038

Hafeez, H., Zeshan, M., Tahir, M. A., Jahan, N., & Naveed, S. (2017). Health Care Disparities Among Lesbian, Gay, Bisexual, and Transgender Youth: A Literature Review. *Cureus, 9*(4). https://doi.org/10.7759/cureus.1184

Hässler, T., & Eisner, L. (2020). *Swiss LGBTIQ+ Panel – 2020 Summary Report.* Retrieved from https://doi.org/10.31234/osf.io/kdrh4

Hässler, T., & Eisner, L. (2019). *Schweizer LGBTIQ+ Umfrage 2019: Abschlussbericht.* Retrieved from https://osf.io/76waf/

Hegna, K., & Wichstrøm, L. (2007). Suicide Attempts among Norwegian Gay, Lesbian and Bisexual Youths: General and Specific Risk Factors. *Acta Sociologica, 50*(1), 21–37.

Heinecke-Müller, M. (2019a). *Kontrollüberzeugungen, internale vs. externale Kontrolle im Dorsch Lexikon der Psychologie*. Retrieved from https://dorsch.hogrefe.com/stichwort/kontrollueberzeugungen-internale-vs-externale-kontrolle

Heinecke-Müller, M. (2019b). *Wirksamkeitsüberzeugungen, Selbstwirksamkeitsüberzeugungen im Dorsch Lexikon der Psychologie*. Retrieved from https://dorsch.hogrefe.com/stichwort/wirksamkeitsueberzeugungen-selbstwirksamkeitsueberzeugungen

Heng, A., Heal, C., Banks, J., & Preston, R. (2018). Transgender peoples' experiences and perspectives about general healthcare: A systematic review. *International Journal of Transgenderism*, *19*(4), 359–378. https://doi.org/10.1080/15532739.2018.1502711

Hepp, U., Kraemer, B., Schnyder, U., Miller, N., & Delsignore, A. (2005). Psychiatric comorbidity in gender identity disorder. *Journal of Psychosomatic Research*, *58*(3), 259–261. https://doi.org/10.1016/j.jpsychores.2004.08.010

Hepp, U., & Milos, G. (2002). Gender identity disorder and eating disorders. *International Journal of Eating Disorders*, *32*, 473–478. https://doi.org/10.1002/eat.10090

Herrick, S. S. C., & Duncan, L. R. (2018). A Systematic Scoping Review of Engagement in Physical Activity Among LGBTQ plus Adults. *Journal of Physical Activity & Health*, *15*(3), 226–232. https://doi.org/10.1123/jpah.2017-0292

Hess, K. L., Crepaz, N., Rose, C., Purcell, D., & Paz-Bailey, G. (2017). Trends in Sexual Behavior Among Men Who have Sex with Men (MSM) in High-Income Countries, 1990-2013: A Systematic Review. *AIDS and Behavior*, *21*(10), 2811–2834. https://doi.org/10.1007/s10461-017-1799-1

Huang, X., Hou, J., Song, A., Liu, X., Yang, X., Xu, J., . . . Wu, H. (2018). Efficacy and Safety of Oral TDF-Based Pre-exposure Prophylaxis for Men Who Have Sex With Men: A Systematic Review and Meta-Analysis. *Frontiers in Pharmacology*, *9*. https://doi.org/10.3389/fphar.2018.00799

Hunt, R., Bates, C., Walker, S., Grierson, J., Redsell, S., & Meads, C. (2019). A Systematic Review of UK Educational and Training Materials Aimed at Health and Social Care Staff about Providing Appropriate Services for LGBT plus People. *International Journal of Environmental Research and Public Health*, *16*(24). https://doi.org/10.3390/ijerph16244976

Inderbinen, M., Schaefer, K., Schneeberger, A., Gaab, J., & Garcia Nuñez, D. (2021). Relationship of Internalized Transnegativity and Protective Factors With Depression, Anxiety, Non-suicidal Self-Injury and Suicidal Tendency in Trans Populations: A Systematic Review. *Frontiers in Psychiatry*, *12*, 636513. https://doi.org/10.3389/fpsyt.2021.636513

Jäggi, T., Jellestad, L., Corbisiero, S., Schaefer, D. J., Jenewein, J., Schneeberger, A. R., . . . Garcia Nuñez, D. (2018). Gender Minority Stress and Depressive Symptoms in Transitioned Swiss Transpersons. *BioMed Research International*, *2018*, 8639263. https://doi.org/10.1155/2018/8639263

James, S. E., Herman, J. L., Rankin, S., Keisling, M., Mottet, L., & Ma'ayan, A. (2016). *The Report of the 2015 U.S. Transgender Survey*. Washington, DC.

Jones, B. A., Haycraft, E., Bouman, W. P., & Arcelus, J. (2018). The Levels and Predictors of Physical Activity Engagement Within the Treatment-Seeking Transgender Population: A Matched Control Study. *Journal of Physical Activity & Health*, *15*(2), 99–107. https://doi.org/10.1123/jpah.2017-0298

Jurcek, A., Downes, C., Keogh, B., Urek, M., Sheaf, G., Hafford-Letchfield, T., . . . Higgins, A. (2020). Educating health and social care practitioners on the experiences and needs of older LGBT plus adults: Findings from a systematic review. *Journal of Nursing Management.* Advance online publication. https://doi.org/10.1111/jonm.13145

Kcomt, L. (2019). Profound health-care discrimination experienced by transgender people: rapid systematic review. *Social Work in Health Care*, *58*(2), 201–219. https://doi.org/10.1080/00981389.2018.1532941

Kouyos, R. D., Rauch, A., Braun, D. L., Yang, W.-L., Böni, J., Yerly, S., . . . Günthard, H. F. (2014). Higher risk of incident hepatitis C virus coinfection among men who have sex with men, in whom the HIV genetic bottleneck at transmission was wide. *The Journal of Infectious Diseases*, *210*(10), 1555–1561. https://doi.org/10.1093/infdis/jiu315

Kraemer, B., Hobi, S., Rufer, M., Hepp, U., Büchi, S., & Schnyder, U. (2010). Partnerschaft und Sexualität von Frau-zu-Mann transsexuellen Männern. *Psychotherapie, Psychosomatik, Medizinische Psychologie*, *60*(1), 25–30. https://doi.org/10.1055/s-0028-1103264

Krüger, P., Pfister, A., Eder, M., & Mikolasek, M. (2022). *Gesundheit von LGBT Personen in der Schweiz: Schlussbericht*. Luzern. Retrieved from https://www.bag.admin.ch/dam/bag/de/dokumente/nat-gesundheitsstrategien/nat-programm-migration-und-gesundheit/forschung-migration-und-gesundheit/laufende-forschungsprojekte-migration-und-gesundheit/hslu-bericht-zur-gesundheit-von-lgbt-personen.pdf.download.pdf/HSLU%20Bericht%20zur%20Gesundheit%20von%20LGBT%20Personen.pdf

Kuhn, A., Hiltebrand, R., & Birkhäuser, M. (2007). Do transsexuals have micturition disorders? *European Journal of Obstetrics, Gynecology, and Reproductive Biology*, *131*(2), 226–230. https://doi.org/10.1016/j.ejogrb.2006.03.019

Kuhn, A., Santi, A., & Birkhäuser, M. (2011). Vaginal prolapse, pelvic floor function, and related symptoms 16 years after sex reassignment surgery in transsexuals. *Fertility and Sterility*, *95*(7), 2379–2382. https://doi.org/10.1016/j.fertnstert.2011.03.029

Künzler-Heule, P., Engberg, S., Battegay, M., Schmidt, A. J., Fierz, K., Nguyen, H., . . . Nicca, D. (2019). Screening HIV-positive men who have sex with men for hepatitis C re-infection risk: Is a single question on condom-use enough? A sensitivity analysis. *BMC Infectious Diseases*, *19*(1), 821. https://doi.org/10.1186/s12879-019-4456-7

Landgraf, R., Aberle, J., Birkenfeld, A. L., Gallwitz, B., Kellerer. M., Klein, H., Müller-Wieland, D., Nauck, M. A., Reuter, H.-M. & Siegel, E. (2020). Therapie des Typ 2 Diabetes. *Diabetologe, 16*, 266-287

Lerner, J. E., & Robles, G. (2017). Perceived Barriers and Facilitators to Health Care Utilization in the United States for Transgender People: A Review of Recent Literature. *Journal of Health Care for the Poor and Underserved*, *28*(1), 127–152. https://doi.org/10.1353/hpu.2017.0014

Liu, R. T., & Mustanski, B. (2012). Suicidal ideation and self-harm in lesbian, gay, bisexual, and transgender youth. *American Journal of Preventive Medicine*, *42*(3), 221–228. https://doi.org/10.1016/j.amepre.2011.10.023

Lociciro, S., & Bize, R. (2015). Les comportements face au VIH/Sida des hommes qui ont des rapports sexuels avec des hommes: Enquête Gaysurvey 2014. Retrieved from https://serval.unil.ch/resource/serval:BIB_1304865F4ACC.P001/REF

Lociciro, S., Jeannin, A., & Dubois-Arber, F. (2010). Les comportements face au VIH/SIDA des hommes qui ont des relations sexuelles avec des hommes: Résultats de Gaysurvey 2009. Raisons de santé, 163. Retrieved from https://serval.unil.ch/resource/serval:BIB_4D69BEED81C4.P001/REF

Lociciro, S., Jeannin, A., & Dubois-Arber, F. (2012). Les hommes qui ont des relations sexuelles avec des hommes: Résultats de l'enquête EMIS 2010. Raisons de Santé, 194. Retrieved from http://www.emis-project.eu/sites/default/files/public/publications/emis_nationalreport_switzerland.pdf

Löwe, B., Spitzer, R. L., Zipfel, S., & Herzog, W. (2002). *PHQ-D. Gesundheitsfragebogen für Patienten: Manual Komplettversion und Kurzform.* Retrieved from https://www.klinikum.uni-heidelberg.de/fileadmin/Psychosomatische_Klinik/download/PHQ_Manual1.pdf

MacCarthy, S., Poteat, T., Xia, Z., Roque, N. L., Kim, A., Baral, S., & Reisner, S. L. (2017). Current research gaps: a global systematic review of HIV and sexually transmissible infections among transgender populations. *Sexual Health*, *14*(5), 456–468. https://doi.org/10.1071/SH17096

Marshal, M. P., Friedman, M. S., Stall, R., King, K. M., Miles, J., Gold, M. A., . . . Morse, J. Q. (2008). Sexual orientation and adolescent substance use: A meta-analysis and methodological review. *Addiction*, *103*(4), 546–556. https://doi.org/10.1111/j.1360-0443.2008.02149.x

Marshall, A. (2016). Suicide Prevention Interventions for Sexual & Gender Minority Youth: An Unmet Need. *The Yale Journal of Biology and Medicine*, *89*(2), 205–213.

Matacotta, J. J., Rosales-Perez, F. J., & Carrillo, C. M. (2020). HIV Preexposure Prophylaxis and Treatment as Prevention – Beliefs and Access Barriers in Men Who Have Sex With Men (MSM) and Transgender Women: A Systematic Review. *Journal of Patient-Centered Research and Reviews*, 7(3), 265–274. https://doi.org/10.17294/2330-0698.1737

Maxwell, S., Gafos, M., & Shahmanesh, M. (2019). Pre-exposure Prophylaxis Use and Medication Adherence Among Men Who Have Sex With Men: A Systematic Review of the Literature. *Janac-Journal of the Association of Nurses in Aids Care*, *30*(4), E38-E61. https://doi.org/10.1097/JNC.0000000000000105

Maxwell, S., Shahmanesh, M., & Gafos, M. (2019). Chemsex behaviours among men who have sex with men: A systematic review of the literature. *International Journal of Drug Policy*, *63*, 74–89. https://doi.org/10.1016/j.drugpo.2018.11.014

McCann, E., & Brown, M. (2018). The inclusion of LGBT plus health issues within undergraduate healthcare education and professional training programmes: A systematic review. *Nurse Education Today*, *64*, 204–214. https://doi.org/10.1016/j.nedt.2018.02.028

McDermott, E., Hughes, E., & Rawlings, V. (2017). The social determinants of lesbian, gay, bisexual and transgender youth suicidality in England: A mixed methods study. *Journal of Public Health*, 1–8. https://doi.org/10.1093/pubmed/fdx135

McFarlane, T., Zajac, J. D., & Cheung, A. S. (2018). Gender-affirming hormone therapy and the risk of sex hormone-dependent tumours in transgender individuals – A systematic review. *Clinical Endocrinology*, *89*(6), 700–711. https://doi.org/10.1111/cen.13835

McNamara, G., & Wilson, C. (2020). Lesbian, gay and bisexual individuals experience of mental health services – a systematic review. *Journal of Mental Health Training Education and Practice*, *15*(2), 59–70. https://doi.org/10.1108/JMHTEP-09-2019-0047

Meads, C., Hunt, R., Martin, A., & Varney, J. (2019). A Systematic Review of Sexual Minority Women's Experiences of Health Care in the UK. *International Journal of Environmental Research and Public Health*, *16*(17). https://doi.org/10.3390/ijerph16173032

Meads, C., Martin, A., Grierson, J., & Varney, J. (2018). Systematic review and meta-analysis of diabetes mellitus, cardiovascular and respiratory condition epidemiology in sexual minority women. *BMJ Open*, *8*(4). https://doi.org/10.1136/bmjopen-2017-020776

Medico, D., Pullen Sansfaçon, A., Galantino, G. J., & Zufferey, A. (2020). « J'aimerais mourir. » Comprendre le désespoir chez les jeunes trans par le concept d'oppression développementale. *Frontières*, *31*(2). https://doi.org/10.7202/1070338ar

Medico, D., Pullen Sansfaçon, A., Zufferey, A., Galantino, G., Bosom, M., & Suerich-Gulick, F. (2020). Pathways to gender affirmation in trans youth: A qualitative and participative study with youth and their parents. *Clinical Child Psychology and Psychiatry*, *25*(4), 1002–1014. https://doi.org/10.1177/1359104520938427

Medico, D., & Zufferey, A. (2018). Un futur pour les enfants et les jeunes transgenres: Que savons-nous sur les besoins et les solutions ? *Revue médicale suisse*, *14*(621), 1765–1769.

Mereish, E. H., O'Cleirigh, C., & Bradford, J. B. (2014). Interrelationships between LGBT-based victimization, suicide, and substance use problems in a diverse sample of sexual and gender minorities. *Psychology Health & Medicine*, *19*(1), 1–13. https://doi.org/10.1080/13548506.2013.780129

Meyer, I. H. (2003). Prejudice, social stress, and mental health in lesbian, gay, and bisexual populations: Conceptual issues and research evidence. *Psychological Bulletin*, *129*(5), 674–697. https://doi.org/10.1037/0033-2909.129.5.674

Mijuskovic, B., Schaefer, D. J., & Garcia Nuñez, D. (2020). Optimierung chirurgischer Behandlungen für trans Personen. *Schweizerische Ärztezeitung*. Advance online publication. https://doi.org/10.4414/saez.2020.18420

Misoch, S. (2017). «Lesbian, gay & grey». Besondere Bedürfnisse von homosexuellen Frauen und Männern im dritten und vierten Lebensalter. *Zeitschrift für Gerontologie und Geriatrie*, *50*(3), 239–246. https://doi.org/10.1007/s00391-016-1030-4

Mongelli, F., Perrone, D., Balducci, J., Sacchetti, A., Ferrari, S., Mattei, G., & Galeazzi, G. M. (2019). Minority stress and mental health among LGBT populations: an update on the evidence. *Minerva Psichiatrica*, *60*(1). https://doi.org/10.23736/S0391-1772.18.01995-7

Moreau-Gruet, F., Jeannin, A., Dubois-Arber, F., & Spencer, B. (2001). Management of the risk of HIV infection in male homosexual couples. *AIDS*, *15*(8), 1025–1035. https://doi.org/10.1097/00002030-200105250-00011

Morris, M., Cooper, R. L., Ramesh, A., Tabatabai, M., Arcury, T. A., Shinn, M., ... Matthews-Juarez, P. (2019). Training to reduce LGBTQ-related bias among medical, nursing, and dental students and providers: a systematic review. *BMC Medical Education*, *19*(1). https://doi.org/10.1186/s12909-019-1727-3

Muchicko, M. M., Lepp, A., & Barkley, J. E. (2014). Peer victimization, social support and leisure-time physical activity in transgender and cisgender individuals. *Leisure/Loisir*, *38*(3-4), 295–308. https://doi.org/10.1080/14927713.2015.1048088

Mustanski, B., & Liu, R. T. (2013). A longitudinal study of predictors of suicide attempts among lesbian, gay, bisexual, and transgender youth. *Archives of Sexual Behavior*, *42*(3), 437–448. https://doi.org/10.1007/s10508-012-0013-9

Narring, F., Stronski Huwiler, S. M., & Michaud, P. A. (2003). Prevalence and dimensions of sexual orientation in Swiss adolescents: A cross-sectional survey of 16 to 20-year-old students. *Acta Paediatrica*, *92*(2), 233–239. https://doi.org/10.1111/j.1651-2227.2003.tb00532.x

Nöstlinger, C., Nideröst, S., Platteau, T., Müller, M. C., Staneková, D., Gredig, D., ... Colebunders, R. (2011). Sexual protection behavior in HIV-positive gay men: Testing a modified information-motivation-behavioral skills model. *Archives of Sexual Behavior*, *40*(4), 817–827. https://doi.org/10.1007/s10508-010-9682-4

Nussbaum, M.-L. (2019). Geschlechtsinkongruenz im Kindes- und Jugendalter: Theoretische Erkenntnisse und Praxishilfen für Diagnostik und Therapie. *P & E*, *45*(1), 46–53. Retrieved from http://www.skjp.ch/de/zeitschrift-pe/

O'Brien, K. H. M., Putney, J. M., Hebert, N. W., Falk, A. M., & Aguinaldo, L. D. (2016). Sexual and Gender Minority Youth Suicide: Understanding Subgroup Differences to Inform Interventions. *LGBT Health*, *3*(4), 248–251. https://doi.org/10.1089/lgbt.2016.0031

Ott, A., & Garcia Nuñez, D. (2018). Der Substanzkonsum von trans* Personen aus der Minoritätenstressperspektive. *Suchttherapie*, *19*(04), 193–198. https://doi.org/10.1055/a-0715-0896

Ott, A., Regli, D., & Znoj, H. (2017). Minoritätenstress und soziale Unterstützung: Eine Online-Untersuchung zum Wohlbefinden von Trans*Personen in der Schweiz. *Zeitschrift Für Sexualforschung*, *30*(2), 138–160. https://doi.org/10.1055/s-0043-109081

Pahud, O. (2020). *Erfahrungen der Wohnbevölkerung ab 18 Jahren mit dem Gesundheitssystem – Situation in der Schweiz und im internationalen Vergleich* (OBSAN Bericht No. 12/2020). Neuchâtel. Retrieved from https://www.obsan.admin.ch/sites/default/files/obsan_12_2020_bericht_korr.pdf

Pamfile, D., Soldati, L., Brovelli, S., Pécoud, P., Ducommun, I., Micali, N., . . . Typaldou, S. (2020). Rôle du psychiatre-psychothérapeute dans la prise en charge de la dysphorie de genre. *Revue médicale suisse*, *16*(709), 1877–1880. Retrieved from http://www.ncbi.nlm.nih.gov/pubmed/33026731

Parpan-Blaser, A., Pfister, A., Nideröst, S., & Gredig, D. (2009). Freier im mann-männlichen Sexgewerbe. Beweggründe für den Kauf von Sex. *Neue Praxis*, *39*(6), 565–578. Retrieved from http://www.fhnw.ch/sozialearbeit

Patterson, J. G., Jabson, J. M., & Bowen, D. J. (2017). Measuring Sexual and Gender Minority Populations in Health Surveillance. *LGBT Health*, *4*(2), 82–105. https://doi.org/10.1089/lgbt.2016.0026

Pauli, D. (2017). Geschlechtsinkongruenz und Genderdysphorie bei Kindern und Jugendlichen. *PSYCH Up2date*, *11*(6), 529–543. https://doi.org/10.1055/s-0043-115159

Pauli, D. (2019). Nicht-binäre Geschlechtsorientierung bei Kindern und Jugendlichen. Eine Herausforderung für die Betroffenen, das Umfeld und die Behandelnden. *Kinderanalyse*, *27*(1), 53–64. https://doi.org/10.21706/ka-27-1-53

Peng, P., Su, S., Fairley, C. K., Chu, M., Jiang, S., Zhuang, X., & Zhang, L. (2018). A Global Estimate of the Acceptability of Pre-exposure Prophylaxis for HIV Among Men Who have Sex with Men: A Systematic Review and Meta-analysis. *AIDS and Behavior*, *22*(4), 1063–1074. https://doi.org/10.1007/s10461-017-1675-z

Perez-Brumer, A., Day, J. K., Russell, S. T., & Hatzenbuehler, M. L. (2017). Prevalence and Correlates of Suicidal Ideation Among Transgender Youth in California: Findings From a Representative, Population-Based Sample of High School Students. *Journal of the American Academy of Child and Adolescent Psychiatry*, *56*(9), 739–746. https://doi.org/10.1016/j.jaac.2017.06.010

Peter, T., Taylor, C., & Campbell, C. (2016). «You can't break … when you're already broken»: The importance of school climate to suicidality among LGBTQ youth. *Journal of Gay & Lesbian Mental Health*, *20*(3), 195–213. https://doi.org/10.1080/19359705.2016.1171188

Pfister, A. (2009). *Sexarbeiter und HIV, Aids: Karrierewege und HIV-Schutzverhalten im mann-männlichen Sexgewerbe*. Marburg: Tectum-Verlag.

Pfister, A., & Mikolasek, M. (2019). *Suizidversuche von LGBT-Jugendlichen und jungen Erwachsenen. Einschätzung der Machbarkeit einer qualitativen Untersuchung in der Schweiz*. Luzern. Retrieved from https://doi.org/10.5281/zenodo.3527711

Pfister, A., Parpan-Blaser, A., Nideröst, S., & Gredig, D. (2008). Mann-männliche Prostitution und HIV / Aids. *Zeitschrift Für Sexualforschung*, *21*(2), 105–123. https://doi.org/10.1055/s-2008-1076815

Plöderl, M. (2016). Out in der Schule? Bullying und Suizidrisiko bei LGBTI Jugendlichen. *Suizidprophylaxe, 2016*(43), 7–13.

Plöderl, M., Yazdi, K., Kralovec, K., & Fartacek, R. (2007). Geschlechtsrollennonkonformität in der Kindheit als Suizidrisikofaktor am Beispiel von homo- und bisexuellen Personen. *Psychiatrie und Psychotherapie*, *3*(3), 81–85. https://doi.org/10.1007/s11326-007-0060-3

Pompili, M., Lester, D., Forte, A., Seretti, M. E., Erbuto, D., Lamis, D. A., . . . Girardi, P. (2014). Bisexuality and suicide: A systematic review of the current literature. *The Journal of Sexual Medicine*, *11*(8), 1903–1913. https://doi.org/10.1111/jsm.12581

Rauch, A., Rickenbach, M., Weber, R., Hirschel, B., Tarr, P. E., Bucher, H. C., . . . Furrer, H. (2005). Unsafe sex and increased incidence of hepatitis C virus infection among HIV-infected men who have sex with men: The Swiss HIV Cohort Study. *Clinical Infectious Diseases: An Official Publication of the Infectious Diseases Society of America*, *41*(3), 395–402. https://doi.org/10.1086/431486

Rauchfleisch, U. (2007). Diskriminierung Transexueller. In Steger, F. (Hg.), *Was ist krank? Stigmatisierung und Diskriminierung in Medizin und Psychotherapie* (S. 189-196). Giessen.

Rauchfleisch, U. (2016a). Beziehungsgestaltung in der Begleitung und Therapie von Lesben, Schwulen, Bisexuellen und Transidenten. Eine Analyse mit Hilfe der Konzepte von Übertragung und Gegenübertragung. *Psychotherapie-Wissenschaft*, *6*(2), 130–139. Retrieved from http://www.psychotherapie-wissenschaft.info/index.php/psy-wis/issue/archive

Rauchfleisch, U. (2016b). Leben an Grenzen. Eine Herausforderung für uns alle. *Existenzanalyse*, *33*(2), 35–39. Retrieved from https://www.existenzanalyse.net/

Rauchfleisch, U. (2017). «Trans*Menschen», Psychoanalyse und Psychotherapie. Transsexualität, Transidentität, Gender-Dysphorie – und wie weiter? *Forum der Psychoanalyse*, *33*(4), 431–445. https://doi.org/10.1007/s00451-017-0289-4

Robinson, K., Galloway, K. Y., Bewley, S., & Meads, C. (2017). Lesbian and bisexual women's gynaecological conditions: A systematic review and exploratory meta-analysis. *BJOG: An International Journal of Obstetrics and Gynaecology*, *124*(3), 381–392. https://doi.org/10.1111/1471-0528.14414

Rodger, A. J., Cambiano, V., Bruun, T., Vernazza, P., Collins, S., Degen, O., . . . Janeiro, N. (2019). Risk of HIV transmission through condomless sex in serodifferent gay couples with the HIV-positive partner taking suppressive antiretroviral therapy (PARTNER): final results of a multicentre, prospective, observational study. *The Lancet*, *393*(10189), 2428–2438. https://doi.org/10.1016/S0140-6736(19)30418-0

Rosendale, N., & Albert, M. A. (2020). The Intersection of Sexual Orientation, Gender Identity, and Race/Ethnicity on Cardiovascular Health: a Review of the Literature and Needed Research. *Current Cardiovascular Risk Reports*, *14*(10). https://doi.org/10.1007/s12170-020-00651-7

Roth, J. A., Franzeck, F. C., Balakrishna, S., Lautenschlager, S., Thurnheer, M. C., Trellu, L. T., . . . Battegay, M. (2020). Repeated Syphilis Episodes in HIV-Infected Men Who Have Sex With Men: A Multicenter Prospective Cohort Study on Risk Factors and the Potential Role of Syphilis Immunity. *Open Forum Infectious Diseases*, 7(1), ofaa019. https://doi.org/10.1093/ofid/ofaa019

Ruetsche, A. G., Kneubuehl, R., Birkhaeuser, M. H., & Lippuner, K. (2005). Cortical and trabecular bone mineral density in transsexuals after long-term cross-sex hormonal treatment: A cross-sectional study. *Osteoporosis International*, *16*(7), 791–798. https://doi.org/10.1007/s00198-004-1754-7

Salazar-Vizcaya, L., Kouyos, R. D., Zahnd, C., Wandeler, G., Battegay, M., Darling, K. E. A., . . . Rauch, A. (2016). Hepatitis C virus transmission among human immunodeficiency virus-infected men who have sex with men: Modeling the effect of behavioral and treatment interventions. *Hepatology*, *64*(6), 1856–1869. https://doi.org/10.1002/hep.28769

Salazar-Vizcaya, L., Kusejko, K., Schmidt, A. J., Carrillo-Montoya, G., Nicca, D., Wandeler, G., . . . Rauch, A. (2020). Clusters of Sexual Behavior in Human Immunodeficiency Virus-positive Men Who Have Sex With Men Reveal Highly Dissimilar Time Trends. *Clinical Infectious Diseases: An Official Publication of the Infectious Diseases Society of America*, *70*(3), 416–424. https://doi.org/10.1093/cid/ciz208

Salway, T., Ross, L. E., Fehr, C. P., Burley, J., Asadi, S., Hawkins, B., & Tarasoff, L. A. (2019). A Systematic Review and Meta-Analysis of Disparities in the Prevalence of Suicide Ideation and Attempt Among Bisexual Populations. *Archives of Sexual Behavior*, *48*(1), 89–111. https://doi.org/10.1007/s10508-018-1150-6

Savin-Williams, R. C., & Ream, G. L. (2003). Suicide attempts among sexual-minority male youth. *Journal of Clinical Child and Adolescent Psychology*, *32*(4), 509–522. https://doi.org/10.1207/S15374424JCCP3204_3

Schmidt, A. J., & Altpeter, E. (2019). The Denominator problem: Estimating the size of local populations of men-who-have-sex-with-men and rates of HIV and other STIs in Switzerland. *Sexually Transmitted Infections*, *95*(4), 285–291. https://doi.org/10.1136/sextrans-2017-053363

Schmidt, A. J., Bourne, A., Weatherburn, P., Reid, D., Marcus, U., & Hickson, F. (2016). Illicit drug use among gay and bisexual men in 44 cities: Findings from the European MSM Internet Survey (EMIS). *The International Journal on Drug Policy*, *38*, 4–12. https://doi.org/10.1016/j.drugpo.2016.09.007

Schmidt, A. J., Falcato, L., Zahno, B., Burri, A., Regenass, S., Müllhaupt, B., & Bruggmann, P. (2014). Prevalence of hepatitis C in a Swiss sample of men who have sex with men: Whom to screen for HCV infection? *BMC Public Health*, *14*, 3. https://doi.org/10.1186/1471-2458-14-3

Schmidt, F., Schondelmayer, A.-C., & Schröder, U. B. (Eds.) (2015). *Selbstbestimmung und Anerkennung sexueller und geschlechtlicher Vielfalt: Lebenswirklichkeiten, Forschungsergebnisse und Bildungsbausteine*. Wiesbaden: Springer VS.

Schmuckli, L., & Gross, P. (2016). Der Herr ist nicht Frau in seinem eigenen Hause: Psychoanalytische Fragmente zur Thematik der trans*Identität. *Psychotherapie-Wissenschaft*, *6*(2), 122–129. Retrieved from http://www.psychotherapie-wissenschaft.info/index.php/psy-wis/issue/archive

Schneeberger, A. R., Rauchfleisch, U., & Battegay, R. (2002). Psychosomatische Folgen und Begleitphänomene der Diskriminierung am Arbeitsplatz bei homosexuellen Menschen. *Schweizer Archiv für Neurologie und Psychiatrie*, *153*(3), 137–143. Retrieved from https://sanp.ch/

Schuler, D., Tuch, A., & Peter, C. (2020). *Psychische Gesundheit in der Schweiz. Monitoring 2020* (OBSAN Bericht No. 15/2020). Neuchâtel. Retrieved from https://www.obsan.admin.ch/de/publikationen/2020-psychische-gesundheit-der-schweiz

Schwappach, D. L. B. (2008). Smoking behavior, intention to quit, and preferences toward cessation programs among gay men in Zurich, Switzerland. *Nicotine & Tobacco Research*, *10*(12), 1783–1787. https://doi.org/10.1080/14622200802443502

Schwappach, D. L. B. (2009). Queer quit: Gay smokers' perspectives on a culturally specific smoking cessation service. *Health Expectations*, *12*(4), 383–395. https://doi.org/10.1111/j.1369-7625.2009.00550.x

Sekoni, A. O., Gale, N. K., Manga-Atangana, B., Bhadhuri, A., & Jolly, K. (2017). The effects of educational curricula and training on LGBT-specific health issues for healthcare students and professionals: a mixed-method systematic review. *Journal of the International Aids Society*, *20*. https://doi.org/10.7448/IAS.20.1.21624

Sheinfil, A. Z., Foley, J. D., Ramos, J., Antshel, K. M., & Woolf-King, S. E. (2019). Psychotherapeutic depression interventions adapted for sexual and gender minority youth: A systematic review of an emerging literature. *Journal of Gay & Lesbian Mental Health*, *23*(4), 380–411. https://doi.org/10.1080/19359705.2019.1622616

Silva, J. F., & Cavalcanti Costa, G. M. (2020). Health care of sexual and gender minorities: an integrative literature review. *Revista Brasileira de Enfermagem*, *73*. https://doi.org/10.1590/0034-7167-2019-0192

Simoni, J. M., Smith, L., Oost, K. M., Lehavot, K., & Fredriksen-Goldsen, K. (2017). Disparities in Physical Health Conditions Among Lesbian and Bisexual Women: A Systematic Review of Population-Based Studies. *Journal of Homosexuality*, *64*(1), 32–44. https://doi.org/10.1080/00918369.2016.1174021

Sinclair, V. G., & Wallston, K. A. (2004). The development and psychometric evaluation of the Brief Resilient Coping Scale. *Assessment*, *11*(1), 94–101. https://doi.org/10.1177/1073191103258144

Singh-Ospina, N., Maraka, S., Rodriguez-Gutierrez, R., Davidge-Pitts, C., Nippoldt, T. B., Prokop, L. J., & Murad, M. H. (2017). Effect of Sex Steroids on the Bone Health of Transgender Individuals: A Systematic Review and Meta-Analysis. *Journal of Clinical Endocrinology & Metabolism*, *102*(11), 3904–3913. https://doi.org/10.1210/jc.2017-01642

Skerrett, D. M., Kolves, K., & Leo, D. de (2016). Factors Related to Suicide in LGBT Populations. *Crisis*, *37*(5), 361–369. https://doi.org/10.1027/0227-5910/a000423

Skerrett, D. M., Kõlves, K., & Leo, D. de (2017). Pathways to Suicide in Lesbian and Gay Populations in Australia: A Life Chart Analysis. *Archives of Sexual Behavior*, *46*(5), 1481–1489. https://doi.org/10.1007/s10508-016-0827-y

Slade, T., Gross, D. P., Niwa, L., McKillop, A. B., & Guptill, C. (2020). Sex and gender demographic questions: improving methodological quality, inclusivity, and ethical administration. *International Journal of Social Research Methodology*, 1–12. https://doi.org/10.1080/13645579.2020.1819518

Snow, A., Cerel, J., Loeffler, D. N., & Flaherty, C. (2019). Barriers to Mental Health Care for Transgender and Gender-Nonconforming Adults: A Systematic Literature Review. *Health & Social Work*, *44*(3), 149–155. https://doi.org/10.1093/hsw/hlz016

Sobecki-Rausch, J. N., Brown, O., & Gaupp, C. L. (2017). Sexual Dysfunction in Lesbian Women: A Systematic Review of the Literature. *Seminars in Reproductive Medicine*, *35*(5), 448–459. https://doi.org/10.1055/s-0037-1604455

Soldati, L., Hischier, M., & Aubry, J.-M. (2016). Réseau de soins pour patients souffrant de dysphorie de genre. *Revue médicale suisse*, *12*(531), 1557–1560. Retrieved from https://www.revmed.ch/RMS/2016/RMS-N-531/Reseau-de-soins-pour-patients-souffrant-de-dysphorie-de-genre

Stocker, D., Schläpfer, S., Németh, P., Jäggi, J., Liechti, L., & Künzi, K. (2021). *Der Einfluss der COVID-19-Pandemie auf die psychische Gesundheit der Schweizer Bevölkerung und die psychiatrisch-psychotherapeutische Versorgung in der Schweiz. Schlussbericht.* Bern.

Streed, C. G., Jr., Harfouch, O., Marvel, F., Blumenthal, R. S., Martin, S. S., & Mukherjee, M. (2017). Cardiovascular Disease Among Transgender Adults Receiving Hormone Therapy: A Narrative Review. *Annals of Internal Medicine*, *167*(4). https://doi.org/10.7326/M17-0577

Sweileh, W. M. (2018). Bibliometric analysis of peer-reviewed literature in transgender health (1900-2017). *BMC International Health and Human Rights*, *18*. https://doi.org/10.1186/s12914-018-0155-5

Szücs, D., Köhler, A., Holthaus, M. M., Güldenring, A., Balk, L., Motmans, J., & Nieder, T. O. (2021). Gesundheit und Gesundheitsversorgung von trans Personen während der COVID-19-Pandemie: Eine Online-Querschnittstudie in deutschsprachigen Ländern. *Bundesgesundheitsblatt – Gesundheitsforschung – Gesundheitsschutz*, *64*(11), 1452–1462. https://doi.org/10.1007/s00103-021-03432-8

Takács, J., Szalma, I., & Bartus, T. (2016). Social Attitudes Toward Adoption by Same-Sex Couples in Europe. *Archives of Sexual Behavior*, *45*(7), 1787–1798. https://doi.org/10.1007/s10508-016-0691-9

Tanini, S., Fisher, A. D., Meattini, I., Bianchi, S., Ristori, J., Maggi, M., & Lo Russo, G. (2019). Testosterone and Breast Cancer in Transmen: Case Reports, Review of the Literature, and Clinical Observation. *Clinical Breast Cancer*, *19*(2), E271-E275. https://doi.org/10.1016/j.clbc.2018.12.006

Timmins, L., Rimes, K. A., & Rahman (2017). *Gender Identity Self-Stigma Scale [Measurement instrument]*. Retrieved from https://www.kcl.ac.uk/ioppn/depts/psychology/research/researchgroupings/gender-identity-self-stigma-scale.pdf

Tomkins, A., George, R., & Kliner, M. (2019). Sexualised drug taking among men who have sex with men: a systematic review. *Perspectives in Public Health, 139*(1), 23–33. https://doi.org/10.1177/1757913918778872

Utamsingh, P. D., Kenya, S., Lebron, C. N., & Carrasquillo, O. (2017). Beyond Sensitivity. LGBT Healthcare Training in U.S. Medical Schools: A Review of the Literature. *American Journal of Sexuality Education, 12*(2), 148–169. https://doi.org/10.1080/15546128.2017.1298070

Vaitses Fontanari, A. M., Zanella, G. I., Feijo, M., Churchill, S., Rodrigues Lobato, M. I., & Costa, A. B. (2019). HIV-related care for transgender people: A systematic review of studies from around the world. *Social Science & Medicine, 230*, 280–294. https://doi.org/10.1016/j.socscimed.2019.03.016

Valentine, S. E., & Shipherd, J. C. (2018). A systematic review of social stress and mental health among transgender and gender non-conforming people in the United States. *Clinical Psychology Review, 66*, 24–38. https://doi.org/10.1016/j.cpr.2018.03.003

Van der Helm, J. J., Prins, M., Del Amo, J., Bucher, H. C., Chêne, G., Dorrucci, M., . . . Geskus, R. B. (2011). The hepatitis C epidemic among HIV-positive MSM: Incidence estimates from 1990 to 2007. *AIDS, 25*(8), 1083–1091. https://doi.org/10.1097/QAD.0b013e3283471cce

Van Sighem, A., Vidondo, B., Glass, T. R., Bucher, H. C., Vernazza, P., Gebhardt, M., . . . Low, N. (2012). Resurgence of HIV infection among men who have sex with men in Switzerland: Mathematical modelling study. *PloS One*, 7(9), e44819. https://doi.org/10.1371/journal.pone.0044819

Wahlen, R., Bize, R., Wang, J., Merglen, A., & Ambresin, A.-E. (2020). Medical students' knowledge of and attitudes towards LGBT people and their health care needs: Impact of a lecture on LGBT health. *PloS One, 15*(7), e0234743. https://doi.org/10.1371/journal.pone.0234743

Waldis, L., Borter, N., & Rammsayer, T. H. (2020). The interactions among sexual orientation, masculine and feminine gender role orientation, and facets of sociosexuality in young heterosexual and homosexual men. *Journal of Homosexuality*. Advance online publication. https://doi.org/10.1080/00918369.2020.1717837

Wang, J., Dey, M., Soldati, L., Weiss, M. G., Gmel, G., & Mohler-Kuo, M. (2014). Psychiatric disorders, suicidality, and personality among young men by sexual orientation. *European Psychiatry, 29*(8), 514–522. https://doi.org/10.1016/j.eurpsy.2014.05.001

Wang, J., Häusermann, M., Vounatsou, P., Aggleton, P., & Weiss, M. G. (2007). Health status, behavior, and care utilization in the Geneva Gay Men's Health Survey. *Preventive Medicine, 44*(1), 70–75. https://doi.org/10.1016/j.ypmed.2006.08.013

Wang, J., Häusermann, M., Wydler, H., Mohler-Kuo, M., & Weiss, M. G. (2012). Suicidality and sexual orientation among men in Switzerland: Findings from 3 probability surveys. *Journal of Psychiatric Research*, *46*(8), 980–986. https://doi.org/10.1016/j.jpsychires.2012.04.014

Wang, J., Plöderl, M., Häusermann, M., & Weiss, M. G. (2015). Understanding Suicide Attempts Among Gay Men From Their Self-perceived Causes. *The Journal of Nervous and Mental Disease*, *203*(7), 499–506. https://doi.org/10.1097/NMD.0000000000000319

Wao, H., Aluoch, M., Odondi, G. O., Tenge, E., & Iznaga, T. (2016). MSM's Versus Health Care Providers' Perceptions of Barriers to Uptake of HIV/AIDS-Related Interventions: Systematic Review and Meta-Synthesis of Qualitative and Quantitative Evidence. *International Journal of Sexual Health*, *28*(2), 151–162. https://doi.org/10.1080/19317611.2016.1153560

Ware, J. E., & Sherbourne, C. D. (1992). The MOS 36-item Short-Form Health Survey (SF-36): I. Conceptual framework and item selection. *Medical Care*, *30*, 473–483.

Weatherburn, P., Hickson, F., Reid, D. S., Schink, S. B., Marcus, U., & Schmidt, A. J. (2019). *EMIS-2017. The European Men-Who-Have-Sex-With-Men Internet Survey: Key findings from 50 countries*. Stockholm.

Weber, P., Gredig, D., Lehner, A., & Nideröst, S. (2019). *European MSM Internet Survey (EMIS-2017): Länderbericht für die Schweiz*. Olten.

Whitaker, K., Shapiro, V. B., & Shields, J. P. (2016). School-Based Protective Factors Related to Suicide for Lesbian, Gay, and Bisexual Adolescents. *The Journal of Adolescent Health*, *58*(1), 63–68. https://doi.org/10.1016/j.jadohealth.2015.09.008

WHO (2014). *Health in all policies: Helsinki statement. Framework for country action*. Geneva: World Health Organization.

Wicki, M., Marmet, S., Studer, J., Epaulard, O., & Gmel, G. (2020). *Mental Health Across the Spectrum of Sexual Orientation – a Study Among Young Swiss Men*. Online-Poster (Swiss Public Health Conference 2020). Retrieved from https://www.unilu.ch/en/faculties/department-of-health-sciences-and-medicine/events/swiss-public-health-conference-2020/#section=c95677

Widmer, A., Regli, D., Frei, L., & Znoj, H. (2014). Zusammenhänge zwischen sozialer Unterstützung und Suizidalität bei homo- und bisexuellen Personen. *Zeitschrift Für Sexualforschung*, *27*(3), 220–236. https://doi.org/10.1055/s-0034-1385057

Wirth, M., Inauen, J., & Steinke, H. (2020). Neue Strategien der HIV-Prävention für „Men who have sex with men" (MSM): Die Präexpositionsprophylaxe (PrEP) und eine ethische Evaluierung ihrer Potentiale und Probleme. *Ethik in der Medizin*. Advance online publication. https://doi.org/10.1007/s00481-020-00589-9

Wolff, M., Wells, B., Ventura-DiPersia, C., Renson, A., & Grov, C. (2017). Measuring Sexual Orientation: A Review and Critique of U.S. Data Collection Efforts and Implications for Health Policy. *Journal of Sex Research*, *54*(4-5), 507–531. https://doi.org/10.1080/00224499.2016.1255872

World Health Organization [WHO] (2014). *Review of social determinants and the health divide in the WHO European Region: final report.* Copenhagen: WHO Regional Office for Europe.

Wozolek, B., Wootton, L., & Demlow, A. (2017). The School-to-Coffin Pipeline: Queer Youth, Suicide, and Living the In-Between. *Cultural Studies-Critical Methodologies, 17*(5), 392–398. https://doi.org/10.1177/1532708616673659

Wray, T. B., Grin, B., Dorfman, L., Glynn, T. R., Kahler, C. W., Marshall, B. D. L., . . . Operario, D. (2016). Systematic review of interventions to reduce problematic alcohol use in men who have sex with men. *Drug and Alcohol Review, 35*(2), 148–157. https://doi.org/10.1111/dar.12271

Yıldız, E. (2018). Suicide in sexual minority populations: A systematic review of evidence-based studies. *Archives of Psychiatric Nursing, 32*(4), 650–659. https://doi.org/10.1016/j.apnu.2018.03.003

Zahnd, C., Salazar-Vizcaya, L., Dufour, J.-F., Müllhaupt, B., Wandeler, G., Kouyos, R., . . . Keiser, O. (2016). Modelling the impact of deferring HCV treatment on liver-related complications in HIV coinfected men who have sex with men. *Journal of Hepatology, 65*(1), 26–32. https://doi.org/10.1016/j.jhep.2016.02.030

Ziegler, E., Valaitis, R., Carter, N., Risdon, C., & Yost, J. (2020). Primary Care for Transgender Individuals: A Review of the Literature Reflecting a Canadian Perspective. *Sage Open, 10*(3). https://doi.org/10.1177/2158244020962824

Anhang

Anhang 1: Gruppenbildung ‹Sexuelle Orientierung›

Wicki, Marmet, Studer, Epaulard und Gmel (2020) konnten in ihrer Studie auch für die Schweiz zeigen, dass es wichtig ist, bei der Erforschung sexueller Minoritäten nicht die Aufteilung in zwei, drei distinkte Gruppen (z. B. heterosexuell, homosexuell, bisexuell) vorzunehmen, da hierdurch Unterschiede innerhalb von Gruppen nicht deutlich werden. So haben sie unter Zuhilfenahme der reduzierten Kinsey-Skala zeigen können, dass die höchste mentale Belastung bei mehrheitlich heterosexuellen, bisexuellen oder mehrheitlich homosexuellen Männern vorlag. Die geringste Belastung wurde bei heterosexuellen Männern festgestellt. Wicki et al. (2020) haben mit Kinsey die Dimension der sexuellen Attraktion gemessen. Eine entsprechende Aufgliederung wurde in der ‹LGBT Health›-Befragung bei der Frage zur Attraktion nicht vorgenommen («Menschen unterscheiden sich bezüglich ihrer sexuellen Anziehung zu anderen Menschen. Was beschreibt Ihre Gefühle am besten?»), da die Kinsey-Skala auf einem binären Geschlechtersystem fußt und z. B. für non-binäre Menschen nicht passt.

Die Operationalisierung von sexueller Orientierung wird in verschiedenen methodischen Publikationen thematisiert (Bailey et al., 2016; Patterson, Jabson & Bowen, 2017; Savin-Williams, 2016; Schrager, Steiner, Bouris, Macapagal & Brown, 2019; Wolff, Wells, Ventura-DiPersia, Renson & Grov, 2017). Bailey et al. (2016) geben einen Überblick über bisherige Messmöglichkeiten (mit Replik von Savin-Williams, 2016). Die drei zentralen Dimensionen sexueller Orientierung (Identität, Anziehung, Verhalten) werden dort – wie auch bei Fredriksen-Goldsen et al. (2014, S. 2) – hervorgehoben. Allerdings wurden alle drei zentralen Dimensionen sexueller Orientierung bisher nur in einer Minderheit von Studien (14 %) tatsächlich auch erhoben (Patterson et al., 2017). Dies wäre aber wichtig, da sexuelle Identität, sexuelle Anziehung und sexuelles Verhalten nicht immer in einer Linie verlaufen müssen. So kann sich zum Beispiel eine Frau, die mehrheitlich Frauen als Sexualpartnerinnen hat und sich als lesbisch bezeichnet, durchaus ab und zu mit einem Mann Sex haben. Die dreidimensionale Konzeption von sexueller Orientierung wird dem Umstand gerecht, dass diese viel variabler und komplexer zu sein scheint als bisher angenommen (Fredriksen-Goldsen et al., 2014). Um diesen Umstand Rechnung zu tragen, haben wir in der Zusatzbefragung – in etwas reduzierter Form – Fragen zu allen drei Indikatoren gestellt und mit Hilfe einer Two-Step-Clusteranalyse einen Index ‹Sexuelle Orientierung› gebildet. Die drei so gebildeten Gruppen lassen sich wie folgt beschreiben:

In **Cluster 1** befinden sich mehrheitlich Frauen (Geschlecht zugeordnet bei Geburt) (86,1%) und mehrheitlich cis Personen (70,9 %). Gut drei Viertel der Personen bezeichnete sich als lesbisch (76,2 %) und 18 Prozent als bisexuell. Entsprechend fühlten sich fast alle Personen des Cluster 1 zu Frauen hingezogen (90,9 %), 21 Prozent fühlten sich (auch) zu trans/non-binären Personen hingezogen. 68 Prozent hatten in den letzten 5 Jahren vor der Befragung auch hauptsächlich oder nur Sex mit Frauen. 16 Prozent hatten keinen Sex in diesem Zeitraum. Da sich in diesem Cluster mehrheitlich Personen befinden, die sich als Frauen definieren, die (auch) mit Frauen Sex haben, wird dieses Cluster als **FSF*** bezeichnet, wobei durch den Asterisk ausgedrückt werden soll, dass nicht nur cis-geschlechtliche Menschen diesem Cluster zugeordnet wurden, sondern ebenso trans und non-binäre Personen.

Im Unterschied dazu befinden sich in **Cluster 2** fast ausschließlich Männer (Geschlecht zugeordnet bei Geburt) (93,9 %), die sich auch als Männer definieren (91,1 % cis Personen). 96 Prozent bezeichneten sich als schwul/gay und alle fühlten sich zu Männern hingezogen. 94 Prozent hatten entsprechend in den letzten 5 Jahren hauptsächlich oder nur mit Männern Sex, nur 4 Prozent hatten in diesem Zeitraum keinen Sex. Aufgrund dieser Zusammensetzung des Clusters wird es als **MSM*** bezeichnet.

Das **dritte Cluster** ist im Vergleich zu den ersten beiden diverser zusammengesetzt: Hier befinden sich zu 75 Prozent Frauen und etwa zu einem Viertel Männer (Geschlecht zugeordnet bei Geburt). 64 Prozent waren cis-geschlechtliche Personen und somit mehr als ein Drittel trans und non-binäre Personen. Die Mehrheit bezeichnete sich als bi-/pansexuell, wobei sich fast alle zu Frauen hingezogen fühlten (99,6 %), alle auch zu Männern und 74 Prozent fühlten sich (auch) zu trans/non-binären Menschen hingezogen. Entsprechend hatten die Personen im dritten Cluster in den letzten 5 Jahren mit Frauen, Männern und/oder trans/non-binären Personen Sex gehabt. Vor diesem Hintergrund wurde dieses Cluster als **«Bi-/pansexuelle Personen»** bezeichnet.

Anhang 2: Ergänzende Tabellen

Tabelle A2.1: Depression (1-Jahresprävalenz) (n = 1 129): Modellkoeffizienten und Effektstärken

						95 %-Vertrauens-intervall für OR	
	B	**SE**	**Wald**	**p**	**OR**	**Unterer Wert**	**Oberer Wert**
Geschlecht (männlich) (zugeordnet bei Geburt)	-.107	.303	.125	.724	.898	.496	1.628
Alter (30-49 Jahre)	-.386	.167	5.316	.021	.680	.490	.944
Alter (ab 50 Jahre)	-.894	.229	15.216	< .001	.409	.261	.641
Vergleichsgruppe: lesbische cis Frauen	-1.404	.260	29.204	< .001	.246	.148	.409
Vergleichsgruppe: schwule cis Männer	-.998	.290	11.848	< .001	.369	.209	.651
Vergleichsgruppe: bisexuelle Personen	-1.021	.275	13.758	< .001	.360	.210	.618
Diskriminierung (in anderen Situationen, Lebenszeitprävalenz)	.662	.171	15.029	< .001	1.938	1.387	2.708
Internalisierte Homonegativität	-.040	.283	.020	.887	.961	.552	1.673
Soziale Unterstützung (mittel bis stark)	-1.622	.247	43.226	< .001	.198	.122	.320
Allgemeine Selbstwirksamkeit (hoch)	-1.402	.189	54.993	< .001	.246	.170	.357
Konstante	2.531	.435	33.818	< .001	12.571		

Tabelle A2.2: Depression (1-Jahresprävalenz) (n = 1 115): Modellkoeffizienten und Effektstärken

	B	SE	Wald	p	OR	95 %-Vertrauensintervall für OR: Unterer Wert	95 %-Vertrauensintervall für OR: Oberer Wert
Geschlecht (männlich) (zugeordnet bei Geburt)	.324	.263	1.514	.219	1.382	.825	2.315
Alter (30-49 Jahre)	-.433	.165	6.874	.009	.648	.469	.896
Alter (ab 50 Jahre)	-.932	.227	16.818	< .001	.394	.252	.615
Vergleichsgruppe: FSF*	-.334	.223	2.238	.135	.716	.462	1.109
Vergleichsgruppe: MSM*	-.638	.281	5.173	.023	.528	.305	.916
Diskriminierung (in anderen Situationen, Lebenszeitprävalenz)	.747	.168	19.702	< .001	2.112	1.518	2.937
Internalisierte Homonegativität	-.001	.280	.000	.998	.999	.578	1.730
Soziale Unterstützung (mittel bis stark)	-1.774	.244	52.675	< .001	.170	.105	.274
Allgemeine Selbstwirksamkeit (hoch)	-1.375	.185	55.305	< .001	.253	.176	.363
Konstante	1.823	.408	19.982	< .001	6.188		

Das Regressionsmodell war statistisch signifikant, $\chi^2(9) = 207{,}268$, $p < .001$, mit einer akzeptablen Varianzaufklärung von *Nagelkerkes* $R^2 = .245$ (gemäß Backhaus et al. [2003]). Der Gesamtprozentsatz korrekter Klassifikation war 77,8 %, mit einer Sensitivität von 39,7 % und einer Spezifität von 92,4 %.

Tabelle A2.3: Suizidversuche (Lebenszeitprävalenz) (n = 1 085): Modellkoeffizienten und Effektstärken

						95 %-Vertrauensintervall für OR	
	B	**SE**	**Wald**	**p**	**OR**	**Unterer Wert**	**Oberer Wert**
Geschlecht (männlich) (zugeordnet bei Geburt)	.026	.350	.005	.942	1.026	.516	2.038
Alter (30-49 Jahre)	-.344	.212	2.633	.105	.709	.468	1.074
Alter (ab 50 Jahre)	-.023	.272	.007	.932	.977	.573	1.666
Vergleichsgruppe: lesbische cis Frauen	-.064	.300	.046	.830	.938	.521	1.687
Vergleichsgruppe: schwule cis Männer	-.583	.340	2.944	.086	.558	.287	1.086
Vergleichsgruppe: bisexuelle Personen	-.470	.338	1.933	.164	.625	.322	1.213
Diskriminierung (in anderen Situationen, Lebenszeitprävalenz)	.466	.223	4.351	.037	1.594	1.029	2.470
Internalisierte Homonegativität	-.124	.337	.135	.713	.883	.457	1.709
Soziale Unterstützung (mittel bis stark)	-.549	.265	4.297	.038	.578	.344	.971
Allgemeine Selbstwirksamkeit (hoch)	-.627	.217	8.362	.004	.534	.349	.817
Depression (ja, letzte 12 Monate)	1.666	.208	64.306	< .001	5.290	3.521	7.948
Konstante	-1.217	.516	5.554	.018	.296		

Tabelle A2.4: Suizidversuche (Lebenszeitprävalenz) (n = 1 073): Modellkoeffizienten und Effektstärken

						95 %-Vertrauensintervall für OR	
	B	**SE**	**Wald**	**p**	**OR**	**Unterer Wert**	**Oberer Wert**
Geschlecht (männlich) (zugeordnet bei Geburt)	.040	.302	.018	.894	1.041	.576	1.881
Alter (30-49 Jahre)	-.443	.214	4.291	.038	.642	.423	.976
Alter (ab 50 Jahre)	-.123	.273	.202	.653	.885	.518	1.511
Vergleichsgruppe: FSF*	663	.285	4.931	.026	1.883	1.077	3.291
Vergleichsgruppe: MSM*	.035	.354	.010	.921	1.036	.518	2.072
Diskriminierung (in anderen Situationen, Lebenszeitprävalenz)	.501	.222	5.074	.024	1.650	1.067	2.551
Internalisierte Homonegativität	-.105	.336	.098	.754	.900	.466	1.739
Soziale Unterstützung (mittel bis stark)	-.601	.268	5.014	.025	.548	.324	.928
Allgemeine Selbstwirksamkeit (hoch)	-.677	.217	9.751	.002	.508	.332	.777
Depression (ja, letzte 12 Monate)	1.687	.205	67.500	< .001	5.405	3.614	8.084
Konstante	-1.720	.507	11.487	< .001	.179		

Das Regressionsmodell war statistisch signifikant, $\chi^2(10) = 177{,}554$, $p < .001$, mit einer akzeptablen Varianzaufklärung von *Nagelkerkes* $R^2 = .263$ (gemäß Backhaus et al. [2003]). Der Gesamtprozentsatz korrekter Klassifikation war 86,5 %, mit einer Sensitivität von 22,0 % und einer Spezifität von 98,5 %.

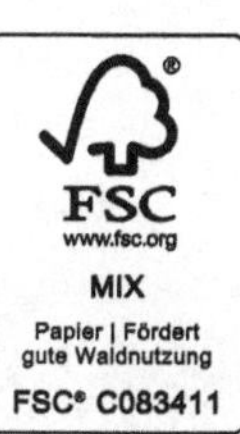

Zeitfracht Medien GmbH
Ferdinand-Jühlke-Straße 7
99095 Erfurt, Deutschland
produktsicherheit@kolibri360.de